AF241027

LES PRONOSTICS DU PRATICIEN

EN CLIENTÈLE

COMMENT GUÉRIR?

BIBLIOTHÈQUE DES PRATICIENS

Publiée sous la direction de M. Ch. FIESSINGER

H. HUCHARD et CH. FIESSINGER

La Thérapeutique en Vingt Médicaments. In-8°, 1921, 5ᵉ édition.. 12 fr

CH. FIESSINGER

Le Traitement des Maladies du Cœur et de l'Aorte en clientèle. In-8°, 1921, 3ᵉ édition.................................... 12 fr

Vingt Régimes alimentaires en Clientèle. In-8°, 1921, 3ᵉ édition.. 10 fr.

Le Traitement des Maladies des Reins en Clientèle. In-8°, 1921, 2ᵉ édition.. 12 fr.

H. GOUGEROT

La Dermatologie en Clientèle. In-8°, 1922, 3ᵉ édition, 170 figures en noir et en couleurs en 77 planches hors texte............. 35 fr.

Le Traitement de la Syphilis en Clientèle. In-8°, 1921, 3ᵉ édition, 22 figures en couleurs et 90 en noir en 54 planches hors texte. 26 fr.

FIESSINGER NOEL

Les Examens biologiques en Clientèle. In-8°, 1921, 2ᵉ édition avec 70 figures et 9 planches en couleurs........................ 16 fr

LABORDERIE

L'Électricité médicale en Clientèle. *L'Indispensable en Électrothérapie.* In-8°, 1921, 95 figures, 2ᵉ édition.................... 14 fr.

MASMONTEIL

Le Traitement des Fractures et Luxations en Clientèle. In-8°, 1922, 157 figures, 2ᵉ édition..................................... 10 fr.

PRON

Les Maladies de l'Estomac et leur traitement en Clientèle. In-8°, 1921, avec figures, 3ᵉ édition................................ 12 fr.

Les Maladies de l'Intestin et leur traitement en Clientèle. In-8°.. 10 fr.

PRIVAT

L'Orthopédie en Clientèle. In-8°, 1923, 595 figures............. 25 fr.

Reliure demi-maroquin, fers spéciaux, **8** francs en sus.

COMMENT GUÉRIR?
BIBLIOTHÈQUE DES PRATICIENS
Publiée sous la direction du Dʳ Ch. FIESSINGER

LES PRONOSTICS

DU PRATICIEN

EN CLIENTÈLE

PAR

Ch. FIESSINGER

Membre correspondant de l'Académie de Médecine
Rédacteur en chef du *Journal des Praticiens*

A. MALOINE ET FILS, ÉDITEURS
27, RUE DE L'ÉCOLE-DE-MÉDECINE, 27
PARIS 1923

PRINCIPAUX OUVRAGES

DU MÊME AUTEUR

1° OUVRAGES DE MÉDECINE

Le Traitement des Maladies du Cœur et de l'Aorte, *in* collection *Comment Guérir*, 3° édit., A. Maloine et fils, édit., 1921.

Le Traitement Médical des Maladies des Reins, in collection *Comment Guérir*, A. Maloine et fils, édit., 2° édit., 1921.

La Thérapeutique en vingt médicaments, 1ʳᵉ édition en collaboration avec M. Huchard, 3° édition 1921, *in* collection *Comment Guérir*, A. Maloine et fils, édit., 1921.

Vingt Régimes Alimentaires, 3° édition 1921, *in* collection *Comment Guérir*, A. Maloine et fils, édit.

Clinique Thérapeutique du Praticien, 1ʳᵉ édit. en collaboration avec M. Huchard, 3° édition 1912 — 1 gros vol. 812 p., Maloine, édit. (*Épuisé*).

La Thérapeutique des Vieux Maîtres, Société des Éditions scientifiques, 2° édition 1897 (*Épuisé*).

La Grippe infectieuse, Oct. Doin, édit., 1889. Couronné par l'Académie des Sciences et l'Académie de Médecine (*Épuisé*)ː

Nombreux Mémoires sur les Maladies du Cœur et des Reins, les Maladies infectieuses (scarlatine, pneumonie, rhumatisme articulaire aigu), in *Semaine Médicale, Gazette Médicale, Académie de Médecine, Journal des Praticiens* (1889-1922).

2° OUVRAGES PHILOSOPHIQUES

Science et Spiritualisme, Perrin, édit., 1906, 2° édition (*Épuisé*).

Erreurs Sociales et Maladies Morales, Perrin, édit., 1908. — 2° édition.

La Formation des Caractères, Perrin, édit., 1913. — 2° édition (*Épuisé*).

Les Maladies des Caractères, Perrin, édit., 1914. — 3° édition (*Épuisé*).

Les Villes éducatrices, avec Préface de M. Emile Male, membre de l'Institut, professeur d'Histoire d'Art à la Sorbonne, Perrin, éditeur, 3° édition.

Formules d'Expérience Humaine, A. Maloine et fils, édit., 1919.

Copyright by A. Maloine et Fils, 1923

Tous droits de reproduction, de traduction et d'adaptation
réservés pour tous pays.

PRÉFACE

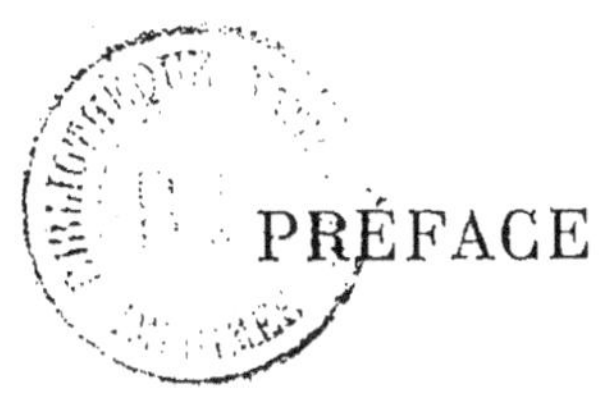

BIBLIOTHÈQUE

A M. Paul Bourget, de l'Académie Française

Mon cher Maître et Ami,

En vous dédiant ce livre, vous me permettrez d'exprimer un regret. Vous n'êtes point médecin. Quels progrès vous eussiez fait faire à la psychiâtrie, vous le grand anatomiste de la pensée humaine ! Les descriptions des maladies mentales pataugent, pénibles et confuses sur des terrains mouvants dont le changement d'étiquette spécifie la seule modification apportée par le progrès. Il est entendu que la thérapeutique ne peut rien pour la guérison de ces maladies. C'est chez vous qu'un aliéniste connu disait un jour : « Guérir n'est point notre métier, nous ne sommes faits que pour préserver les gens bien portants. » Vous auriez poursuivi des études médicales, que sans doute la lumière eût été faite. Le respect du Maître n'a jamais entravé l'essor de vos constatations. Vous voyez clair et le fait observé entre directement dans votre rétine. Parce qu'une maladie n'a jamais été améliorée par une médication vous n'auriez nullement conclu à l'incurabilité. Il y a cent vingt ans Corvisart déclarait que de toutes les maladies, celles du cœur offraient le moins de prise à l'action du médecin. Aujourd'hui ce sont celles qui se signalent par le retour le plus rapide à la santé. Quand pareille aubaine éclairera-t-elle le champ des psychopathies ? Il me semble que si votre destin vous eût orienté vers la médecine, le miracle serait bien près d'être accompli.

L'ouvrage que je place aujourd'hui sous votre haute autorité de psychologue a trait à un domaine de la clinique médicale où la psychologie détient sa place : « Le chapitre des pronostics ». Comment une maladie se terminera-t-elle ? Que faut-il dire, que convient-il de dissimuler jusqu'à l'heure où le silence doit prendre fin ? La connaissance des maladies, de leur évolution, du traitement qui est opposé inspirent bien des jugements. Mais il en est d'autres directement commandés par les conditions de milieu. La vérité, comment la faire accepter, si elle est trop dure ? Et quels reproches d'une famille si elle n'a point été prévenue à temps ?

Dans cet ordre de réponses, une expérience à la fois technique et morale est nécessaire au médecin. Et les risques d'erreurs sont toujours à redouter. C'est pourquoi sans doute si peu de volumes ont été écrits sur les pronostics. Depuis Hippocrate, des essais incomplets ou fragmentaires ont vu le jour ; au travers des siècles, une difficulté est résolue qu'il en surgit cent autres ; même avec les éléments d'information dont nous disposons aujourd'hui, que d'inconnues encore et de lacunes !

Depuis les années lointaines où ont paru vos Essais de psychologie contemporaine, *vous êtes demeuré le maître préféré de mon esprit. Puissent ces pages, tout entières écrites pour des médecins, répandre devant mes lecteurs, le témoignage d'admiration que j'ai toujours gardée à la noblesse de votre intelligence et au courage de votre pensée* [1].

___

1. Le chapitre sur le *Pronostic de la tuberculose* a été confié à l'excellent observateur qu'est le Dʳ Colbert (de Cambo).

LES PRONOSTICS DU PRATICIEN
EN CLIENTÈLE

CHAPITRE PREMIER

PRONOSTIC PAR LES EXAMENS
DE LABORATOIRE
ET LES GRANDS SYMPTOMES

I

Pronostic par les examens de laboratoire

Un certain nombre de confrères nous ont demandé d'aborder les règles les moins flottantes de pronostic, celles-ci étant tirées des résultats de notre pratique personnelle. Nous les remercions de cette confiance. Depuis tant d'années que nous soignons des malades, la tentation bien souvent nous a pris de comparer entre eux les éléments d'appréciation dont la lumière eût pu servir de guide. Toujours nous avions reculé devant la tâche. Et depuis plus de deux mille ans la même hésitation avait arrêté, sauf quelques essais timides, le plus grand nombre des médecins. Hippocrate s'était jadis avisé du problème ; mais peu de chose est à tirer de ses préceptes, trop noyés dans le vague des appellations morbides ou trop incomplets, vu la base insuffisante des connaissances médicales.

Nos lecteurs nous excuseront si nous ne parvenons pas toujours à leur offrir des certitudes. La vérité du pronostic est le renseignement sur la vérification duquel est jugée la valeur du médecin. S'il commet une erreur de prévision, la confiance est ébranlée. Et comment ne pas se tromper ? Le pronostic ne repose point sur la signification d'un symptôme unique. La méthode allemande part d'une conception de cet ordre ; elle est étroite et ouvre la porte à toutes les bévues. C'est ainsi que, sous l'impulsion de Wunderlich, les maladies fébriles se sont vu assigner leur degré de gravité d'après l'élévation thermique. Bien vite, l'erreur a été déjouée : l'élévation thermique ne traduit que la réaction salutaire de l'organisme contre l'infection. Tellement que les infections les plus fortes annihilent en quelque sorte les défenses de l'organisme et ne réveillent plus sur leur route que des réactions thermiques modérées. La température par elle-même ne fournit que des renseignements incomplets ; il faut lui adjoindre les particularités du pouls. De la comparaison des deux symptômes peut seule jaillir quelque lumière.

Cela, tous les médecins le savent, et nous n'aurions pas cité cet exemple si sa banalité n'était point la reproduction de cent autres directement superposables. Ce n'est point sur un symptôme, c'est sur l'association entre eux de symptômes multiples que s'ouvrent les clartés du pronostic. Au médecin d'embrasser les ensembles de manière à assigner sa valeur de signification particulière à chacun des symptômes comparés. Il lui faut un esprit d'analyse pour établir l'énumération des signes et aussi un esprit de synthèse, ce dernier dominant les aspects du mal d'une hauteur suffisante pour découvrir les diverses sortes d'issue qui lui sont offertes. Les indications dont nous cherchons à tirer des directions solides ne dispenseront point le médecin de son initiative personnelle. A son tour il devra coordonner, comparer, déduire. Devant lui, le malade apportera plus d'une retouche au dessin de la valeur que nous fixons sur les signes qu'il présente. Les sciences médicales sont en progrès continu. Un renseignement nouveau menace aisément l'équilibre d'une construction morbide. Vérité la veille. Erreur le lendemain.

Une découverte thérapeutique réduit à néant l'estimation de signes dont la signification semblait hors de doute. Les lois de pronostic, de même que toutes les lois, sont soumises à la fragilité des choses humaines. Contentons-nous de les formuler avec modestie. Si incomplètes que soient nos connaissances, elles rendront toutefois quelque service. Un bâton dans la nuit soutient toujours les pas et empêche de trébucher devant soi. La connaissance des pronostics offre surtout cet avantage de ne pas ébranler le médecin dans la confiance immédiate du milieu où il apporte ses soins.

Ajouterons-nous que ce n'est point seule l'intelligence qui guide les vues du praticien? Le caractère, au fond, est le grand directeur du tour qu'il imprime à ses pensées. Il est des natures fatales dont l'horizon est toujours chargé de nuées sombres, comme il s'en rencontre d'autres, souriantes, vivantes, alertes, nageant en plein soleil. Les premières émettent avec facilité des pronostics noirs, et les secondes ont tendance à assurer la guérison de tout le monde. Il appartient à l'esprit de corriger ces dispositions de tempérament. Si le pessimisme et l'optimisme figurent des sortes d'attitudes instinctives, le rôle de l'intelligence est d'intervenir, de modifier, d'imposer les lignes du réel, en dehors de toute prévention de caractère. Ni pessimiste ni optimiste dès la première visite, mais observateur attentif qui, disposant chaque symptôme à sa place, n'épousera aucune conclusion prématurée et, s'il devient pessimiste ou optimiste, n'adoptera aucune attitude absolue, réservera l'avenir, ne se lancera dans aucune affirmation dont les démentis risquent de s'inscrire contre la certitude de ses prévisions. Même muni des indications en apparence les plus sûres, le médecin s'arrêtera aux paroles de prudence qui, tout en rassurant les familles, lui ménageront à l'occasion une sortie honorable. La possession de la technique la plus savante n'exclut pas en effet les qualités de tact, de finesse et de mesure sans lesquelles il n'est point de véritable praticien.

Ces conseils formulés en manière de prélude, nous étudierons tour à tour le pronostic : 1° par les examens de laboratoire et des grands symptômes ; 2° par l'étude des maladies, celle-ci tirée de leur évolution, des symptômes, des complications, du traitement.

I. — PRONOSTIC DES EXAMENS DE LABORATOIRE. — Cette page est peu touffue de matière ; un examen de laboratoire éclaire un diagnostic. Sur le pronostic, il est pour l'ordinaire, d'une discrétion regrettable. Une radioscopie nous livre le tableau d'une lésion ; sur son évolution, elle ne risque point de commentaire. Constatation morte, elle n'apporte aucun document sur les réactions de la matière vivante. Un pronostic est établi d'après la coordination des symptômes morbides, non sur l'enregistrement isolé d'un symptôme, ce dernier se manifestât-il par l'image d'une lésion visible à l'écran. Nous voyons la lésion, certes. Que deviendra-t-elle ? L'image radioscopique ne le dit pas. Sauf cas rares (anévrismes profonds), le pronostic est fermé sur toute information de valeur.

En dehors de la radioscopie, des clartés inégales sont projetées par des constatations de divers ordres. Accordons quelque intérêt : 1° à l'examen des sérosités ; 2° du liquide céphalo-rachidien ; 3° du sang ; 4° des urines ; 5° du contenu gastrique.

II. — EXAMEN DES SÉROSITÉS. — Liquides pleuraux, péricardiques, péritonéaux sollicitent surtout l'attention du praticien. Ce que nous dirons des premiers nous permettra d'être plus brefs sur les suivants, les considérations générales qui s'appliquent aux uns trouvant jour auprès des autres.

1° *Liquides pleuraux.* — Dans l'examen d'un liquide pleural la couleur l'épanchement favorise un début d'orientation. Les épanchements *citrins* sont d'un meilleur pronostic que les épanchements hémorragiques ou purulents. Parmi les épanchements citrins, l'examen du culot de centrifugation assurera une direction plus nette. La lymphocytose prédominante appartient à la *pleurésie tuberculeuse*, la polynucléose prédominante indique plutôt une *pleurésie séro-fibrineuse*, d'une autre nature (streptococcique, grippale, rhumatismale). Les cellules endothéliales annoncent un épanchement mécanique (*hydrothorax des cardiaques, infarctus sous-pleural*). Dans toutes ces formes, le pronostic dépend surtout de l'état général ou de la maladie causale qui a provoqué l'épanchement.

L'examen bactériologique n'éclairera guère davantage. La présente du streptocoque, du staphylocoque dans le liquide pleural n'exclut pas l'idée de tuberculose. Dans les cas douteux, l'inoculation au cobaye lèvera les doutes. Trouverait-on quelques bacilles dans le culot de centrifugation, il conviendrait encore de comparer le résultat de l'examen avec la nature de la maladie causale. Un cardiaque fait par exemple une pleurésie consécutive à un *infarctus pulmonaire*. L'examen du liquide révèle des bacilles de Koch, d'où la conclusion qu'il s'agissait d'une pleurésie tuberculeuse. En réalité, une erreur d'analyse avait été en jeu. Et cette erreur, aboutissant à un régime d'alimentation tonique, aurait risqué infailliblement de tuer le pauvre cardiaque si l'évidence des signes cliniques n'avait pas ouvert les yeux des plus hésitants.

Sur les *épanchements hémorragiques* plane un doute moindre. Ces pleurésies tout d'abord, quand elles sont à lymphocytes, peuvent annoncer une transformation purulente prochaine. Il convient de se méfier : d'abord à cause des lymphocytes et ensuite à cause des risques de suppuration.

Ces pleurésies sont-elles à prédominance polynucléaire, elles peuvent faire suite à des infections générales graves (*fièvre typhoïde, typhus, variole*). La nature de l'épanchement dénonce la gravité de l'état général ; mais celui-ci, d'autres éléments d'information nous en avaient déjà fait pressentir le caractère alarmant.

Accompagné de douleurs vives, sourdes. paroxystiques, continues, siégeant dans les côtés ou au niveau de la région hépa-

tique, un épanchement pleural hémorragique peut être le premier signe avertisseur du *cancer*. On ne comptera guère sur
l'examen cytologique pour éclairer le problème ; les données
recueillies manquent en général de netteté.

Les épanchements *purulents* livrent aux praticiens trois sortes
de liquides, de gravité inégale. Les *pleurésies* à *pneumocoques*
guérissent parfois après simple ponction ; si la fièvre remonte,
ouvrir largement et drainer. L'opération réussit pour l'ordinaire. Elle offre déjà des risques plus justifiés quand la pleurésie est à *streptocoques*. Malgré l'ouverture, la fièvre dure
parfois est se prolonge. S'agit-il d'une pleurésie *tuberculeuse*,
celle-ci démontrée en cas de doute par l'inoculation au cobaye,
le praticien se gardera d'ouvrir largement. L'opération se
juge par de mauvais résultats. La sagesse est de ponctionner
simplement et d'attendre. Le pronostic est sombre, mais son
échéance peut être reculée à de longs mois.

2° *Epanchements péricardiques.* — Aucune lumière sur ces
analyses. Ou l'épanchement est séreux comme dans la péricardite rhumatismale, et le pronostic est fixé par les conditions générales et l'âge du sujet. On sait la fréquence de la
symphyse cardiaque, au-dessous de la douzième année, et cette
complication est fort grave.

De même, les péricardites suppurées de la pneumonie ou
de la tuberculose. Cela est très sérieux, sans contredit. La
péricardite brightique, le praticien se gardera de la ponctionner, celle-ci, quand le mal de Bright est avancé, amenant la
mort habituelle dans la huitaine. Une ponction pratiquée,
quel qu'en soit le résultat immédiat, sera accusée d'avoir provoqué la mort du sujet. Si pareille accusation, le médecin n'arrive pas toujours à en déjouer la menace, au moins ne convient-il pas d'y prêter le flanc par des interventions injustifiées.

3° *Epanchements péritonéaux.* — Peu de chose à tirer de
leur nature. Les épanchements mécaniques des *cardiaques*

ont la même formule cytologique que les ascites des *cirrhotiques*. Dans les deux cas, présence de cellules endothéliales avec quelques leucocytes et lymphocytes. Et pourtant quelle différence de pronostic!

Rien d'aisé à guérir pour l'ordinaire comme une ascite cardiaque chez un sujet qui n'avait point passé par un traitement préalable et rien de récidivant comme une ascite cirrhotique. Les ascites *tuberculeuses* guérissent également par les moyens médicaux ou l'intervention chirurgicale. L'ascite *néoplasique* est toujours grave. Quant aux *épanchements purulents*, un épanchement pneumococcique ouvrira des chances nombreuses, alors que les épanchements tuberculeux ne réservent guère que des déboires.

III. — Examen des crachats. — Très important pour le diagnostic, cet examen n'assure aucune sécurité à l'énoncé du pronostic. L'état général et l'évolution du mal décident. Un jour, quelques *bacilles de Koch;* quelques semaines après, des quantités. Surtout qu'une erreur ne se glisse point dans l'analyse. Nous avons cité plusieurs cas où la confusion avait été commise. Deux, trois bacilles trouvés sur une plaque font porter dans un laboratoire le diagnostic de tuberculose, or dans un cas il s'agissait d'une *pneumonie* à résolution lente, dans l'autre d'une *broncho-pneumonie* prolongée. Déclaré mauvais par l'analyse erronée, le pronostic était favorable et les deux malades ont guéri. Gardons-nous donc, si l'examen révèle de rares bacilles, de conclure trop tôt. Observons l'état général et renouvelons l'analyse une quinzaine plus tard.

En dehors du bacille de Koch, d'autres germes peuvent être recherchés. Le *coccobacille grippal* donnant lieu tantôt à des bronchites passagères, tantôt à des bronchites chroniques, siégeant aux sommets, ne permettra pas à lui seul de préjuger de la durée de l'état morbide.

Les *mycoses pulmonaires* (oosporose, sporotrichose, etc.), souvent confondues avec la tuberculose, guérissent d'ordinaire rapidement aussitôt qu'est prescrit l'iodure de potassium.

Il arrive même qu'un renseignement négatif ait sa valeur. Un sujet qui présente des craquements à un sommet, s'il n'est pas atteint de mycose pulmonaire, s'il ne sort pas de la grippe et si ses crachats ne renferment pas de bacille de Koch, peut être fort bien atteint de *syphilis du poumon*. Dirigeons les investigations de ce côté et, en cas de renseignements positifs, gardons-nous d'alarmer les familles. Que de pronostics erronés formulés au nom de tuberculoses pulmonaires qui n'étaient que des syphilis méconnues !

IV. — EXAMEN DU LIQUIDE CÉPHALO-RACHIDIEN. — Tout d'abord pas de ponctions lombaires dans les *tumeurs cérébrales* et *le mal de Pott* : une aggravation immédiate risquerait de s'ensuivre (Guillain). Dans les cas où la ponction est pratiquée, quelques renseignements renforcent la fermeté du pronostic.

L'*hyperalbuminose* du liquide céphalo-rachidien, la *lymphocytose* abondante indiquent une altération des méninges ; espérons que celle-ci appartient à une méningite syphilitique. Le traitement curatif sera entrepris aussitôt.

La *diminution du sucre* du liquide céphalo-rachidien est proportionnelle au degré d'infection microbienne ; la réapparition du sucre dans la *méningite cérébro-spinale* est d'un pronostic favorable. De même la disparition des méningocoques dans la même maladie.

L'*encéphalite léthargique* ne produit le plus souvent que des réactions peu accentuées et passagères. Un liquide même normal ne préjuge en rien de la gravité de la maladie. L'issue fatale peut se produire au bout de longues semaines, en dépit des résultats négatifs de l'examen.

V. — L'EXAMEN DU SANG. — L'examen du sang fournit des renseignements pronostiques dans les néphrites chroniques et aussi dans certaines anémies.

On sait que le taux normal de l'*urée sanguine* oscille entre 0 gr. 20 et 0 gr. 40. Quand les chiffres atteignent 2 et 3 grammes, au médecin d'apprécier la valeur des chiffres obtenus, en adoptant tout d'abord une attitude de prudence.

Les lois de pronostic formulées par MM. Widal et Javal sur la quantité d'urée sanguine ne sont en effet vraies qu'autant qu'elles soient confirmées par un second examen pratiqué une quinzaine plus tard. Il y a neuf ans déjà, nous avons démontré que les *congestions rénales d'origine cardiaque* peuvent amener des rétentions d'urée considérables; des chiffres de 2, parfois de 3 grammes sont enregistrés. Au bout d'une quinzaine et toutes conditions de régime observées, les chiffres retombent à la normale.

De même, dans les *néphrites aiguës*, les *ictères infectieux aigus*, les *maladies infectieuses aiguës*, les *opérations chirurgicales*, dans l'*anurie calculeuse*, le chiffre de l'urée sanguine peut être passagèrement très élevé, atteindre 3 à 5 grammes et cependant le pronostic n'en reçoit aucune aggravation. La décharge uréique se produit au moment de la crise polyurique de convalescence.

Même dans les néphrites chroniques, une congestion rénale superposée peut amener une azotémie très marquée, atteindre 2 grammes et au delà. Nous avons également publié de ces exemples. Quinze jours de régime, et les chiffres tombent à 0 gr. 60, 0 gr. 50 ou au-dessous. L'importance de la congestion rénale dans les néphrites chroniques ne saurait être trop mise en évidence. Nous y reviendrons.

Ceci dit, il est certain que chez les brightiques dont le chiffre d'urée dépasse 2 et 3 grammes après une seconde analyse, la vie risque de ne point se prolonger au delà de quelques mois. Sur ce point, MM. Widal et Javal ont parfaitement raison.

Quant aux chiffres d'urée persistante au-dessous de 2 grammes, les accidents peuvent être reculés à des époques fort tardives, et aux environs de 1 gramme, cela peut se prolonger de longues années.

L'étude des *éléments figurés du sang* ouvre jour à des constatations de pronostic moins intéressantes.

Les globules rouges tombant au-dessous de deux millions, l'anémie est grave, sans être désespérée. Des guérisons ont même été constatées à des chiffres bien plus faibles. L'évolution est d'autant plus alarmante que la valeur globulaire est plus proche de l'unité (c'est-à-dire que la quantité d'hémoglobine ne diminue pas en raison proportionnelle du nombre des globules rouges). Là encore, le pronostic, pour être fixé, a besoin d'un second examen. Les globules anormaux (*nains et géants, macrocytes et microcytes*) répondent à des formes de régénération ; dans les cas d'*anémie pernicieuse*, leur présence est d'un signe favorable.

De même les *hématies granuleuses* (Chauffard et Noël Fiessinger) dont la présence indique une déglobulisation il est vrai, mais une déglobulisation avec régénération sanguine. Les *hématies nucléées* appartiennent au même groupe de formes jeunes, qui annoncent par conséquent une lutte engagée contre la déglobulisation. Par eux-mêmes tous ces renseignements manquent de valeur décisive.

Il faut la comparaison de l'état général pour autoriser une précision moins flottante. Les globules blancs ne livrent pas des renseignements plus nets. Une leucocytose de 10.000 à 20.000 globules blancs indique souvent une *suppuration*. La gravité de celle-ci est déterminée par son siège et par l'efficacité de son drainage. Une leucocytose qui se chiffre par des chiffres très élevés : un ou plusieurs cent mille globules blancs annonce une *leucémie*, celle-ci *myéloïde* ou *lymphoïde*. La myéloïde avec présence dans le sang des éléments myéloïdes est souvent d'un pronostic moins immédiatement noir que la lymphoïde où prédominent les éléments lymphoïdes. L'arsenic à hautes doses (liqueur de Fowler), le benzol, les rayons X ont souvent pouvoir d'améliorer pour un ou deux ans. Puis des rechutes se produisent, et la mort est fatale dans toutes les formes.

En dehors des leucémies, la présence de myélocytes, d'hématies nucléées a sa valeur dans les *anémies chroniques*. Elle apprend que la moelle des os n'a pas entièrement perdu son activité (*anémies plastiques*).

L'absence d'hématies nucléées et d'éléments myéloïdes dans les anémies graves est d'un pronostic grave (*anémie aplastique*). Mais cette dernière forme est relativement rare.

Dans les *lymphadénies* avec grosse rate et ganglions hypertrophiés, il n'existe pas de leucocytose. Maladie voisine de la leucémie, la lymphadénie revêt une gravité de même ordre. Il est fort désagréable à un praticien de croiser sur sa route de semblables formes morbides.

VI. — EXAMEN DES URINES. — En dehors de la glucose et de l'albumine et des examens bactériologiques qui livrent des résultats intéressants, l'examen de l'urine permet tout d'abord d'apprécier la *valeur fonctionnelle des reins*. C'est l'épreuve qu'on appelle la constante d'Ambard. Celle-ci ne sera point tentée ni chez les prostatiques, ni chez les cardiaques, où de grosses causes d'erreur peuvent fausser les résultats. Pour avoir chance de voir clair, il faut sonder le malade. La moindre quantité d'urine stagnant dans la vessie modifie fantastiquement les résultats. Si l'azotémie est supérieure à 1 gramme, la recherche de la constante est inutile ; elle corroborera les données de l'urée sanguine. Au-dessous de 1 gramme d'urée sanguine, au contraire, la constante est susceptible d'apporter de gros renseignements. Elle peut déceler la perte fonctionnelle d'un rein. On sait que la normale de la constante est fixée par le chiffre 0,07 : plus le chiffre monte, plus la filtration rénale est mauvaise. Il peut atteindre 0,15, 0,18 et au-dessus. Au praticien d'être sur ses gardes. Il pourra espérer une erreur dans les chiffres, mais devra prévenir les familles des risques possibles.

Au point de vue du pronostic, la recherche de la constante est à peu près la seule qui permette de hasarder quelques prévisions.

Les grosses quantités de *glucose* (au-dessus de 200 à 300 grammes) laissent craindre un *diabète pancréatique*, toujours grave. Le malade maigrit et perd ses forces. Les chiffres de 100 à 200 grammes se rencontrent dans des *diabètes arthri-*

tiques sans gravité. Là encore l'effet du traitement renseignera. Un chiffre de sucre au-dessus de 100 grammes malgré le traitement laisse l'avenir suspect. La tuberculose pulmonaire et le coma diabétique sont de ces complications qu'il convient de ne point perdre de vue.

Chez *l'enfant, le diabète* est toujours une maladie sérieuse. On se gardera toutefois de prendre pour du diabète des glycosuries passagères avec 5 à 15 grammes de sucre. Chez les petits arthritiques pareille manifestation est fréquente. Elle n'est liée à aucune gravité.

De même n'attachons pas une trop grosse importance à *l'acétonurie*, à faibles doses (0 gr. 50 à 0 gr. 70), elle ne revêt aucune signification. Avant le coma diabétique, elle peut atteindre 4 à 6 grammes ; du coup attention et ordonnons le traitement en conséquence.

Sur *l'albumine*, rien de net. De grosses quantités (au-dessus de 15 et 20 grammes) peuvent exister dans des néphrites qui guérissent (*néphrite gravidique, néphrite syphilitique* secondaire), et des quantités infinitésimales s'observent dans certaines *néphrites hypertensives* dont l'avenir est toujours sombre. Bien souvent la présence d'albumine n'est nullement attachée à l'existence d'une néphrite. Chez les enfants arthritiques, souvent sa présence est constatée. N'alarmons pas les familles et laissons continuer à l'enfant ses études. Une bonne hygiène et une diététique appropriée remettront vite les choses en état.

L'examen *bactériologique* des urines ne sera jamais négligé chez les sujets jeunes qui souffrent de cystite. Cette cystite peut être le premier signe d'une *tuberculose rénale*. L'inoculation au cobaye en général permettra de lever les doutes. Non toutefois d'une façon constante. Il peut arriver que l'inoculation soit négative et qu'il s'agisse néanmoins d'une tuberculose rénale (Marion). Que de traitements locaux inutilement poursuivis à propos d'une cystite qui n'apparaissait qu'à la façon d'un cri d'alarme d'une tuberculose rénale méconnue ! Le praticien n'oubliera pas la longue durée de la tuberculose rénale, ses rémissions prolongées, mais aussi ses réveils foudroyants. Si un mieux immédiat ne se produit pas, il laissera percer l'idée d'une intervention chirurgicale, laquelle, du reste, est suivie, pour l'ordinaire, de résultats excellents.

VII. — EXAMEN DU CONTENU GASTRIQUE. — Les variations du chimisme gastrique n'offrent guère de place aux lumières du pronostic. Les écarts considérables des chiffres normaux ont seuls une importance. Quand à l'hyperchlorhydrie ou à l'hypochlorhydrie, leur signification est subordonnée à l'évacuation normale de l'estomac (PRON). Les maladies d'estomac ne peuvent guère tenir dans une formule chimique et celle-ci n'apprend rien sur la durée ou la gravité possibles.

II

Le pronostic par les symptômes

Deux grands symptômes dominent toute la pathologie : la *fièvre* et la *douleur*. La fièvre est, pour l'ordinaire, la réaction de l'organisme contre l'infection ; la douleur est le cri d'alarme jeté par un organe troublé dans son fonctionnement.

Dans la fièvre, le pronostic est subordonné à la nature du mal et aussi au mode de médication employée. Les antipyrétiques à dose active sont dangereux si la cause du mal ne peut être atteinte. Contre la douleur, tout aussi pernicieux risquent d'apparaître les calmants à haute dose. Ils écrasent les réactions défensives de l'organisme. Sauf dans les maladies incurables comme le cancer, attachons-nous à la cause de la douleur bien plus qu'à la douleur elle-même. Le pronostic de la fièvre et la douleur, bien souvent. reçoit une aggravation d'une intervention médicamenteuse maladroite. Entrons dans quelques détails généraux, les considérations particulières se présentant d'elles-mêmes à propos de chaque maladie.

I. — Le pronostic dans la fièvre. — Deux éléments composent les manifestations fébriles : la température élevée et le pouls plus rapide. L'élévation thermique par elle-même ne constitue pas un danger. Dans la *pneumonie*, par exemple, des températures de 41° à 42° sont constatées sans que la convalescence en soit retardée. Bien au contraire. Il y a trente ans déjà, nous montrions le pronostic favorable des hauts degrés fébriles. Ce qui est grave, ce n'est pas l'élévation thermique, c'est, au contraire, les chutes thermiques à 39° au cours des pneumonies graves. Plus l'infection est forte, plus la fièvre doit être haute. Une rémission dans la période d'état, si le pouls ne se ralentit pas en même temps, peut être du plus fâcheux augure.

C'est dire que la valeur de la température se juge surtout par son rapport avec la fréquente du pouls. Pouls fréquent et fièvre haute : l'accord existe. Cela peut guérir, si cela ne dure pas trop longtemps. Pouls et fièvre modérés : l'accord existe encore. L'infection est sans doute bénigne ; pas toujours cependant ; rappelons-nous les méningites tuberculeuses, où pareille concordance se retrouve. Pouls rapide et fièvre modérée : il y a discordance. Dans la *pneumonie, l'appendicite*, les *infections graves* des *sujets épuisés*, un semblable tableau se dessine. Demeurons dans la réserve, disons « c'est grave ». Mais ne perdons pas tout espoir. Nous avons vu guérir des pneumonies chez des vieillards. Ils avaient 38° à 38°5 de température, un pouls à 130 et 140, une langue grillée, une diurèse presque nulle. La situation semblait perdue. Et cependant les malades se remettaient.

En règle générale, le pouls ouvre des clartés plus larges que la température. Par lui-même toutefois, il risque encore d'induire en erreur. Le pouls fréquent des enfants et des femmes n'a pas la valeur du pouls rapide des vieillards. Des fièvres typhoïdes avec 120 à 160 de pouls guérissent chez des sujets nerveux. D'autre part, la nature de la maladie corrige également l'énoncé de l'appréciation. Un pouls à 120 annonce un état plus immédiatement alarmant dans une péritonite que dans une infection générale.

II. — Le pronostic dans la douleur. — Indépendamment de la douleur qui accompagne telle maladie définie et dont le pronostic est déterminé par celle-ci, il existe des états douloureux plus ou moins vagues, fugaces, changeant aisément de place ou, au contraire, fixes, tenaces, accompagnant un dépérissement plus ou moins rapide de l'organisme. Aussitôt qu'une douleur ne se rattache pas directement à un trouble local nettement constaté, le danger d'égarer le pronostic provient de la complaisance d'appellations morbides qui recouvrent d'un nom précis une maladie qui échappe. Pour les douleurs vagues avec faiblesse, nous avons l'étiquette neurasthénie, voire rhumatisme. Pour les douleurs fixes, continues, nous disposons du terme de névralgie. Méfions-nous et allons-y voir de plus près. Le pronostic est souvent erroné, parce qu'il repose sur un diagnostic incomplet. Une appellation morbide ne dispense pas de la précision dans l'examen.

Les soi-disant neurasthéniques sont souvent atteints de maladies graves : à soixante ans, d'un début de ramollissement cérébral ; à quarante ans, d'une maladie des reins. Les uns et les autres sont envoyés dans des stations thermales, au grand péril de leur santé. Même erreur pour le rhumatisme. Les cardiorénaux sont parfois atteints de douleurs simulant le rhumatisme chronique. Nous avons vu trois de ces derniers expédiés à Aix-les-Bains. On juge l'état dans lequel ils en sont revenus.

Le diagnostic de névralgie se pose comme celui de neurasthénie ou de rhumatisme sur des maladies d'ordre essentiellement disparate. Un malade a une sciatique double et c'est vrai, mais cette sciatique est tributaire d'un diabète méconnu. Un autre souffre d'une névralgie intercostale, et cela est encore exact. Mais cette névralgie est liée à un anévrysme de l'aorte thoracique. L'un de ces malheureux était allé faire une saison à Vichy. Sa névralgie, naturellement, ne cédait pas à la douche. A son retour, une radioscopie faite par M. Desternes révéla un anévrysme énorme de l'aorte thoracique. D'autres fois, les sujets souffrent dans les hypochondres, la région épigastrique, sous-hépatique. On croit à de la cholécystite, de l'appendicite. En fait, c'est un cancer du pancréas qui est en jeu. Sous peu, un ictère généralisé avec grosse vésicule biliaire en révélera la nature. Règle générale, chez tout malade qui a dépassé la cinquantaine, qui souffre jour et nuit et qui maigrit, il convient de songer à la possibilité d'un néoplasme. Cette crainte ne sera pas exprimée brutalement ; tous les moyens d'investigation seront auparavant mis en œuvre et le terme de néoplasme ne sera prononcé que devant la certitude à peu près complète.

Avant d'en venir aux symptômes plus communément décrits, réservons une place à trois d'entre eux qui se traduisent par une modification de l'aspect extérieur ou du caractère : nous voulons dire l'amaigrissement ou, au contraire, un embonpoint exagéré, sinon l'obésité. En dernier lieu, les changements de caractère.

III. — LE PRONOSTIC DANS L'AMAIGRISSEMENT. — Que l'amaigrissement provienne d'une infection aiguë, chronique ou de telle autre maladie longue, il n'offre aucun intérêt particulier. Mais, journellement, des malades maigrissent sans cause apparente. Ils n'ont pas de fièvre, leurs urines sont normales, ils mangent bien, ne souffrent pas et dépérissent chaque jour. Chez un mari, de pareils états morbides provoquent l'affolement de la femme. Celle-ci est très sensible aux détails physiques. Un mari qui maigrit, c'est un mari perdu. En général, il ne s'agit que d'un trouble gastrique, une *dyspepsie nervo-motrice* avec constipation. Poussons l'examen de ce côté. Chez un enfant, l'appendice peut être en jeu. Ne concluons pas toutefois à l'*appendicite chronique*, sans avoir fait le tour du tube digestif. Que de troubles de l'intestin qualifiés appendicite et qui n'en sont pas !

L'amaigrissement, suite de chocs nerveux, de chagrins et de peines, est tout aussi fréquent. Il est seulement à se demander s'il se produit en dehors des troubles dyspeptiques que, chez un sujet nerveux, toute peine provoque si aisément. Les changements de vie, l'adaptation à de nouveaux milieux, la maternité chez la femme, autant d'autres causes. Rien à craindre. L'esthétique peut souffrir et c'est tout. Au surplus, être maigre n'est point un mal. N'oublions pas que les maigres résistent plus aisément que les gras. Ils sont affaiblis souvent, mais non intoxiqués comme ces derniers.

IV. — LE PRONOSTIC DANS L'EMBONPOINT. — Un sujet engraisse. Sans doute, il se porte bien. Cette santé florissante, tout de même, il convient que ses marques extérieures n'en soient pas trop épanouies. Tout sujet trop gros est un intoxiqué, soit qu'il mange trop, soit que les organes chargés d'élaborer les matières nutritives soient en déficit de fonction. La résistance des gras ou des grasses est moins forte que celle des maigres. Les maladies infectieuses risquent de se prolonger et la gravité est plus grande. Ajoutons qu'ils ouvrent la porte à toutes sortes de maladies de nutrition : goutte, diabète, rhumatisme. Cette prédisposition se comprend si l'on admet, comme nous l'avons fait, que la graisse est la première réaction de défense dont se garantit l'organisme intoxiqué. Cette barrière protectrice peut être franchie. Il n'y a pas assez de graisse pour fixer les déchets de la nutrition. Ils se portent ailleurs, déterminant par leurs localisations diverses, le tableau de la maladie surajoutée.

Cette conception de la graisse, réaction de défense nous a été inspirée par les inconvénients des cures d'amaigrissement poussées au delà de certaines limites. Des douleurs (névralgies, sciatiques, rhumatismes), des crises de goutte, de coliques hépatiques, des accidents neurasthéniques, des poussées d'eczéma, voire la néphrite interstitielle, voilà le bilan des malades qui se font maigrir inconsidérément. Dans diverses publications nous avons insisté sur ce sujet de haute importance. Une fois les troubles disparus que produisait l'embonpoint, le praticien agira sagement de ne pas s'entêter dans la rigueur poursuivie du régime.

V. — LE PRONOSTIC DANS LES CHANGEMENTS DE CARACTÈRE. — Diverses causes aux changements de caractère et le pronostic varie suivant chacune d'elles : 1° les prodromes des maladies aiguës ; 2° les troubles fonctionnels du sympathique ; 3° les intoxications ; 4° les affections cérébrales.

a) Une *maladie aiguë* dont l'incubation est courte ne laisse prise à aucun doute. La fièvre s'élève, la maladie se déclare. Le jugement ressort en conséquence. Si l'incubation est longue, comme dans la *fièvre typhoïde*, prendre la température, interroger le système nerveux. Passagèrement, savoir attendre. Toute irritabilité d'humeur survenue sans cause apparente et se prolongeant doit être tenue pour suspecte, si elle s'accompagne d'un mouvement fébrile.

b) Dans les troubles *fonctionnels du sympathique* (gastro-névroses, entéro-névroses, syndromes neuro-glandulaires, etc.), à l'agacement du sujet s'ajoute l'angoisse. De plus, la tension artérielle est basse. Il faut examiner le tube digestif, dépister la constipation, songer à la dysthyroïdie possible.

c) Les *intoxications chroniques* donnent aisément lieu à de la dépression, et la tristesse fait suite. Recherchons la cause. Chez l'adulte n'oublions point l'insuffisance rénale.

d) Dans les *affections cérébrales*, rangeons tout d'abord la *méningite tuberculeuse*. Chez l'enfant, pendant de longues semaines, le changement d'humeur est le seul signe. Les nuits sont agitées, mais elles le sont également en cas de troubles dyspeptiques. Prenons la température et si elle s'élève un peu le soir, ne disons pas trop tôt : « Ce n'est rien. » Chez l'*adulte*, une expansion subite, une vanité explosive doivent mettre en doute. S'agit-il d'une *paralysie générale* à son début ? La tristesse avec angoisse se rencontre dans la *mélancolie*, comme dans les affections du sympathique. Seulement dans ces dernières le tube digestif est d'ordinaire plus directement en cause. S'il s'agit d'une mélancolie, est-ce la première crise ? Combien ont duré les précédentes ? Si le sujet a dépassé la cinquantaine, cela risque d'être plus long. En tout état de cause, laissons au moins augurer quelques mois de durée.

CHAPITRE II

LE PRONOSTIC DANS LES SYMPTOMES ET LES MALADIES DU SYSTÈME NERVEUX

Avant les maladies nous décrirons les grands symptômes.

A. — *Céphalée.* — Le mal de tête n'est grave qu'en fonction de la maladie qui le produit. Entre le mal de tête qui suit une digestion mauvaise et celui qui accompagne une ménin-gite, il y a tout de même quelque différence. N'oublions pas d'examiner les urines. Une lésion rénale est souvent en jeu. Lorsqu'elle est nocturne, la céphalée est encore de nature syphilitique. Autre cause qu'il ne convient pas de laisser dans l'ombre.

La céphalée peut affecter l'apparence *migraineuse.* Ici encore, le *tube digestif*, les *reins*, la *syphilis* interviennent. Plus rarement, les *oreilles* ou les *yeux.* Parfois il ne s'agit que de simples troubles nerveux.

Dans la *migraine ophtalmique*, à côté de maladies bénignes, prennent place des états morbides graves : *psychoses, tabès, paralysie générale, épilepsie.* Au praticien de n'émettre son pronostic qu'après découverte de la maladie causale. La *migraine ophtalmoplégique* impose des réserves plus grandes. Le nerf de la troisième paire est, en général, atteint (ptosis, diplopie, dilatation pupillaire). Le malade guérit ou les crises se répètent, la migraine devient continue avec exacerbation périodique ; la paralysie ne cède pas. Une altération organique n'existe pas toujours à la racine de cette maladie, mais il convient d'y songer. Tumeur du cerveau. Syphilis? C'est à voir.

B. — *Convulsions*. — Chez les *enfants*, les *convulsions* sont d'ordinaire consécutives à des troubles digestifs, des parasites intestinaux ou à des infections aiguës. Pas de gravité. Rassurer la famille affolée, ordonner le traitement, et prendre congé en renouvelant les déclarations réconfortantes. Songer à une otite possible. Dans ce dernier cas, la gravité n'existe pas davantage. Les causes cérébrales (*encéphalite*) sont bien plus rares. En pareille occurence ne pas oublier l'origine syphilitique possible et ordonner le traitement spécifique si nécessaire. Le *spasme de la glotte*, chez les petits nerveux guérit d'ordinaire ; s'il survient au cours de la coqueluche, la gravité est très grande. Nous y avons vu succomber trois enfants.

L'adulte échappe habituellement aux convulsions, dans les troubles digestifs et les infections aiguës. Eliminons l'*épilepsie* et la *rage*, la première aisée à dépister et d'ordinaire bénigne, la seconde exceptionnelle et mortelle. Comme précédemment, arrêtons-nous à la possibilité de *lésions cérébrales*. Pratiquons la ponction lombaire. N'oublions pas la *syphilis*. Le pronostic découlera des signes comcomitants. Dans les infections aiguës, si d'ordinaire les convulsions n'éclatent pas, il en est une, au contraire, où l'accident est possible : le *rhumatisme cérébral*. Il est évité par le salicylate à doses suffisantes (6 grammes par jour en 3 fois), et s'il se produit, des bains froids (23° à 25°) en corrigeront souvent la gravité impressionnante. Les *affections rénales,* surtout l'*éclampsie* puerpérale n'échappent guère à la perspicacité du praticien. Il sait que, moyennant une saignée abondante (300 à 500 gr.) l'orage est habituellement conjuré.

Dans les *intoxications, alcoolisme, intoxication saturnine,* des convulsions se produisent. Rassurons les familles, bien que dans l'intoxication saturnine, il puisse se produire des méningites, ces dernières toujours plus graves. Et puis, si le malade était *morphinomane* et que les convulsions éclatent pendant la démorphinisation, disons-nous que, d'ordinaire les choses se remettent d'aplomb.

Dans les autres empoisonnements (*strychnine, opium, belladone, ergot de seigle*), la gravité est surtout liée à la quantité de toxique ingéré. Nous l'ignorons. Faisons le nécessaire et que la famille sache patienter un peu.

Des *convulsions partielles* ou *épilepsie jacksonienne* peuvent compliquer des états morbides déjà abordés précédemment (*urémie, hystérie, lésions cérébrales*). Des foyers de *ramollissement* se signalent par des accidents de même ordre. Si le malade est suspect, traitons-le comme spécifique. Une maladie cardiaque, le *pouls lent permanent* produit des convulsions dans l'intervalle des deux battements. C'est grave ; une mort subite survient pour l'ordinaire. Le traitement spécifique a guéri nombre de sujets ; d'autres peu à peu s'adaptent. Leurs centres nerveux mal irrigués ne répondent plus par des convulsions à cette irrigation insuffisante. Ils s'y sont habitués ; du coup, le risque devient moindre.

Un *traumatisme* règne parfois à l'origine. Une intervention opératoire sera requise. Mais les convulsions localisées peuvent dépendre d'une lésion à distance. Pour décider du siège d'une trépanation, un autre élément est indispensable : l'existence de paralysies partielles. L'opération pratiquée, la guérison est possible.

C. — *Délire.* — Le délire existe-t-il dans une *infection* aiguë. Cela guérit d'ordinaire, surtout chez les enfants. Que de mères éperdues de terreur à la divagation de leur petit malade ! Comme pour les convulsions, la gravité est minime. Réserve faite pour les *méningites vraies,* dont d'autres signes manifestent la présence.

L'adulte est exposé à une maladie dont un délire furieux est la première manifestation, la *pneumonie.* Des pneumoniques ont été plus d'une fois dirigés vers un asile d'aliénés sous l'étiquette de maniaque. On voit d'ici la rancune des familles. Les alcooliques délirent plus aisément et les nerveux de même. Le pronostic chez les premiers est plus sérieux que pour les seconds. Ajoutons qu'en général le délire est de meilleur augure que la torpeur. Il annonce un système nerveux qui se défend encore.

Si le délire est chronique, la gravité s'accroît. S'agirait-il d'une affection mentale (*mélancolie, mégalomanie, démence*), ou bien d'un début de paralysie générale ? Chez les sujets d'âge mur, redoubler de circonspection. Examiner son malade à fond pour ne pas laisser passer inaperçue une maladie grave à son début. On peut, en général, poser cet axiome : plus le malade est âgé et plus le délire est d'une signification alarmante. Il faut une violente imprégnation toxique ou infectieuse des centres nerveux ou encore une lésion manifeste pour faire délirer un sujet qui a atteint la quarantaine.

D. — *Coma*. — Appelé auprès d'un malade dans le coma, le médecin songera tout d'abord à *l'urémie* possible. Cela guérit par une saignée. La présence d'albumine ne renseigne pas. Celle-ci peut être d'origine cérébrale. L'hypertension artérielle pas davantage. Bien que d'origine rénale, elle a pu déterminer une hémorragie cérébrale. Dans le doute mieux vaut pratiquer une forte émission sanguine, qui ne nuit jamais. Le *coma diabétique* se révèle par l'odeur de pomme reinette que dégage l'haleine. Tout de suite l'injection intraveineuse à 3 °/₀ de bicarbonate de soude (500 gr.) mais ne dissimulons pas la haute gravité à la famille. Exceptionnel, le *coma dyspeptique*. Nous l'avons un jour observé à la suite d'un écart de régime. Guérison rapide. Le coma *hépatique*, le coma *cancéreux* sont dépistés d'après l'histoire morbide. Très graves naturellement.

Dans les *maladies infectieuses*, si le remède spécifique existe, on utilisera celui-ci : mercure dans la *syphilis*, injections intra-musculaires de quinine à haute dose dans le *paludisme*, bains froids (25°) et injections intra-veineuses de salicylate de soude dans le *rhumatisme cérébral*. La médication énergique permet d'espérer. Dans les autres maladies infectieuses, les bains chauds (37°) (*pneumonie, choléra*), frais, (25° à 28°) (*fièvre typhoïde, scarlatine*), les injections toniques (éther, caféine, 0 gr. 10) huile camphrée à 1/10), parfois les émissions sanguines corrigeront la sévérité du pronostic. Une fièvre typhoïde traitée dès l'origine par les bains n'exposera pour ainsi dire pas aux accidents comateux.

Parfois, et l'entourage l'apprend, le coma a fait suite à une crise d'*épilepsie*. Pour l'ordinaire, la gravité est absente, encore qu'il ne convienne pas comme nous l'avons vu, de prendre pour du haut mal une crise d'*urémie* convulsive suivie de coma. S'agit-il d'un simple ivrogne ? Des injections sous-cutanées de strychnine (2 milligr.), des flagellations énergiques auront vite fait de le réveiller.

Chez les enfants le *coma* peut être de cause réflexe (*vers intestinaux*). C'est rare, mais il convient d'y songer avant de déclarer qu'il s'agit bien d'une méningite et que le procès est perdu.

Nous avons laissé jusqu'ici de côté le coma dans les affections cérébrales ou cérébro-spinales (*tumeurs, méningites, hémorragie, ramollissements, thrombose des sinus, encéphalite léthargique, abcès du cerveau, paralysie générale, insolation*). En général, c'est grave. Il faut attendre d'autres éléments (fièvre, pouls rapide, respiration accélérée, etc.) pour déclarer que l'issue est fatale. Si une tumeur semble en jeu, songer toujours à la *syphilis*. En tout état de cause, pratiquer une émission sanguine et réserver son jugement.

E. — *Vertiges*. — A partir de 50 ans, les vertiges sont communément attribués à de l'*athérome cérébral*. Et la chose est possible. Encore convient-il de s'informer. Légion, les malades qui absorbent de l'iodure alors qu'ils ne sont atteints que de vertige stomacal. Interrogeons le *tube digestif*; s'il fonctionne mal, ordonnons le traitement et rassurons le malade.

Au delà de soixante ans, si le sujet digère bien et s'il entend bien, s'il n'a pas de bourdonnements d'oreilles (car il ne faut jamais oublier le *vertige auriculaire*), songeons à des possibilités plus graves. Surtout si une certaine tristesse accompagne les vertiges, un état de dépression nerveuse, aisément qualifié de neurasthénie. Les neurasthéniques qui le deviennent pour la première fois vers la soixantaine sont souvent des candidats, au *ramollissement cérébral*; les vertiges apparaissent comme une des signatures du péril prochain, ce dernier pouvant être reculé de quelques années.

L'étude de la tension artérielle ne permet point toujours d'y voir clair. A partir de soixante ans, la tension s'élève normalement. Il est bien difficile de spécifier si une tension Mx de 20 à 21 est liée ou non à des lésions d'endartérite cérébrale. En cas de doute, on verra après purgations, émissions sanguines.

Une cause d'erreur que nous avons vue plusieurs fois commise est de méconnaître à un âge avancé une *anémie grave*. De tels sujets ont à la fois des vertiges et de la dyspnée d'effort. Aisément, ils sont traités comme rénaux. Le pronostic de ces anémies graves, qu'elles soient ou non liées à un néoplasme latent, est des plus sérieux. L'examer du sang permettra des prévisions mieux arrêtées.

F. — *Insomnie*. — Par elle-même, l'insomnie ne compte jamais comme un signe grave. On dort mal (réveil fréquent à 2 heures du matin), dans les dyspepsies, on dort mal dans les épuisements nerveux, on dort mal parce qu'on souffre, le sommeil ne vient point parce que le rein, ou le cœur sont touchés. Traitons la cause. D'ordinaire, les nuits redeviendront bonnes. Les hypnotiques ne valent rien en général. Ce n'est guère qu'auprès des malades anxieux que tous les quelques jours sera autorisé l'emploi d'un hypnotique quelconque. En endormant le système nerveux, trop souvent les hypnotiques paralysent les réactions défensives de l'organisme et prolongent le mal, alors même qu'ils ne l'aggravent pas.

Tellement qu'administrer un hypnotique tous les soirs équivaut à une durée souvent illimitée des troubles morbides.

G. — *Réflexes*. — L'examen des réflexes n'est qu'une exploration de signification confuse, tant que l'examen général n'a pas mis à leur vraie place la valeur des modifications présentées. Dans la *polynévrite*, les réflexes tendineux sont abolis et cela guérit. Dans les *myélites* aiguës, ils sont abolis de même et cependant la situation est fort grave.

Les réflexes superficiels (plantaire, cutané, abdominal, crémastérien, anal) prouvent que le trajet médullaire est normal. Mais leur absence ne permet nullement de conclure à une lésion de la moelle.

De même, l'exagération des réflexes tendineux, si elle éclaire un diagnostic, reste muette sur le pronostic. Une compression médullaire (*mal de Pott*) amène une exagération des réflexes tendineux, mais la *sclérose en plaques* la produit également. Cela peut guérir dans le premier cas et ne fait que s'améliorer, quand cela s'améliore, dans le second.

Nous en dirons autant du *signe de Babinski* (extension de l'orteil). Il s'observe aussi bien dans des maladies plus ou moins incurables (*paralysie générale, maladie de Friedreich, hémiplégie organique*) que dans des affections susceptibles de guérison (*épilepsie partielle, empoisonnement par la strychnine*).

Quant au signe de *Kernig*, bien souvent, il induit en erreur. Une simple infection générale qui guérit le provoque, de même qu'une méningite, laquelle emportera le malade.

H. — *Troubles de la parole*. — Laissons de côté les troubles qui sont dus à une lésion de l'appareil extérieur de la parole (langue, lèvres, dents, voile du palais, larynx), et arrêtons-nous aux troubles de l'articulation. Une parole scandée, survenue à l'âge adulte, indique souvent une maladie grave et longue (*sclérose en plaques*). Une parole nasonnante, traînante, pâteuse, serait-elle en rapport avec des *lésions bulbaires nucléaires*? Vérifions toujours de par la clarté des signes concomitants. La parole bredouillante avec achoppements est souvent l'indice d'une *paralysie générale*. C'est grave, se prolonge quelques années, et si le pronostic noir est coupé de rémissions, quand même la marche vers l'issue fatale est-elle habituelle.

Dans l'*aphasie motrice*, une grosse distinction doit être opérée entre les aphasies d'origine lésionelle et les aphasies de nature fonctionnelle. Les premières sont sérieuses, les secondes cèdent, d'ordinaire, en quelques heures. Comment les distinguer? Dans les aphasies fonctionnelles, il s'agit de sujets jeunes, nerveux, fatigués, indemnes de syphilis. Tout d'un coup, ils ne peuvent plus parler, et cette impossibilité d'articuler les mots reste à l'état de symptôme unique. D'ordinaire pas d'hémiplégie associée. En quelques heures, l'orage est conjuré et tout est rentré dans l'ordre. Des troubles dans la répartition de l'influx nerveux semblent la grande cause. Les vaisseaux et les cellules nerveuses ne sont point touchés. Ces aphasies d'ordre fonctionnel, — alors qu'il ne s'agit même pas d'hystérie, — semblent assez répandues, bien qu'infiniment plus rares que les aphasies liées à une lésion. cérébrale. Pour ces dernières, l'âge peu avancé du sujet est un bon élément de pronostic. Sans doute, s'agit-il d'*endartérite syphilitique*. Cela se remet d'ordinaire assez vite. Dans l'*athérome*, le malade est plus âgé, les lésions vasculaires ne rétrocèdent pas sous l'influence de la médication. Ne concluons toutefois pas à l'athérome, le malade eût-il plus de soixante ans, sans être sûr qu'une syphilis ancienne n'est pas en jeu. Si la lésion a débuté brusquement, sans troubles de la parole transitoires et qui aient précédé, il peut s'agir d'une hémorragie cérébrale. La gravité dépend de l'âge (plus de soixante-cinq ans), des maladies associées (cardio-rénales), et aussi de l'étendue de l'hémorragie. Gravité immédiate, si la fièvre s'élève au-dessus de 38°,5 et 39°, si une eschare se produit, si la respiration s'accélère, si le pouls dépasse 100 pulsations. Le malade risque d'être emporté en quelques jours. Gravité tardive, non plus au point vital, mais du fait de la paralysie qui risque de s'éterniser avec une amélioration possible, mais toujours bien lente.

Le pronostic ne reçoit aucune lumière des différents troubles du langage (surdité verbale, psychique, cécité verbale, psychique), ou des troubles de l'écriture (agraphie). Le siège de la lésion décide du symptôme, et c'est toujours l'étendue de cette lésion plus que son siège, et c'est aussi l'âge du sujet qui ouvrent quelques lumières.

I. — *Troubles de la motilité*. — Les mouvements *athétosiques* annoncent d'ordinaire des lésions sérieuses. De méme, les mouvements *choréiques*, s'il ne s'agit pas d'une *chorée de Sydenham*, laquelle se termine par la guérison, au moins dans la grande majorité des cas. Il existe, en effet, des *chorées suraiguës* qui peuvent se terminer par la mort en quelques jours et jadis nous en avons fourni une observation pour la thèse du regretté Triboulet (1893). Dans les *tics* qui surviennent chez les enfants, prière aux parents de reprendre les petits tiqueurs ; très rapidement, en effet, ces tics inscrivent dans le cerveau une image mentale, dont l'empreinte se grave et entretient la répétition de la contraction morbide. Les *frémissements* ou *secousses musculaires* se rencontrent dans des maladies de gravité fort inégale. A la face et dans les zygomatiques, ils peuvent faire soupçonner une *paralysie générale* qui débute. Un jour, chez notre ami le Dr Julliard (de Châtillon-de-Michaille), nous déjeunions avec un jeune confrère marié depuis quelques jours. A table, de petites secousses fibrillaires parcouraient ses joues. Premier signe d'une paralysie générale qui emporta le malheureux quelques mois plus tard, avec une attaque apoplectiforme foudroyante. Dans les mollets, les secousses n'annoncent parfois qu'un état de *neuro-arthritisme* habituel, et il serait téméraire d'établir sur leur présence un facteur de gravité.

Dans les *contractures*, un élément organique est d'ordinaire en jeu ; la maladie causale décide. Rappelons-nous simplement que les contractures du *mal de Pott* cèdent souvent chez les jeunes sujets, alors que celles des *scléroses médullaires* ne laissent guère d'espoir.

Ces *paralysies* sont-elles fonctionnelles ou lésionnelles?

De nombreux signes différentiels ont été décrits qui les séparent. Suite de traumatisme, le praticien ne se pressera pas de conclure. Tel cet employé des postes qui, devenu paraplégique à la suite d'un accident de chemin de fer, fut déclaré incurable par les premiers neurologistes du temps. Son infirmité lui valant de la part de la compagnie une pension viagère de six mille francs, un jour il s'en alla à Lourdes. Il en revint totalement guéri. Miracle, diront quelques-uns. Nécessité d'une grande prudence dans l'énoncé du pronostic, concluerons-nous simplement.

En matière de maladies nerveuses, toutes les surprises nous attendent.

Si la paralysie est nettement lésionnelle, là encore les suites dépendent de la maladie initiale. Dans la *paralysie infantile*, on peut espérer que la paralysie ne restera pas totale et se cantonnera à certains muscles. Une paralysie limitée, comme la *paralysie radiale* du saturnisme, n'éveille aucune appréhension. Cela guérit toujours. L'élément causal détient une large place. Quelle est la cause de l'*hémiplégie*, de la *paraplégie*? Une possibilité de syphilis règne-t-elle? Le pronostic est souvent favorable. L'étendue de la lésion et l'âge avancé, la concomitance de lésions cardio-rénales aggravent, comme nous l'avons dit précédemment.

Une démarche raide, ankylosée, où les pieds se soulèvent du sol avec difficulté (*paraplégie spasmodique*), reçoit également sa signification de la maladie causale.

Quant à l'attitude soudée qui colle les coudes contre le tronc et éteint toute expression dans la physionomie (*maladie de Parkinson*), gardons-nous de rien promettre. Cela peut durer des années, ne guérit pas, vaut aux malades un caractère insupportable, au désespoir des familles qui s'étonnent et aussi se lamentent de voir des vieillesses au delà de quatre-vingt et quatre-vingt-cinq ans se poursuivre au cours de cette interminable maladie.

J. — *Troubles des sphincters.* — Moins sérieuse, en général,
dans les maladies de la *vessie*, ou du *rectum*, l'incontinence
et la rétention prennent toute leur ampleur de signification
dans les affections des *centres nerveux.* Toutefois, là encore,
ne portons pas trop vite un pronostic alarmant. Des paralysies
des sphincters sont aisément passagères chez les *tabétiques ;*
elles se rencontrent parfois dans les *polynévrites ;* néanmoins
leur prolongation est de fâcheux augure. Toute la symptomatologie des maladies nerveuses graves accompagne, en général,
la paralysie des sphincters.

K. — *Troubles de la sensibilité.* — Peu de chose sur les troubles de la sensibilité à titre pronostique. Une *hémorragie cérébrale*, des *états méningés graves*, bien que se terminant par
la mort, peuvent laisser subsister la sensibilité à la douleur,
et cela jusqu'aux dernières heures. La sensibilité à la température, à la douleur, la sensibilité électrique, la sensibilité profonde, dans les diverses modalités qu'elles affectent, jettent
des lumières sur le diagnostic, non sur le pronostic. Les anesthésies totales les plus complètes comme dans l'hystérie, les
anesthésies des polynévrites ou des intoxications ne tourmen-
tent nullement le praticien. Leur fonction est de guérir.

L. — *Troubles de la contractibilité électrique.* — Comment
tirer des renseignements pronostiques de la contractibilité
faradique? Elle est accrue au début des affections les plus
diverses (tumeurs cérébrales, paralysie générale, paralysies
cerébrales, paralysies périphériques) et, quand elle est diminuée, n'a pas de signification plus marquée (période avancée des
paralysies cérébrales, paralysies toxiques ou infectieuses). Dans
la *paralysie infantile*, la diminution de la contractilité électrique de certains muscles n'empêche pas leur réparation à
peu près complète.

Le courant galvanique ouvre des horizons plus larges. Les
nerfs et les muscles ne présentent plus, dans certaines conditions, des réactions similaires. Les nerfs ne sont plus excitables

à l'électricité faradique et galvanique, les muscles ne le sont plus à l'électricité faradique et en même temps ils présentent une augmentation de l'excitabilité galvanique. C'est ce qu'on appelle la réaction de dégénérescence. Cette dernière s'observe dans des maladies très graves (*sclérose latérale amyotrophique, paralysie spinale antérieure aiguë ou chronique, paralysies labio-glosso-laryngées*, etc.), ou dans des maladies qui guérissent (*paralysies toxiques, a frigore*, etc.). Quand la réaction de dégénérescence disparaît, le pronostic s'éclaire. Quand elle persiste, la guérison est reculée.

II

Le pronostic de l'hémorragie cérébrale.

Les maladies qui affolent l'entourage sont celles où son angoisse a le plus besoin de certitude. Il veut savoir. Or le médecin ne peut se prononcer. Une hémorragie cérébrale bénigne d'emblée s'aggrave par la suite. Une hémorragie sérieuse sur l'heure s'améliore peu après. Cela guérit tout à fait, ou la paralysie persiste, ou cela tue. Les trois éventualités se produisent. Le médecin doit dire laquelle. Il répond que tout est possible. Il faut espérer et attendre. Cela ne fait pas l'affaire de l'entourage. Il demande une consultation. La maladie où la décision thérapeutique a le moins de poids, c'est celle où le plus souvent cette décision est sollicitée de plusieurs bouches. C'est pourquoi disons tout de suite ét comment la thérapeutique, contre l'accident lui-même se montre assez illusoire. Elle n'intervient guère qu'à titre préventif et pour éviter les rechutes.

Le pronostic variera très peu suivant les particularités du traitement. Il est surtout commandé par la rapidité, l'abondance et le siège de l'hémorragie d'où dérivent les symptômes.

Nous ne parlerons pas de l'hémorragie foudroyante. Le malade est mort ou mourant à l'arrivée du médecin. Il n'y a pas de pronostic. La maladie a brûlé ses étapes. Nous nous contenterons de nous arrêter aux seules éventualités où il y a doute.

1° *Pronostic suivant le traitement.* — On sait que l'hémorragie cérébrale est la conséquence de deux facteurs diversement associés : l'hypertension artérielle et l'altération des artérioles cérébrales. Les causes secondes, ivresse, froid, efforts, n'agissent qu'à la faveur de la lésion cérébrale concomitante. D'autre part, l'hypertension artérielle n'est point forcée et des hémorragies cérébrales éclatent chez des sujets à tension normale. Cette lésion des artérioles cérébrales semble avant tout liée à une faiblesse d'origine héréditaire favorisée par certaines conditions hygiéniques. A plusieurs reprises nous avons parlé de la fréquence des hémorragies cérébrales chez les buveurs d'eau. Vers 55 à 60 ans, des sujets sobres, qui n'ont jamais eu de maladie infectieuse grave, qui ne sont pas hypertendus, dont les reins fonctionnent normalement, font soudain une hémorragie cérébrale. Cette constatation que nous avons relevée plusieurs fois nous a fait penser à une action favorable du vin à faibles doses sur les sécrétions internes. Celles-ci, activées, régularisent le rythme nutritif et empêchent le dépôt sur les parois vasculaires de déchets calcaires ou lipoïdiques qui en réduisent la résistance.

Quoi qu'il en soit, un sujet qui fait une hémorragie cérébrale ne boira certes pas de vin. Le repos absolu avec diète *hydrique* (800 gr. à 1 litre d'eau), un *lavement purgatif*, l'ingestion de quelques gouttes de trinitrine (solution à 1 °/₀, 3 à 5 gouttes), ou, si le malade ne peut avaler, une injection souscutanée avec 1 centimètre cube de la solution.

    Solution trinitrine 1 °/₀ . . . . XXX gouttes
    Eau distillée . . . . 10 gr.

Voilà pour les premiers soins. Une *émission sanguine* sera pratiquée tout d'abord parce qu'une saignée de 200 à 300 gr. abaisse légèrement la tension artérielle et ensuite parce que

la coagulation sanguine semble de ce fait s'opérer plus ais-
ment. Et puis l'entourage réclame cette médication au mêm
titre que la glace sur la tête et les sinapismes aux jambes. U
médecin qui se soustrairait à ce désir, si le malade vient
succomber, se verrait accusé de n'avoir pas fait le nécessair
Et, si peu mérité soit-il, ce reproche est toujours désagréabl
Les jours suivants, laxatifs, régime hydrolacté de réduction 4
5 jours, le *goutte à goutte rectal* de sérum glycosé à 48 °/
si le malade ne peut avaler : 250 grammes matin et soir. Pu
régime lacto-végétarien.

Utile avant la production de la lésion vasculaire, le v
semble bien moins indiqué quand celle-ci existe. Il est pl
sage de l'interdire tout à fait ainsi que le thé, le café et tout
les boissons alcooliques.

Nous ne parlons pas d'autres remèdes hypotenseurs do
l'action demeure douteuse. Contre le coma prolong
MM. Pierre Marie et Kindberg ont proposé la décompressic
du côté opposé au foyer hémorragique. Une trépanation pr
duit cet effet et les résultats sont parfois favorables. Les pr
ticiens hésiteront encore quelque temps avant de recourir
un traitement aussi dramatique.

Ils se contenteront de veiller à la déplétion vésicale ; d
cathétérismes évacuateurs seront pratiqués si nécessaires av
tous les soins d'asepsie possibles. La désinfection des nar
nes, de la bouche, du pharynx ne sera pas oubliée. On fe
coucher le malade tantôt à droite, tantôt à gauche pour évit
l'hypostase pulmonaire et aussi les eschares.

Pendant de longs mois le malade se gardera de travaux c
tête. Il ne mettra en œuvre que l'attention spontanée, redou
tant avant tout l'attention voulue, celle qui réclame l'effor
La vie sera régulière et le froid évité. De petites quantités c
sulfate de soude ou de *sel de Seignette* (4 à 5 gr.) continu
ront à être prescrites tous les matins.

Soupçonne-t-on la syphilis, celle-ci produit l'endartéri
avec coagulation sanguine, soit la périartérite avec anévrysm
et rupture.

En pareil cas, le traitement mercuriel sera naturellement prescrit.

A la période hémiplégique, c'est-à-dire au bout de six semaines à deux mois, la *rééducation motrice* sera entreprise. Les *massages*, s'ils sont employés, demeureront superficiels, crainte d'augmenter une spasmodicité menaçante. Pour la même raison, l'électrothérapie ne rend que des services bien incertains. Et plus d'une fois, elle a aggravé les contractures.

2° *Pronostic d'après les symptômes.* — Quelques grandes lignes permettent de s'orienter : 1° la durée du coma; 2° la progression des accidents; 3° l'apparition des crises convulsives et des contractures précoces; 4° l'ascension de la fièvre.

Nous commencerons par nous guider sur ces premiers signes.

a) *La durée du coma.* — Si le coma ne se prolonge que quelques heures, les choses pourront s'arranger. Au delà de quarante-huit heures, la situation est grave. La respiration devient difficile et bruyante, le pouls s'accélère, la température s'élève. Le malade ne reprend plus connaissance. L'échéance fatale toutefois ne se produit pas tout de suite et peut être reculée d'une quinzaine, laissant la famille, dans l'intervalle, agitée par toutes les secousses que lui valent les reprises d'espoir alternées avec les crises de découragement.

b) *La progression des accidents.* — Le malade a d'abord peu de chose : de la céphalée et des vomissements. Un peu de confusion mentale. Puis une monoplégie ou l'hémiplégie s'installe. La connaissance reste parfaite jusqu'au jour où apparaît le coma suivi de mort. Le praticien se méfiera de ces formes, rares du reste où l'aggravation s'établit lentement, insidieusement, mais suivant une accentuation constante.

c) *Les crises convulsives et les contractures précoces.* — Le malade est frappé d'un ictus apoplectique. Très rapidement apparaissent des secousses convulsives, puis de véritables attaques épileptiques. Dans l'intervalle des crises, pas de résolution musculaire, mais des contractures persistantes. On pourrait croire à une encéphalite léthargique et nous avons vu le diagnostic porté. En fait, il s'agit d'une hémorragie cérébrale avec inondation ventriculaire et méningée. Il peut arriver que les convulsions et contractures n'apparaissent qu'après coup. Les premiers jours tout semble aller bien. Le malade reprend connaissance. On est tenté de crier : victoire. Puis survient un nouvel épanchement avec inondation ventriculaire ou méningée. Preuve qu'une prudence excessive dans les pronostics est de rigueur les premiers jours.

d) L'ascension de la fièvre. — La température s'élève fréquemment aux environs de 38°. Tant qu'elle ne dépasse pas 38°3 ou 38°4, les choses peuvent s'arranger. Vers 38°8, la situation devient inquiétante. Elle est presque toujours perdue quand le degré thermique dépasse 39°. Toutefois une maladie intercurrente indépendante de l'hémorragie cérébrale peut provoquer la fièvre. C'est ainsi que nous avons vu un malade guérir qui avait eu plusieurs soirs de suite, une fièvre à 39°. En fait, il était atteint d'un énorme furoncle à la fesse et quand ce dernier s'ouvrit, la fièvre tomba.

e) Symptômes accessoires. — Aucune lumière à tirer de la *respiration ralentie et suspirieuse.* Le rythme de *Cheque stokes* également peut n'être que passager. Tous ces signes n'acquièrent de valeur que par leur durée. La suspension des *fonctions de sensibilité* n'est que provisoire chez les sujets qui guérissent. La *suppression des mouvements* par elle-même crée une infirmité, non un facteur de gravité vitale. D'après Claude, lorsque le pincement de l'avant-bras détermine le retrait ou la pronation de l'avant bras, ce phénomène est favorable. Il ne se produit que dans les formes qui s'améliorent rapidement. Quant à la durée de l'hémiplégie, les premiers jours, il est impossible de la fixer. Il faut attendre et comme la vie est en danger, l'entourage accepte assez aisément ce recul dans le verdict. Les *réflexes tendineux* sont le plus souvent affaiblis dans l'hémorragie cérébrale ; ils ne s'exagèrent que lorsque l'épanchement sanguin s'est répandu dans le ventricule ou les espaces sous arachnoïdiens. *L'incontinence des matières* n'est également sérieuse que par sa durée. *L'albuminurie*

et la *glycosurie* consécutives à l'hémorragie cérébrale sont dé-
nuées de valeur pronostique. Mais le diagnostic parfois en peut
être passagèrement troublé. On croit à du coma urémique ou
diabétique alors qu'il s'agit d'une hémorragie cérébrale. Le
coma diabétique étant presque toujours mortel, on ne s'em-
pressera pas de conclure à ce diagnostic sans information mi-
nutieuse portant sur le passé et la genèse des accidents. L'*eschare fessière* qui se développe au centre de la région fessière
du côté paralysé, et cela dès la période initiale, est sans doute
du plus fâcheux pronostic (Charcot). Seulement les soins de
propreté méticuleux permettent le plus souvent d'en éviter
l'apparition.

Dans les cas heureux, les mouvements reviennent pour le
membre inférieur d'abord ; le membre supérieur reste plus
longtemps inerte. L'asymétrie faciale s'atténue. Quelques
réponses incompréhensibles s'ébauchent ; l'articulation des
mots reste pénible plus longtemps. La dysarthrie persiste des
jours et des mois, et le malade s'en afflige fort, car son intelligence d'ordinaire demeure indemne. Longtemps, pour parler,
il ressent une certaine angoisse. Le premier, il souffre de son
incapacité à articuler les syllabes avec netteté et la parole en
public lui est infiniment pénible.

3° *Pronostic d'après les complications.* — Les complications
ont surtout trait à des manifestations d'ordre infectieux. Le foyer
hémorragique peut se transformer en un foyer d'encéphalite.
La fièvre dure et les maux de tête sont violents, pour peu
que le malade ait reconquis assez de connaissance pour s'en
plaindre. La *pneumonie* ou la *broncho-pneumonie* enlèvent
nombre de sujets. Vers le dixième jour la langue se sèche, la
fièvre monte, la respiration s'accélère, le sujet se cyanose. La
toux et le point de côté font défaut. Il faut ausculter avec soin
et tous les jours. Les soins minutieux de la bouche, les badigeonnages de l'arrière-gorge au jus de citron, l'introduction
d'huile goménolée dans les narines n'apparaissent qu'à la façon

d'agents prophylactiques de valeur douteuse. Aussitôt la complication pulmonaire déclarée, la famille sera avisée de la gravité prochaine. Et comme cette complication ne se déclare que du dixième au quinzième jour, le médecin attendra cette dernière date avant de rien affirmer.

L'infection des voies urinaires par les cathétérismes septiques est moins fréquente. Des températures élevées avec urines purulentes indiquent la participation d'un élément rénal. Complication alarmante à n'en point douter.

Et puis, même le malade guéri, restent les risques d'une rechute plus ou moins lointaine.

Sans revenir sur les questions d'hygiène alimentaire, nous dirons seulement que l'hygiène morale à son tour a besoin d'une surveillance attentive. Les malades plus anxieux, plus émotifs devront vivre plutôt à la campagne, se complaire à des distractions innocentes, éviter tout effort cérébral, se tracer un règlement de vie qui assure aux différentes heures du jour l'emploi d'une activité modérée et partagée suivant les goûts du malade.

III

Le pronostic du ramollissement cérébral.

Le pronostic du ramollissement cérébral est éclairé par la cause, le traitement, la nature, la marche progressive des symptômes et aussi l'âge du sujet. C'est encore une de ces maladies où le médecin a besoin de toute sa circonspection pour ne pas trop alarmer les malades et d'autre part pour ne point passer, sans prévenir, à côté du danger toujours imminent.

I. — **Pronostic suivant la cause.** — On connaît les deux grandes formes: le ramollissement suite d'embolie, et le ramollissement par thrombose. Nous ne parlerons point des ramollissements d'origine veineuse et par thrombose des sinus. Ces dernières complications sont surtout fréquentes chez les enfants et passent maintes fois inaperçues, derrière le tableau tapageur de la maladie causale.

1° *Ramollissement embolique.* — Le danger vient surtout de la cause qui l'a produit et celle-ci est variable. Toutes les affections du cœur gauche et de l'origine de l'aorte entrent en jeu. Citons, par des exemples, les trois types principaux. Un confrère âgé de 37 ans, après quelques jours d'un mouvement fébrile fait de l'aphasie et une parésie du côté droit. Ce n'est que huit jours plus tard que le cœur laisse entendre un léger galop avec souffle diastolique presque imperceptible à l'aorte. En fait, il s'agissait d'une *endocardite infectante* de l'aorte dont les signes se précisèrent par la suite. Le confrère avait commencé sa maladie par une embolie de la sylvienne. En dépit de tous les traitements, il succomba au bout de deux mois.

Avec le Dr Vallon (de Paris), nous voyons en ville un malade âgé de 60 ans. Il a d'abord des crises angineuses par *insuffisance de son ventricule gauche.* Le second épisode de la maladie se traduit par un souffle fonctionnel mitral qui disparaît par le repos et reparaît à la marche. Le troisième épisode éclate brusquement par une hémiplégie droite avec aphasie. Une embolie d'origine cardiaque était allée obturer la sylvienne. Ce malade va mieux, mais quelles craintes pour l'avenir !

Bien plus répandues sont les embolies de l'insuffisance et *surtout du rétrécissement mitral.* Pour les empêcher, le meilleur moyen, comme nous le verrons, est la prescription systématique de digitaline à titre préventif. Celle-ci trouve son indication dans le rétrécissement mitral à forme arythmique et aussi dans toutes les lésions mitrales où la tachycardie persiste après quelques pas rapides dans la chambre. D'autres signes: traces d'albumine, foie débordant et humidité bronchique coexistent souvent.

Le ramollissement d'origine mitrale est souvent peu accusé. De l'aphasie, de la parésie motrice et c'est tout. Peu à peu les choses rentrent dans l'ordre. Une certaine émotivité persiste seule. Une fois les précautions prises, l'accident peut fort bien ne pas récidiver. Mais il arrive aussi qu'après une période d'amélioration, il se reproduit brusquement. Surtout quand la digitaline a été interrompue trop longtemps, pareil péril est à craindre. Nous traitions par exemple une dame atteinte de rétrécissement mitral à forme arythmique. Par intervalles, son rythme troublé l'est encore d'une autre manière. Des crises de tachycardie paroxystique surviennent qui durent quelques heures. Elle part pour un voyage en Algérie. En cours de route elle est soignée pour des troubles nerveux du cœur. La digitaline lui est supprimée pendant de longues semaines. Elle rentre en France. Première hémiplégie droite avec aphasie quelques jours après son retour. Elle se remet très lentement et commence à peine à marcher au bout de quelques mois. A ce moment, deuxième attaque brusque avec coma profond et mort dans les quarante-huit heures.

Il peut se faire que l'embolie soit minime. Dans ces conditions le malade ne se plaint que d'embarras de la parole et de maladresse dans ses doigts. Il a un peu d'albumine dans les urines, son foie déborde légèrement. La dyspnée n'est point accusée ou à peine. Cela peut se remettre complètement et pour des années. Comme cause d'embolie, on peut encore citer, la mise en liberté chez un sujet athéromateux, de la bouillie athéromateuse qui obstrue un vaisseau. Le sujet fait à la fois du ramollissement embolique et thrombosique. Ou plutôt il fait le premier à la suite du second.

2° *Ramollissement thrombosique.* — Avant tout, il faut songer à la *syphilis*. On connaît l'histoire de ce savant génial qui, à la suite d'une hémiplégie syphilitique, se mit à faire ses grandes découvertes. Pareil exemple peut toujours être rappelé. Il donne courage aux malades. On leur dit : vous serez plus intelligent après, à preuve ce grand savant. Ils n'en croient rien, mais ça leur fait tant plaisir. D'ailleurs il n'est pas sûr qu'ils ne le croient pas. La croyance d'un bonhomme dans sa supériorité intellectuelle n'a rien à démêler avec l'évidence.

En dehors de la syphilis, l'athérome cérébral est la grande cause. Cet athérome lui-même est lié avant tout aux prédispositions héréditaires et aux conditions hygiéniques. Le surmenage sous toutes ses formes aboutit fréquemment à l'athérome. Il en va dans les espèces animales comme chez l'homme. Les chevaux de course meurent fréquemment athéromateux. *Flying Fox*, le cheval qu'Edmond Blanc avait payé un million avait des plaques athéromateuses sur l'aorte. Dans notre chapitre sur l'hémorragie cérébrale, parlant du régime alimentaire, nous avons dit que l'abstinence absolue du vin semblait prédisposer à l'athérome. Nous soumettons cette vue à nos lecteurs. Il paraît bien d'ailleurs que l'athérome cérébral est plus fréquent chez la femme et surtout celle qui ne boit que de l'eau. D'ordinaire, il s'accompagne d'une légère hypertension artérielle, d'un épaississement valvulaire avec souffle systolique de l'aorte. Mais ces signes associés ne sont ni constants ni même démonstratifs, quant à la lésion cérébrale.

Aussitôt que la syphilis n'est pas en jeu, l'athérome cérébral est malaisément attaqué. Nous croyons toutefois que l'établissement d'une suppuration provoquée moyennant un cautère peut en quelque sorte réduire la gravité du pronostic et éloigner le retour des crises. C'est un point que nous aborderons à propos du traitement. Si le malade est un *rénal*, toutefois quelques lueurs d'espoir luisent encore. On peut espérer que plutôt que de la thrombose vraie, il ne s'agit que d'œdème cérébral. En pareil cas, la saignée et le régime hydrique sont souverains.

II. — **Pronostic suivant les symptômes.** — Il est des symptômes qui régressent et d'autres qui s'aggravent. Un grand nombre n'ont de valeur, que par leur progression. Cela peut commencer par des signes bien vagues, une sorte d'état neurasthénique, de faiblesse générale, de découragement. Ne disons point: cela n'est rien si le sujet approche de la soixantaine. Bien souvent un ramollissement thrombosique est annoncé deux à trois années à l'avance par le changement du caractère.

Une fois les accidents constitués, nous pouvons les diviser en trois classes suivant qu'ils régressent, qu'ils s'aggravent ou sont incurables.

I. — ACCIDENTS QUI RÉGRESSENT. — Le coma cède, la paralysie du membre inférieur se dissipe alors que le membre supérieur demeure inerte, les troubles de sensibilité qui existaient (disparition de la faculté de localisation du contact, etc.) ne sont plus constatés, les idées sont évoquées avec moins de lenteur. Nous ne pouvons compter sur le retour à l'intégrité complète de l'intelligence. Néanmoins, nous avons vu un grand savant faire ses plus grandes découvertes après une thrombose syphilitique très circonscrite. Les troubles de parole, de l'aphasie totale, se transforment en des difficultés d'articulation (anarthrie), lesquelles à leur tour peuvent céder complètement. Un état à peu près normal est alors reconquis.

II. — ACCIDENTS QUI S'AGGRAVENT. — Le plus souvent, la paralysie à type hémiplégique ou monoplégique devient spasmodique. Les réflexes tendineux, osseux, s'exagèrent. Le signe de Babinski apparaît. On observe de la trépidation épileptoïde. La marche s'exécute en fauchant. Quand le début est nettement apoplectique, l'hémiplégie spasmodique et les contractures peuvent être annoncées à l'avance. Avec réserves s'entend, car il ne faut jamais effrayer avant l'heure. En tous cas si les contractures sont précoces ou si le malade dès le début, présente des crises convulsives à type jaksonien, il convient de ne pas crier victoire. Le ramollissement est très étendu, ou intéresse la corticalité.

La forme progressive du ramollissement cérébral se rencontre souvent chez le vieillard. C'est l'état neurasthénique dont nous parlions et qui, à un moment, s'accompagne de fourmillements, de douleurs dans les membres. Une faiblesse passagère apparaît dans une jambe. Cela se dissipe. Le sujet se croit guéri. Et quelques jours après, l'attaque définitive éclate.

III. — ACCIDENTS INCURABLES. — Il en est deux surtout, le premier pouvant subir des rémissions, le second conduisant à une aggravation sans espoir. Ce sont les *crises épileptiformes* et ensuite la *démence sénile avec gâtisme*. Les crises épileptiformes succèdent parfois à un simple état amnésique constaté deux ou trois ans auparavant. Elles persistent de longues années, se suspendent pendant des mois pour reparaître tout à coup. Dans l'intervalle, le sujet continue de vaquer à ses occupations. Un peu de tristesse alourdit son regard; mais quant aux pensées automatiques, elles continuent de s'éveiller sans difficulté. Ce n'est point le cas de la *démence sénile*. Celle-ci débute de toutes les manières. Après l'irritabilité de caractère, viennent la perte de mémoire, la confusion mentale. Tel malade se promenant au dehors, ne se rappelle plus son adresse. Conduit au poste de police, il est reconnu ou son identité se retrouve sur une carte de visite. Les agents le ramènent à son domicile. Cette démence sénile peut se prolonger plusieurs années. Tous les traitements échouent. L'amaigrissement, le gâtisme, l'apparition d'eschares fessières annoncent l'entrée dans les derniers mois.

Vers les centres visuels corticaux, il se produit parfois une embolie qui obture la cérébrale postérieure. Du coup, une *hémianopsie* est constituée qui apparaît comme la signature d'un ramollissement du pôle occipital. Le malade souvent ne s'en aperçoit pas. La moitié de son champ visuel est perdue. Il faut un examen médical pour s'en rendre compte. La lésion est à peu près incurable, bien qu'une amélioration légère puisse se produire.

Dans les ramollissements à foyers multiples qui se traduisent par la *paralysie pseudo-bulbaire* et la *paraplégie des lacunaires*, il reste peu d'espoir. Ces maladies sont progressives et leur marche est souvent rapide. Dix ou quinze mois séparent le début de l'issue fatale.

III. — **Pronostic suivant l'âge.** — Un sujet jeune, suite d'une embolie, se remet bien plus vite et ses troubles intellectuels sont nuls ou peu prononcés. Un vieillard au contraire a un cerveau autrement vulnérable. Une embolie ou la thrombose y fixent des lésions bien difficiles à corriger. A partir de 50 ou 60 ans, le praticien fera bien de ne formuler son avis qu'en paroles rassurantes dans le ton, mais évasives dans le sens.

IV. — **Pronostic suivant le traitement.** — L'embolie des cardiaques s'évite surtout par les précautions d'hygiène générale et aussi l'emploi systématique et préventif de la *digitaline* : V gouttes de la solution de digitaline crist. à 1000, trois à six jours de suite. Interrompre trois. Reprendre six jours. Dans le rétrécissement mitral à forme arythmique, cette précaution est indispensable. Une fois l'embolie constituée, un double danger menace le malade : la distension des cavités droites, si l'on n'administre pas la digitaline, la mobilisation d'un nouveau caillot, si celle-ci est ordonnée. En maintenant le malade au repos absolu au lit avec un régime lacto-hydrique de réduction, en associant la théobromine, la digitaline peut être prescrite. Elle doit l'être, mais aux faibles doses que nous avons dites. A X et XV gouttes du remède, des catastrophes sont à craindre. Ajoutons qu'une fois l'embolie produite, le cœur s'améliore fréquemment. Du coup la durée de la digitaline n'excédera pas un chiffre de trois à quatre jours par semaine. Chez les syphilitiques, le traitement spécifique sera naturellement entrepris. Piqûres intra-veineuses de *cyanure de mercure* à 1 centigr. suivies d'un traitement arsenical.

Aux ramollissements qui suivent des thromboses liées à l'athérome, on opposera une double médication : d'une part les *laxatifs salins quotidiens*, d'autre part l'application à la nuque ou sur l'épaule gauche d'un *cautère à la pâte de Vienne*. La suppuration ainsi provoquée sera maintenue pendant un terme de six mois environ. Cette médication nous a valu des survies étonnantes chez des vieillards qui avaient dépassé 80 ans. Comme traitement, il nous paraît de beaucoup le plus énergique. Les boissons acidulées (5 à 10 cuillerées à café de *jus de citron* par jour) semblent de nature, les premiers jours; à empêcher la progression du caillot thrombosique.

Inutile de dire que si le malade est un rénal, les émissions sanguines et le régime hydrique constitueront toujours la médication initiale, la théobromine et le régime lacto-végétarien étant ordonnés par la suite. Les diabétiques sont exposés également à des thromboses et à du ramollissement cérébral. On soignera leur diabète, faute de quoi une rechute ne tarderait pas. Des précautions seront prises pour éviter les complications infectieuses de la vessie ou du poumon. L'infection vésicale fait aisément suite aux cathétérismes et deux conditions favorisent l'infection pulmonaire : l'hypostase et les troubles de la déglutition. Le médecin préviendra les familles et les mettra en garde, tout en faisant le nécessaire.

En résumé le ramollissement cérébral s'il expose la vie du malade joue également de fâcheux tours à la tranquillité du médecin. S'il prévient trop tôt du danger, il fait peur et on le quitte. S'il prévient trop tard, on le quitte encore.

Il faut saisir le juste moment pour se prononcer et toujours laisser des lueurs d'espoir.

IV

Le pronostic de la syphilis cérébrale.

En matière de syphilis, le pronostic dépend à la fois et du traitement et des lésions. Il faut à la médication, pour qu'elle soit efficace, le concours de plusieurs éléments : la précocité, l'énergie, la prolongation pendant les accidents et après que ceux-ci se sont dissipés. La syphilis cérébrale, vu la fragilité des éléments nerveux, plus que tout autre, réclame, dans leur plénitude, l'application stricte de ces règles thérapeutiques.

Il faut à tout prix intervenir avant que les lésions soient constituées et les destructions irréparables.

Une différence, il est vrai, sépare deux de ses manifestations quant aux effets du traitement. La syphilis cérébro-méningée guérit quoique plus ou moins lentement ; au contraire la paralysie générale sauf à l'extrême début ne guérit pas, tout au moins les exceptions à cette règle classique sont-elles souvent contestées. Le pronostic plus sévère de cette dernière a, du reste, été maintes fois amendé par la confusion des diagnostics. On a pris pour de la paralysie générale ce qui n'était que syphilis cérébro-méningée. Comment les praticiens ne s'y tromperaient-ils pas ? L'erreur a été commise il y a quelques années vis-à-vis d'un maître bien connu et qui avait pour le soigner les spécialistes les plus réputés.

Le plan habituel que nous suivons dans cette étude se trouve quelque peu modifié par la place plus minime que dans le pronostic occupe la signification des symptômes. La plus grande étendue de ce chapitre sera réservée au traitement.

Tour à tour nous croiserons la syphilis cérébro-méningée et la paralysie générale.

1° SYPHILIS CÉRÉBRO-MÉNINGÉE

1° *Pronostic d'après les symptômes.* — En commençant ce chapitre, nous rappelerons les sages paroles de M. H. Gougerot [1]. « Rien ne distingue les différents syndromes de la syphilis méningée, arrivés à leur période d'état, des affections sem-

---

[1]. Gougerot. *Traitement de la syphilis*, 3ᵉ édition, Maloine et fils éditeurs, p. 329.

blables dues à d'autres causes. Le diagnostic de l'étiologie syphilitique sera surtout fait par l'étude du début et de l'évolution. La constatation de signes associés : *céphalée*, signe d'Argyll-Robertson, la *ponction lombaire* éclaireront la voie. Les résultats du traitement d'épreuve affirmeront que la route suivie est la bonne. »

Tous ces syndromes possèdent par eux-mêmes une valeur pronostique bien inégale. Les uns s'effacent complètement, d'autres, parce qu'ils appartiennent à des lésions constituées et sur lesquelles le traitement ne peut plus rien, laissent après eux les suites que leur valent ces altérations incurables.

Sont susceptibles d'une guérison complète :

a) La *céphalée*, celle-ci, comme on sait à recrudescence nocturne. Elle revêt toutes les formes et la migraine ophtalmoplégique est souvent une de celles-ci. La céphalée traduit l'apparition des lésions les plus diverses : méningites, gommes, artérites, périostoses. M. Gougerot recommande de se méfier des céphalées fébriles à répétition. Plus que toutes autres, elles exposent à des accidents redoutables, si une médication énergique n'est pas instituée à temps.

b) L'*insomnie*. — Le malade se réveille à 2 ou 3 heures du matin comme dans les cas d'hypersthénie gastrique. Les troubles de la mémoire, les étourdissements, une grande lassitude sont diversement accusés. Ne nous contentons pas du terme vague de neurasthénie si aisément porté et rappelons-nous combien cette étiquette de neurasthénie, en donnant l'illusion d'un diagnostic ferme, a fait de tort aux pauvres malades.

c) *Méningites*. — Celles-ci ne peuvent se révéler que par la ponction lombaire ; d'autres fois elles simulent le tableau de la méningite tuberculeuse. Des vertiges, du délire, de l'hémiplégie, de la confusion mentale se déclarent. Ici le pronostic s'affirme plus sérieux. D'autant que des signes latents échappent à l'attention du malade. Il ignore l'abolition de ses réflexes et que ses pupilles présentent le signe d'Argyll. Ne consultant pas de médecin, il laisse s'aggraver son mal. Huit à dix ans se passent. Un jour, éclatent des accidents graves : tabès et PG. Il est trop tard. Le traitement n'avait pas été entrepris à temps.

d) *Paralysies.* — Celles-ci font suite à une céphalée tenace et à des ébauches d'hémiparésie plus ou moins accentuées. Et puis chez tout sujet jeune qui est paralysé, il faut songer à la syphilis. Le pronostic de l'hémiplégie isolée, due à l'artérite est en général favorable. Seulement il faut intervenir sur l'heure. Si l'on attend au deuxième ou troisième jour, le ramollissement produit par l'oblitération artérielle a parfois eu le temps de devenir définitif. Malgré les circonstances les plus défavorables, l'inefficacité des premières cures, il ne faut pas se lasser ; c'est ainsi que M. Gougerot, traitant un malade le quatrième jour seulement de son ictus, sembla ne pas améliorer d'abord l'hémiplégie spasmodique, mais poursuivant patiemment la médication, le sujet guérit au bout de deux ans de traitement discontinu. Si l'hémiplégie est associée à des troubles mentaux, le pronostic est bien plus grave, car trop souvent, lorsque l'hémiplégie guérit, une paralysie générale se démasque.

e) *Epilepsie.* — L'épilepsie syphilitique est en général tardive, elle résiste au traitement bromuré. Songeons toujours à la syphilis et n'attendons pas que des paralysies concomitantes se montrent pour nous engager dans la bonne voie.

f) *Tumeur cérébrale.* — Avant de conclure à un diagnostic formel, il est indispensable d'instituer un traitement. Les chirurgiens dans l'espèce ont trop souvent eu recours à leur dextérité opératoire. Fournier jadis a cité de ces exemples.

g) *Psychoses.* — Il existe une forme démentielle, dite *pseudoparalysie générale* qui guérit rapidement par le traitement. La méningite chronique syphilitique n'évolue point forcément vers la paralysie générale progressive. Mais qu'il est difficile de voir clair ! Ordonnons toujours la médication. Elle ne sera interrompue qu'en cas d'échec manifeste.

Ne guérissent qu'avec beaucoup plus de peine les lésions qui avaient échappé à tout traitement ou les reliquats des diverses lésions dont l'attaque avait manqué d'énergie dès le début. On comprend qu'une *méningite syphilitique aiguë* chez un sujet non traité auparavant, puisse se terminer par la mort. De même l'*hémorragie* et le *ramollissement cérébral* une fois constitués risquent de suivre leur marche clinique habituelle. Il importe toutefois de ne point perdre courage et de continuer la médication pendant longtemps.

2° *Pronostic d'après le traitement.* — Nos lecteurs ont vu les excellents préceptes que M. Lerredde[1], a formulés sur ce sujet. Le livre de M. Gougerot, les conseils de M. Sicard nous serviront également de guide.

Nous croyons que la prudence commande l'emploi tout d'abord du mercure. Les arsenicaux ne peuvent être utilisés à hautes doses dès l'origine. Or à faibles doses, ils n'égalent pas l'efficacité du mercure. Celui-ci sera introduit par voie endoveineuse. Injection de *cyanure de mercure* à 1 centigr. : 12 injections intra-veineuses, une chaque jour.

Repos ensuite de vingt jours.

Et commencer le traitement arsenical à des doses faibles.

M. Leredde conseille 9 injections répétées tous les huit jours d'*arseno-benzol* à 0 gr. 10, 0 gr. 15, 0 gr. 20, 0 gr.30, 0 gr.45, 0 gr. 60, 0 gr. 75, 0 gr. 90, 0 gr. 95. Au bout des 9 injections, trois semaines derepos et reprendre. Un traitement de dix-huit mois à deux ans sera poursuivi de la sorte. Et les séries suivantes seront pratiquées à des doses plus élevées : 0 gr. 30, 0 gr. 45, 0 gr. 60 au début pour terminer vers la huitième ou neuvième piqûre à 0 gr. 90, voire à 1 gr. et à 1 gr. 20. Au bout de deux ans, le malade ne sera point considéré comme guéri et il devra se soumettre encore pendant deux ans à des cures de quelques semaines, trois fois par an.

C'est efficace à coup sûr, mais le moyen de se garer des accidents ? M. Gougerot parlant des issues fatales conclut :

1. Leredde. Le traitement de la syphilis cérébrale. *Journal des praticiens,* 1918, p. 529.

« Sans doute quelques morts ont peut-être été dues à des fautes de technique, mais non toutes. D'ailleurs telle technique a été précisément jugée bonne jusqu'au prochain accident. »

Le praticien préfère l'injection intra-musculaire. Moins de risques que pour l'injection intra-veineuse. Et puis le malade les peut faire pratiquer chez lui. Pour une médication longue, cet avantage n'est pas négligeable. Souvent les médications sont interrompues par crainte de la dépense.

Les injections intra-musculaires se font avec le 914 et le 116 en solutions glycosées, concentrées ou avec le *sulfarsenol* en solution aqueuse : le sulfarsenol s'injecte à la dose de 0 gr. 06 à 0 gr. 60 deux fois par semaine dans le muscle en solution concentrée (1 à 2 cc. d'eau) ou mieux dans le tissu sous-cutané à la dilution de 0 gr. 06 par 1 centimètre cube d'eau.

La formule des injections glycosées existe dans le commerce et les ampoules qui la renferment sont livrées au médecin. L'ampoule est liquéfiée à la chaleur de la main et le contenu en est homogénéisé par agitation.

Les praticiens emploieront plus volontiers le sulfarsénol, suivant la technique des petites quotidiennes ou trihebdomadaires, recommandées par Sicard.

La solution est faite extemporanément aux doses faibles de 0 gr. 06 à 0 gr. 25 ou 0 gr. 30, la tolérance est la règle. Au delà de 0 gr. 30, des douleurs peuvent se montrer. Inconvénient sans importance. La famille pratiquera une injection sous-cutanée tous les deux jours de 0 gr. 06 à 0 gr. 24 ou 0 gr. 30, environ six à huit semaines de temps.

Interrompre trois semaines.

Puis nouvelle série de 12 piqûres intra-veineuses de 1 centigramme de cyanure de mercure. Puis interruption de trois semaines et retour au sulfarsénol. Ainsi dix-huit mois à deux ans de suite.

La méthode de M. Sicard par petites doses répétées offre un grand intérêt. Tout d'abord selon l'auteur, elle réalise des améliorations supérieures à celles de tout autre traitement. En-

suite elle donne une entorse à cette loi de thérapeutique générale
qui demande que tout traitement causal soit ordonné à hautes
doses. Vraie en général, cette loi se trouve ici mise en défaut
du fait de l'action arsenicale elle-même. Celle-ci est toxique
et les accidents mortels, entre des mains expérimentées, ne
sont dus qu'à des cas d'intoxication arsenicale.

On sait qu'au contraire, dès qu'il ne s'agit plus que de médication symptomatique, les faibles doses sont indispensables.
M. Sicard a adopté cette règle pour l'administration de l'arsenic dans la syphilis cérébrale. Elle offre l'avantage d'adjoindre l'efficacité à l'innocuité.

2° PARALYSIE GÉNÉRALE

Aussitôt que le diagnostic est posé, les symptômes laissent
une place maigre à des significations pronostiques. Tout est
grave : l'inégalité pupillaire, le Bordet-Wassermann positif
dans le liquide céphalo-rachidien, la lymphocytose céphalo-
rachidienne. L'affaiblissement intellectuel, l'expansivité, la van-
tardise sont trop tares inhérentes au caractère normal pour
qu'on puisse faire grand fond sur elles. Au moins faut-il
qu'elles apparaissent sur un sujet qui en était exempt auparavant pour qu'on ait le droit de leur attacher quelque importance. Plus graves sont l'embarras de la parole, le bredouille-
ment, la perte de la mémoire, le tremblement des lèvres. Avec
ces signes, il convient de se méfier. Et quand on se méfie,
l'horizon est bien noir.

La formule de M. Gougerot nous semble la vraie. A la *période d'état*, le traitement est presque toujours inutile et
parfois nuisible. L'arsenic est plus mauvais encore que le mercure (Hudelo); il produit des ictus, des accidents délirants qui
nécessitent l'internement.

A la période de début, le traitement est décevant et incertain. Toutefois, il sera entrepris tout de même, d'abord parce
qu'il peut se présenter une confusion. On prend comme nous

l'avons vu, pour de la paralysie générale, ce qui n'en est pas. Ensuite parce qu'une amélioration peut survenir (Leredde, Sicard et Roger). Les symptômes nerveux et psychiques s'amendent, mais la guérison clinique et humorale ne s'observe pas.

La médication sera commencée comme avant par des piqûres mercurielles. Au bout de trois semaines, injections de 0 gr. 05 à 0 gr. 10 de 914 ; monter progressivement à 0 gr. 30. Y rester à huit injections avant de monter à 0 gr. 45 (Gougerot). M. Sicard conseille les injections quotidiennes de 0 gr. 15 de 914 jusqu'à un total de 9 à 10 grammmes chaque quadrimestre, soit 27 à 30 grammes chaque année.

Cette technique semble la meilleure.

Mais souvent le malade amélioré d'abord et pendant plusieurs mois, retombe ensuite et la maladie prend une marche galopante. Sans compter que parfois une aggravation immédiate commande la suspension du traitement.

Pour notre part, la méthode qui chez plusieurs malades, nous a semblé valoir les résultats les meilleurs est encore l'établissement d'une suppuration chronique. Un cautère à la pâte de Vienne à l'épaule et nous avons vu des malades se croyant guéris pour de longs mois.

L'iodure est inactif et souvent nuisible.

Nous ne parlons pas des *injections intra-rachidiennes* avec une solution aqueuse de 914, ou *intra-crâniennes*. Quelques améliorations obtenues ne permettent point de les mettre à l'actif de la méthode.

De même l'injection du vaccin *staphylococcique*, ou *streptococcique*, tendant à provoquer des réactions fébriles, curatives, est loin d'avoir fait ses preuves.

Les considérations précédentes se rencontrent dans l'affirmation d'un fait sur lequel tous les neurologistes sont d'accord.

La médication de la syphilis cérébrale doit être continuée longtemps après la disparition apparente des accidents. La plupart des malades atteints de troubles de cet ordre, meurent jeunes et la mort subite est fréquente. Ils résisteraient bien mieux et leur guérison serait habituelle s'ils acceptaient de se traiter à temps et avec plus de persévérance.

V

Le pronostic de la syphilis médullaire.

Deux grands types cliniques commandent le tableau de la syphilis médullaire : 1° *la myélite chronique spasmodique;* 2° *le tabès.* Mais il est d'autres types de myélite, moins répandus et entre les myélites et le tabès, prend rang une affection qui risque de faire commettre de grosses erreurs au praticien ; 3° *la radiculite syphilitique.*

Dépendant à la fois des lésions et des symptômes, le traitement aura, comme dans la syphilis cérébrale, d'autant plus de chances de succès qu'il aura été entrepris d'une façon plus énergique et à une période plus précoce. On voit beaucoup moins de myélites spasmodiques qu'autrefois et le tabès, maintes fois, s'arrête en cours de route. Des signes frustes seuls en décèlent l'existence. Cette rareté plus grande et cette gravité moindre sont dues à un traitement moins lâche et entrepris résolument. Ce n'est pas que le diagnostic soit toujours posé à temps. Il ne se rencontre guère de praticien qui n'ait vu les crises gastriques du tabès prises pour un ulcère de l'estomac. Au moins trois fois dans notre carrière, nous avons déconseillé une opération qui allait être tentée, car les crises gastriques du tabès sont violentes comme on sait et ne se laissent guère calmer par les médications gastriques.

Nous croiserons tour à tour la myélite chronique spasmodique et les autres types de myélite. Puis ce sera le tour des radiculites et du tabès. Les excellents ouvrages de M. H. Gougerot [1], de M. Leredde [2] nous permettront d'y puiser plus

---

1. H. Gougerot. *Le traitement de la syphilis,* 3° édition. Maloine et fils, édit., 1921.

2. Lerrede. *Le traitement du tabès,* 2° édit., 1918.

d'un renseignement substantiel. Une récente communication de M. Guillain [1] s'inquiète surtout de certaines formes plus rares, suraiguës et curables.

I. — MYÉLITE CHRONIQUE SPASMODIQUE

Celle-ci est la forme la plus répandue, avec ses contractures et ses troubles sphinctériens. La paraplégie qui coexiste guérit plus aisément.

La maladie peut affecter le type de *sclérose latérale amyotrophique*, de *sclérose en plaques*, de *méningite chronique*, de *pachyméningite* avec douleurs irradiées le long des nerfs et aboutissant à la quadriplégie. Les myélites syphilitiques à localisation *cervicale* sont plus graves que celles à localisation *lombaire*.

Voyons maintenant parmi les symptômes, ceux qui sont le plus aisés à guérir.

Pronostic d'après les symptômes. — La *paraplégie* avec dérobement des jambes disparaît plus aisément que les *contractures*, mais les faibles doses quotidiennes de *novarsénobenzol* en injections intra-veineuses (0 gr. 15), jusqu'à un total de 8 à 10 grammes, ont valu à M. Sicard des améliorations manifestes. Des formes à sclérose en plaques ont pu s'amender également.

Les *douleurs*, comme celles qui se produisent dans les méningites chroniques et la pachyméningite cervicale s'atténuent en général assez vite. De même les autres troubles de la sensibilité (fourmillements, sensations de froid, de brûlures). Il est curieux de constater, là encore, cette influence favorable du traitement spécifique sur les manifestations douloureuses. Entre tous les symptômes, s'il s'agit de réactions douloureuses, de céphalée, d'angine de poitrine, de douleurs irradiées le long

---

1. Guillain. La forme ataxique, transitoire et curable du tabès évolutif, *Bulletin Ac. Méd.*, 28 juin 1921.

des nerfs, ce sont toujours ceux-là qui s'amendent le plus aisément. Pas toujours cependant et parfois les douleurs fulgurantes ne s'apaisent point.

Les *troubles sphinctériens*, les besoins fréquents d'uriner cèdent également après maints accrocs. Les *amyotrophies* résistent pendant des mois, puis, lentement la restauration s'établit, imparfaite. Les troubles des fonctions génitales cèdent peu à peu.

N'oublions pas les ébauches de *paralysie brusque,* ces sortes de syncopes de la moelle. C'est le début. Intervenons tout de suite et la guérison aura lieu.

Le type que nous avons choisi a une marche lente. L'amélioration de tous les symptômes, si prononcée soit-elle, équivaut rarement à la guérison complète. Le malade marche mieux, assez bien si l'on veut. Jamais tout à fait bien.

Aussitôt que l'évolution se précipite, la gravité s'accroît. Des *méningo-myélites* aiguës, des myélites aiguës peuvent tuer en quelques jours. D'autres fois, la mort fait suite à des complications, la transformation s'opère en paraplégie spasmodique. Toutes les éventualités se montrent. Mais aussi la guérison possible : des exemples ont été cités de guérison de myélite aiguë ascendante avant l'envahissement du bulbe. Le praticien fera toutefois bien de ne rien promettre. Il pratiquera son injection intraveineuse quotidienne et laissera de l'espoir, mais enveloppé de réticences.

II. — Radiculites syphilitiques

Ici le diagnostic est souvent en défaut. On croit à un mal de Pott et une radiographie obscure peut laisser planer un doute sur l'intégrité d'un corps vertébral. En fait les malades se plaignent surtout de douleurs lombaires et de sciatique, mais les branches du crural sont également douloureuses et tout cela est beaucoup plus douloureux qu'un mal de Pott ordinaire où le repos soulage au bout de quelques jours. Interrogez le malade au point de vue des antécédents. Pratiquez un Wassermann. Il est positif. Annoncez la guérison, mais non pas immédiate. Après la troisième ou quatrième injection mercurielle, une aggravation même se produit. Le mieux ne se produit qu'entre la septième et la dixième injection. De longs mois de traitement sont nécessaires. On peut compter deux à trois ans en moyenne. Mais le malade qui ne pouvait se lever et était resté couché pendant des mois se lève et reprend ses occupations habituelles. Il est radicalement guéri.

III. — Tabès

Il y a beaucoup à faire vis-à-vis d'un tabès qui débute et beaucoup moins vis-à-vis d'un tabès dans la plénitude de son tableau symptomatique. Il semble même que la valeur des symptômes dépende non point seulement du traitement, mais aussi de la virulence du tréponème. Jadis, alors même que les sujets ne se soignaient pas, on rencontrait des tabès frustes qui n'évoluaient pas. Depuis, le nombre de ces tabès frustes a augmenté ; un traitement mieux ordonné et plus suivi a droit de s'attribuer cette gloire. Aussi les médecins n'ont-ils plus droit de passer à côté du diagnostic. Il importe de voir clair et tout de suite. Des formes graves sont les variétés aiguës ; le tabès est céphalique, se complique rapidement de paralysie générale et d'amyotrophie. En dépit de la médication, la maladie poursuit sa marche et la cachexie est proche. La marche chronique est la plus habituelle et celle-ci reste immobilisée à la période préataxique. Certaines formes suraiguës, alors même que l'ataxie existe, sont susceptibles d'une régression étonnante (Guillain) ; ces formes sont rares malheureusement.

La maladie n'est pas au complet, s'entend ; un seul signe frappe l'attention. Celui-ci, si l'on cherche, reçoit toujours sa signification de deux autres qui ne manquent point : l'abolition des réflexes tendineux : rotulien et achilléen et du réflexe lumineux. Pour le praticien, ces constatations suffisent. La lymphocytose rachidienne qui coexiste, ne lui est point d'un secours indispensable.

Ces signes monosymptomatiques sont décrits par M. Gougerot avec un grand soin. Chacun d'eux, s'il indique la maladie, annonce une période du mal où une thérapeutique énergique à pouvoir de faire rétrocéder les accidents.

Plus tard, à la période *ataxique*, le traitement est trop souvent inefficace. Il sera entrepris néanmoins, des améliorations par le mercure et l'arsenic ayant été obtenues au bout de dix et quinze ans. Mais comme nous le verrons, une grande persévérance est nécessaire. Dans les formes suraiguës, l'amélioration peut être immédiate.

A. — *Pronostic d'après les symptômes isolés.*

a) Douleurs fulgurantes. — Que de malades envoyés à Dax ou à Aix pour des rhumatismes qui ne sont que du tabès ! De même les crises *viscérales, gastriques, intestinales, rectales, rénales, hépatiques* ont été rapportées à toutes les maladies. Pour les uns on croit à un ulcère, pour d'autres à une crise hépatique ou néphrétique. Nous avons vu un tabès fruste faire plusieurs saisons à Vichy ; il se croyait atteint de lithiase biliaire. Traité avant la période ataxique, tout cela est susceptible de guérisons à peu près complètes.

b) Les *troubles oculaires*, paralysie, diplopie, strabisme paralytique, ptosis, guérissent pour l'ordinaire. L'amaurose par névrite optique est bien plus tenace et rétrocède plus malaisément. Heureusement la marche est très lente. Il s'écoule un temps très long entre le jour où la vision est simplement affaiblie et celui où elle se perd complètement. Le traitement agit fort peu sur l'évolution de l'atrophie. On a cité de bons résultats par l'emploi des arsenicaux. Au début, peut-être. Plus tard, bien du doute s'impose. Quant au traitement mercuriel, il a été accusé de donner un coup de fouet à la maladie. Quoi qu'il en soit, bien souvent le tabès amaurotique s'arrête et n'évolue point vers l'ataxie.

c) Les troubles *urinaires*, l'anesthésie du col de la vessie qui laisse après que le bonhomme referme sa culotte, couler l'urine dans la chemise, la *parésie vésicale* prise pour un rétrécissement, la neurasthénie, l'impuissance génitale, tout cela est susceptible d'un amendement à peu près complet. Guérissent encore le *mal perforant plantaire*, bien que la rétention des petites esquilles puisse retarder la cicatrisation, les *arthropathies* avec ou sans déformations, les *fractures spontanées*. Très tenace au contraire, le *prurit tabétique*. Le moindre écart de régime le provoque et il se prolonge des années. Les *atrophies musculaires* liées à des lésions des cornes antérieures ou des névrites périphériques ne sont point incurables. Il faut savoir attendre et ne pas s'impatienter.

Nous avons vu que la maladie au complet avec la confirmation de tous ces symptômes joints à l'ataxie, laisse peu prise à l'espoir de la guérison.

Toutefois M. Guillain a observé des cas d'ataxie suraiguë nettement améliorés. C'est rare. Cette ataxie est transitoire et curable en quelques semaines, le malade conservant toutefois après guérison de l'ataxie, des signes traduisant l'atteinte syphilitique du névraxe. Les années s'écoulent chez le tabétique classique. Des complications sérieuses peuvent surgir : des infections rénales, suite des cathétérismes, et cependant l'amélioration s'opère. En matière de tabès, il ne convient jamais de dire : c'est la fin. Des résurrections se produisent encore alors que la partie semblait irrémédiablement compromise. Au traitement en général revient la gloire de ces évolutions régressives.

Un mot suivant la forme aux différents âges.

Le *tabès infantile* ne conduit guère à l'ataxie, mais l'atrophie papillaire et les troubles urinaires sont très accusés. Il existe des céphalées, des crises épileptiques et tout cela cède assez bien au traitement. Le *tabès sénile* est grave, parce qu'il se greffe sur une syphilis en général méconnue.

Les accidents *intercurrents*, alors que le traitement a été tardif ou mal entrepris ne laissent pas d'être impressionnants : *ictus, crises laryngées, mort subite, urémie, paralysie générale*. Tout cela est fort grave, sans compter que les *crises douloureuses* ne s'amendent pas constamment et peuvent rendre la vie intolérable. L'isolement des premiers accidents demeure néanmoins un bon signe ; le médecin a de la marge, il peut agir. La plénitude du tableau clinique pèse au contraire sur l'horizon comme un gros nuage menaçant.

B. — *Le pronostic d'après le traitement.*

Myélites, radiculites, tabès, à toutes ces formes une médication de même nature s'oppose : mercure et arsenic restent les grands agents médicamenteux. Comme nous l'avons vu à propos de la syphilis, M. Sicard a réalisé un progrès très apprécié par les praticiens ; en prescrivant, comme il fait, les arsenicaux à faible dose et d'une façon continue, il évite les accidents, obtient de bons résultats et le sulfarsénol, le plus aisé à manier, s'injecte par voie sous-cutanée.

La médication débute toujours par le traitement mercuriel : une injection quotidienne intra-veineuse de cyanure de Hg à 1 centigramme ou intra-musculaire de benzoate de Hg à 2 centigrammes : 12 injections un à deux mois de suite.

Suspendre vingt jours. Et commencer le traitement par le sulfarsénol : tous les deux ou trois jours, une injection de 0 gr. 06 par centimètre cube. La solution est faite extemporanément dans de l'eau bouillie à raison de 1 centimètre cube d'eau par 0 gr. 06 de sulfarsénol. Monter peu à peu à 0 gr. 12, 0 gr. 18, 0 gr. 24. Continuer deux mois. Interrompre vingt jours.

Reprendre 12 piqûres intra-veineuses de cyanure de Hg à 1 centigramme. Revenir ensuite après la même interruption au sulfarsénol. Cette alternance est recommandée par M. Gougerot. Elle semble assurer de meilleurs résultats que la combinaison simultanée des deux médications. Un traitement de plusieurs années s'impose.

Nous avons vu précédemment que M. Leredde préfère le traitement arsenical à doses progressives : une injection intra-veineuse d'*arsénobenzol*, tous les huit jours à 0 gr. 10, 0 gr. 15, 0 gr. 20, 0 gr. 30, 0 gr. 45, 0 gr. 60, 0 gr. 75, 0 gr. 90, 0 gr. 95. Interrompre trois semaines et reprendre à doses plus élevées 0 gr. 70 à 0 gr. 90 et 1 gramme par nouvelle série de 9 piqûres. Continuer ainsi deux ans.

Dans les formes suraiguës, M. Guillain recommande le traitement mercuriel et ioduré. Il estime que dans les lésions suraiguës du névraxe, le traitement arsenical présente des dangers. Il a obtenu de meilleurs résultats par les injections *intra-veineuses* de *cyanure de mercure* et les injections intra-musculaires de *biodure de mercure*. L'*iodure de potassium* lui a donné également de bons résultats et il estime qu'il est trop délaissé depuis plusieurs années dans la thérapeutique de la syphilis du névraxe.

En tout état de cause, une fois le diagnostic posé, le médecin n'aura guère d'ennuis. Il a prévenu de la longueur du mal. Il organise le traitement. Le malade aura beau frapper à d'autres portes. Il multipliera les visites au médecin. Le miracle de sa guérison ne s'accomplira guère plus vite.

CHAPITRE III

MALADIES DU TUBE DIGESTIF, DU FOIE, DU PANCRÉAS

Le pronostic de l'ulcère de l'estomac.

Nous ne dirons pas que les progrès de la science accroissent la myopie du clinicien. Ils se contentent de fixer son attention sur des détails et de plus en plus infimes. Les grandes lignes lui échappent. En matière stomacale, que de douleurs considérées comme signes d'ulcère ! L'ulcère n'a qu'un tort : de ne pas exister. Et ne comptez pas trop, pour vous tirer d'affaire, sur la radioscopie. Dans les premiers temps, elle n'apprend pas grand'chose. Un ulcère au début, elle ne le voit pas. Et quand il est constitué, elle le voit. Mais le clinicien mieux et avant elle.

La radioscopie sert surtout à renforcer les précisions et à fixer la localisation de l'ulcère. Elle est utile, non indispensable. Les vieux cliniciens s'en passaient et soignaient fort bien les malades.

Des deux grands signes qui caractérisent l'ulcère de l'estomac, la douleur et la gastrorragie, il est certain que le premier induit souvent en erreur et que le second peut faire défaut. La douleur existe souvent indépendamment de tout ulcère et la gastrorragie minime ne se révèle d'ordinaire que par la recherche chimique du sang dans les selles. Les grands vomissements de sang ne se produisent que rarement. C'est toutefois sur ces deux grands signes que le pronostic peut être établi. Vient ensuite le pronostic des complications et suivant le traitement. Ces trois divisions nous permettront d'embrasser dans son ensemble le tableau des possibilités de guérison.

I. — Pronostic des symptomes

a) *La douleur.* — Il est bien entendu que la douleur avec toutes ses variétés ne suffit point à caractériser l'ulcère. Certaines gastralgies sans lésions, les crises gastriques du tabès, les crises gastriques de la lithiase biliaire simulent maintes fois l'ulcère et les plus avisés des cliniciens s'y sont trompés.

Ceci dit, et si l'ulcère existe, certaines régions de l'estomac le supportent mieux que d'autres. Sur la face antérieure et la face postérieure de l'estomac, l'indolence est fréquente ; la grande courbure ne proteste guère : par contre la région du cardia, du pylore, de la petite courbure se montre infiniment ombrageuse. Avec l'*ulcère du cardia*, la douleur est précoce et suivie de régurgitations alimentaires. Cette douleur immédiate siège souvent dans la région interscapulaire ; l'*ulcère du pylore* amène une douleur tardive, quatre à cinq heures après les repas. L'*ulcère de la petite courbure* s'accompagne de douleurs thoraciques avec sensation de broiement ; c'est le plus douloureux de tous et le bismuth même à hautes doses le soulage incomplètement (Loeper). La radiographie, en cas de doute et de douleurs anciennes permet de fixer la localisation. La clinique du reste, avait ouvert les voies. L'ulcère de la petite courbure haut situé exagère les vomissements immédiats ; l'ulcère bas situé se comporte comme un ulcère du pylore.

b) *Les gastrorragies.* — Si la gastrorragie abondante est devenue plus rare depuis le traitement précoce, les gastrorragies occultes révélées par la présence du sang dans les selles sont reconnues journellement. Que de malades considérés comme de simples nerveux et atteints d'ulcères latents de l'estomac ! L'examen des matières (une petite quantité suffit) permettait de poser le diagnostic et d'assurer la guérison. Il suffisait de se mettre à l'abri des causes d'erreur : 1° d'une part le sang provenant des aliments ingérés (viande, poisson); 2° d'autre part l'existence chez le malade, d'un état passager ou d'une lésion pouvant donner lieu à un saignement (époques menstruelles, hémorroïdes, etc.). Il ne fallait donc point examiner les matières moins de huit jours après la cessation dans la consommation de la viande, et aussi écarter tout examen chez les sujets exposés à d'autres causes de saignement.

La présence d'une gastrorragie occulte impose au médecin l'obligation d'une double règle : 1° l'interdiction de tout mouvement au malade ; 2° la prescription du régime lacté renforcé au bout de quinze jours à trois semaines par l'adjonction de potages maigres, des pâtes, des purées de pommes de terre. Il y a une quinzaine d'années nous traitions un homme de 45 ans atteint d'un ulcère de l'estomac. Il suivait bien son régime, mais tous les quinze jours les douleurs revenaient avec reprise de la gastrorragie. Un effort musculaire était cause de cette rechute. Le malade jouait aux boules. Après chaque partie de boules, sa plaie stomacale se rouvrait.

Tant qu'il y a une hémorragie occulte, le meilleur traitement est le repos au lit, avec régime lacté (800 à 1.500 cc. de lait). En général, au bout de quelques jours, le saignement s'arrête. Si toutefois il persiste, le sujet s'anémie, les muqueuses se décolorent. La gravité se déclare. Eventualité assez rare si le sujet fait attention.

Les hémorragies abondantes ne doivent pas inquiéter outre mesure. On peut croire le malade mort, parce qu'il vient d'avoir une syncope; néanmoins il revient à lui et se remet complètement. Nous étions jeune médecin. Nous sommes mandé pour une gastrorragie grave auprès d'une jeune fille : « Inutile de monter, il est trop tard », nous dit un parent sur le pas de la porte. La jeune malade en effet avait une syncope. Elle guérit, se maria et eut cinq enfants, sans jamais souffrir à nouveau de l'estomac. Le médecin ne se hâtera donc pas de dire

« tout est perdu » ; tant que le malade vivra, il rendra confiance à l'entourage.

Ce n'est point que des complications graves ne puissent se produire. Mais même, vis-à-vis de ces dernières, on a quelques heures devant soi. Le temps de préparer la famille à la mauvaise nouvelle, si celle-ci apparaît absolument inéluctable.

II. — Pronostic des complications

Il est certain que la douleur par son acuité et l'hémorragie par son abondance ou sa répétition peuvent déjà constituer des complications. La chose est plutôt rare.

a) La *perforation*, nous l'avons rencontrée trois fois. Une quatrième fois nous nous étions trompé. Le malade n'avait point de perforation, mais il avait été empoisonné par l'arsenic. Depuis plusieurs mois, il présentait des douleurs qui cédaient avec le traitement ; nous le croyions atteint d'un ulcère. En fait sa femme lui faisait absorber de petites doses d'arsenic. Un jour, après avoir ingéré une soupe au fromage, il ressentit des douleurs effroyables. Forte tension à l'épigastre. Transport d'urgence à l'hôpital Beaujon. Opéré à onze heures du soir par M. Tuffier. Pas de perforation, mais mort quarante-huit heures après. Il s'agissait d'une intoxication suraiguë par l'arsenic.

Deux autres fois, il s'agissait de malades qui ne se soignaient pas. Nous ne les avons vus qu'au moment de la perforation. L'an dernier, un malade présenta une récidive d'ulcère après intervention chirurgicale. Opéré par le professeur Gosset. Trois mois plus tard il vient nous voir. Dix jours après sa visite, il faisait une perforation de son nouvel ulcère et succombait à une péritonite suraiguë. L'intervention chirurgicale n'empêche nullement la récidive. Peut-être même les ulcères qui se forment dans des tissus cicatriciels voisins des sutures s'ouvrent-ils plus aisément. Ce serait à vérifier. Quoi qu'il en soit, les malades oublient trop aisément que même opérés, ils doivent suivre un régime alimentaire rigoureux.

Joignons que la perforation ne tue pas toujours ; quand elle est minime, elle peut se faire dans un foyer d'adhérences anciennes ou s'obturer secondairement par un bouchon épiploïque. Eventualité qui existe, mais combien rare !

b) La *périgastrite* avec fausses membranes accole l'estomac aux organes ou tissus voisins. L'estomac se vide mal, le malade souffre, mais pas toujours. Parfois les choses s'arrangent et avec sa masse dure au niveau de l'estomac, le sujet arrive à digérer. Le diagnostic est fort malaisé à l'origine. Il n'y a que l'évolution qui renseigne. En cas de doute sur l'existence d'un cancer, mieux vaut intervenir tout de suite. Nous voyons encore aujourd'hui une malade que le professeur Hartmann opéra en 1915 pour un cancer du pylore. La malade va fort bien. Ce succès n'est dû qu'à l'intervention précoce. S'il s'agit au contraire d'une *périgastrite chronique étendue*, le traitement chirurgical est souvent suivi d'échec. Dans l'espèce, il s'agit souvent de vieux ulcères calleux ; la section des brides et adhérences n'empêche point les récidives et le retour des douleurs.

c) La *biloculation* est une suite possible d'un ulcère cicatrisé. L'estomac se compose de deux poches, l'une supérieure, l'autre inférieure, communiquant plus ou moins difficilement entre elles. Il ne s'agit parfois pas de tissus cicatriciels, mais d'un simple spasme médiogastrique. Tel est un jeune homme dont M. Béclère avait jadis fait la radiographie. Le malade souffrait beaucoup ; rien ne le soulageait. Au cours d'un voyage au Maroc et du changement de vie, les douleurs disparurent complètement. Elles reparurent, mais moins vives par la suite. Et la biloculation avait à peu près disparu. Dans les cas de biloculation cicatricielle, les douleurs ne cédant point, le médecin peut être astreint à recommander une intervention opératoire.

d) La *sténose pylorique*. — Ici encore il convient de ne point confondre un spasme passager avec une sténose cicatricielle. Un spasme curable simule des sténoses définitives. Un jour, un malade de province vint nous voir, l'avant-veille d'une opération qui était décidée. La douleur et les vomissements ne cessaient pas. Il suffit de mettre le malade au repos au lit pour trois semaines et de lui faire prendre de petits repas pour voir les accidents céder. Du bismuth et de l'atropine étaient concurremment ordonnés. Le malade se remit pour quinze ans, au bout desquels il succomba à une pneumonie. On ne comptera guère sur la radioscopie pour opérer un diagnostic différentiel. Celle-ci induit fréquemment en erreur autant pour les affections de l'estomac que de l'intestin. Il y a quatre ans, nous recevions la visite d'un avoué de Paris. Plainte avait été portée par une famille contre un médecin des hôpitaux de Paris, aujourd'hui décédé, et contre un professeur de la Faculté maintenant à la retraite. Le diagnostic porté avait été tumeur de l'intestin. Tous les examens concluaient dans ce sens et l'image radioscopique ne laissait aucun doute. A l'opération, pas de tumeur. Il s'agissait d'un spasme. En parfait honnête homme, le chirurgien prévient la famille. Mais trois heures après l'opéré été mort. Le médecin qui avait commis l'erreur était celui de Paris qui connaissait certainement le mieux les maladies du tube digestif. Le chirurgien était hors de pair. Vu la haute situation et l'honnêteté foncière de l'un et de l'autre, nous conseillâmes à l'avoué de ne pas poursuivrc. L'affaire en resta là. Mais si des hommes de cette valeur parfois se laissent abuser, comment le praticien se tirerait-il d'affaire?

Parfois le spasme du pylore se révèlc au palper par l'existence d'une tumeur au creux épigastrique. On croit tout d'abord à un cancer. Pressez doucement sur la tumeur et à plat; au bout de quelques minutes, un bruit de glouglou se fait entendre. Les liquides ont passé, le spasme a disparu, la tumeur s'est évanouie.

Il arrive que le spasme se superpose à une sténose vraie. En pareil cas, l'amélioration n'est pas de longue durée et les accidents reprennent.

c) Le *cancer*. — Les quatre cinquièmes des cancers gastriques poussent sur d'anciens ulcères, dont la plupart étaient méconnus. Cette proportion, donnée par Pauchet, semble un peu élevée; au début du cancer, ce qui permet fréquemment le diagnostic, c'est au contraire l'absence, à un certain âge, de troubles dyspeptiques antérieurs. Aucun signe d'ulcère préalable. Il était latent, dites-vous. Possible, mais la preuve de cette latence n'est point réellement faite. Le cancer est une complication fréquente de l'ulcère, c'est tout ce qu'on peut avancer, sans que le rapport des proportions de l'un à l'autre puisse être fixé par un rapport absolu. Il est essentiel que le médecin observe de près ses malades ; car il ne s'agit point de laisser un cancer prendre position, sans l'extirper immédiatement. D'autre part, nous avons vu l'erreur commise. On prend pour un cancer ce qui n'en est pas.

C'est en pareil cas, pour se couvrir, que sont indispensables des consultations avec un maître autorisé.

III. — Pronostic suivant le traitement

Nous croiserons d'abord le traitement de la maladie et ensuite des complications.

a) *Traitement de la maladie.* — Les classiques insistent sur l'indication du régime lacté. Il est excellent. Ils parlent moins de la nécessité du repos au lit. Il semble indispensable, tant que l'analyse des matières aura révélé la présence d'une hémorragie occulte. L'analyse sera répétée tous les dix ou quinze jours. Le *lait* sera donné par verres de 100 à 150 grammes toutes les heures et demie, additionné d'une cuillerée à café d'*eau de chaux*. En plus, *sous-nitrate de bismuth* (Cod. 1884) : 10 grammes à jeun. Et avant les verres de lait, trois à quatre fois par jour, une cuillerée à café de la solution :

Sulfate d'atropine . . . . 2 à 3 milligr.
Eau distillée . . . . 100 gr.

La quantité de lait s'élèvera peu à peu de 1 litre à 2 litres ou 2 litres 1/2.

Toute douleur ayant disparu, des potages au lait sucré pourront être adjoints au bout de trois semaines à un mois.

La constipation sera combattue par des lavements. Au bout d'une vingtaine de jours, on pourra remplacer le bismuth par du *kaolin* ou de la *craie préparée* : une cuillerée à café deux à quatre fois par jour.

Il arrive que les *douleurs* résistent au bismuth. En pareil cas, il convient de lui adjoindre le bicarbonate de soude, suivant les formules du professeur A. Robin.

Bicarbonate de soude.	1 gr.
Craie préparée	0 gr. 80
S.-Nit. Bismuth.	1 gr.
Magnés. Hyd.	1 gr. 50
Bellad. pulv.	} 0 gr. 005
Codéine.	
Sucre pulv.	2 gr.
Pour 1 paquet nº 10	

Un paquet au moment des douleurs. Un second peut être administré une demi-heure après.

Si l'*hémorragie* persiste très légère, les pansements à la gélatine sont excellents.

Gélose	2 gr. 50
Gélatine	10 gr.

Pour un paquet à faire dissoudre dans 250 gr. d'eau chaude et 50 grammes de sirop simple. Une cuillerée à soupe dans un peu d'eau chaude entre les prises de lait (F. Ramond). On est obligé de faire chauffer préalablement la solution.

Pendant de longs mois, le régime restera lacto-végétarien. Les *poudres bismuthées* seront continuées à faible dose (0 gr. 50 avec 0 gr. 50 de magnésie), trois à quatre fois par jour.

Il faut toujours compter sur deux ans de régime. Les œufs et le poisson bouilli passeront peu à peu. Mais tout aliment nouveau ne sera pas autorisé plus d'un jour sur deux, de façon à tâter la susceptibilité de l'estomac.

Contre l'hémorragie abondante, repos absolu et abstinence de tout aliment ou boisson pendant douze heures. Le chlorhydrate d'*hydrastinine* en piqûres (0 gr. 05), le *chlorhydrate d'émé-*

tine (0 gr. 06) en piqûres semblent de bons médicaments. En même temps, *vessie de glace* sur l'estomac, laquelle a surtout pour but de renforcer l'immobilité obligée du malade.

Les injections de *sérum de cheval* (10 cc.), de *sérum gélatiné* à 1 °/₀ (50 cc.) rendent également des services. Bien insister comme on sait sur la stérilisation parfaite de la gélatine. Les grands *lavements chauds* à 45° seront administrés les jours suivants; ils décongestionnent et favorisent l'arrêt de l'hémorragie.

b) *Traitement des complications.* — Ici le traitement chirurgical détient la première place, bien qu'en matière de *perforation*, le plus souvent, il soit inutile. La péritonite suraiguë qui éclate prive très vite le malheureux de tout bénéfice opératoire. Il est trop tard. La mortalité en effet est très forte, 40 °/₀ dans les douze premières heures, 87 °/₀ au bout de vingt-quatre heures (Pron). Le traitement préventif est encore la meilleure manière d'éviter cette complication et les malades opérés, que le chirurgien ne les met-il en garde! Il n'a point le droit de dire que, parce qu'opérés, ils sont à l'abri de toute récidive. Il leur recommandera la sévérité ultérieure du régime; peut-être à ce prix iront-ils bien. Quant à la nature de l'opération, en dehors de la perforation et dans les cas d'ulcus à hématémèses *récidivantes* ou particulièrement et *continuellement douloureuses*, ce n'est point la gastro-entérostomie, mais bien la *gastrectomie* qui semble l'opération de choix (Témoin, Pauchet).

Elle met le malade à l'abri de la transformation ultérieure en cancer, mais non de la récidive de l'ulcère.

Dans les cas de *périgastrite* douloureuse et résistant au traitement médical, c'est également la gastrectomie partielle qui fournit les meilleurs résultats. L'*estomac biloculaire* cicatriciel comporte la résection segmentaire avec gastro-entérostomie ordinaire. Le chirurgien jugera du reste, devant la lésion en main, l'intervention qu'il estime préférable.

La *sténose anatomique* du pylore réclame la gastro-entéros-

tomie, opération excellente quand la communication est inter-
ceptée entre le duodénum et l'estomac. Il faut intervenir tôt
et avant que les vomissements aient trop affaibli le malade.

Quant au *cancer*, aucun doute. L'*exérèse* large et *précoce*
est le seul traitement. Nous avons cité cette dame de 53 ans
opérée en 1915 par le professeur Hartmann et qui continue à
se bien porter. Sur 168 opérés, M. Témoin (de Bourges) en
compte cinq qui ont survécu quatre ans, quatre ont vécu neuf
ans, un n'a succombé qu'au bout de douze ans, un autre au
bout de treize ans. Donc il faut parler ferme et dire : « Faites-
vous opérer et tout de suite. »

Ceci accordé, il semble tout de même que pour les ulcères
ordinaires, le traitement chirurgical soit trop aisément conseillé. Avec de la patience et le régime, la plupart — on peut
dire les trois quarts — des ulcères de l'estomac guérissent par
le traitement médical. D'ici à quelques années on reviendra
sans doute à cette vérité qui exprimait l'opinion de nos pères.

II

Le pronostic dans les maladies du foie et des voies biliaires.

Le pronostic des maladies du foie et des voies biliaires est
soumis, dans sa note favorable, à deux conditions essentielles : 1° Le traitement diététique et causal ; 2° l'intervention
chirurgicale. Lorsque les résultats de ces traitements appro-
priés échouent, soit qu'ils ne soient point entrepris à temps,
soit qu'ils soient dépassés par les possibilités morbides, le
médecin n'a plus qu'à déplorer son impuissance. Les accidents se précipitent.

**1° Le pronostic d'après le traitement diététique et
causal.** — En général le régime alimentaire et l'hygiène géné-

rale résument la thérapeutique essentielle. Le traitement causal ne comprend guère que le *mercure* contre la *syphilis du foie*, l'*émétine* dans les abcès amibiens, la *sérothérapie* dans la *spirochétose ictéro-hémorragique*. Tous les autres médicaments ne viennent que bien après. Nous avons les *laxatifs*, les *alcalins* et ce sont les meilleurs. Mais le remède agissant sur la cellule hépatique comme la digitale sur la fibre myocardique, ce médicament presque spécifique fait défaut. Il y a les cholagogues dites-vous. C'est vrai. Ordonnons les cholagogues. Ils contractent la vésicule biliaire, mais au demeurant sont bien plus des médicaments de l'intestin que du foie [1]. Dans la majorité des cas où sont prescrits les cholagogues, l'obstacle à l'excrétion biliaire ne siège pas dans le cholédoque. Cet obstacle est fixé plus haut. Il est constitué par la cellule hépatique elle-même et sur elle les cholagogues ne peuvent rien (André Brulé, Noël Fiessinger). Pourtant que de médecins prescrivent encore le salicylate, le benzoate de soude, l'urotropine, la bile, le calomel, les lavements froids. Les malades guérissent, c'est entendu. Il reste à démontrer qu'à la médication est due l'action curative. Pour le plus récent de ces remèdes, l'*urotropine*, il est certain qu'il passe dans la bile. Mais la stérilisation des biles infectées, l'accomplit-il vraiment? Des résultats favorables sont acquis. Quelle est la part des réactions nerveuses dans les améliorations constatées? Une émotion, chez un diabétique, suffit à augmenter fortement les proportions de glycose ; chez la femme, le choc émotif a plus d'une fois provoqué l'apparition du diabète. Sur tous les hépatiques chroniques comme dans la plupart des maladies chroniques, la foi dans une médication suffit à atténuer les symptômes morbides.

Pour le régime alimentaire, c'est autre chose. Il agit par lui-même, indépendamment de toute réaction émotive. Les gros mangeurs, les gros buveurs font des foies congestifs. Ils guérissent en restreignant les apports alimentaires et en sup-

---

1. Noël Fiessinger. Les cholagogues. *Journal des Praticiens*, 24 décembre 1920 et 1er janvier 1921.

primant les alcooliques. Par ailleurs, les ictériques, les fébricitants, les cirrhotiques, les lithiasiques tirent le plus grand avantage du repos au lit avec régime lacté.

Le pronostic est en grande partie dessiné par la soumission du malade.

Le *régime lacté* consiste en lait mêlé d'eau, les premiers jours, soit 1 litre de lait et 500 grammes d'eau, mêlés, à boire par verres à Bordeaux toutes les heures. Au bout de quatre à cinq jours, lait pur : 2 litres 1/2. S'il y a un épanchement ascitique ou de la fièvre, pas autre chose. Le repos au lit sera concurremment institué. Tant qu'il y a de la fièvre (37° 8 à 38°), le malade ne se lèvera pas. Il appliquera en plus une vessie de glace, sur le foie. Dans l'ascite cirrhotique, aucun doute. Le régime lacté aux doses de 1 litre 1/2 de lait et le repos au lit sont la meilleure manière d'en venir à bout. De longs mois sont nécessaires. Toute augmentation de liquides, la moindre adjonction d'aliments solides, toute tentative de marche augmentent la collection liquide.

S'il n'y a ni fièvre, ni ascite, au bout de quelques jours, on instituera le régime *lacto-végétarien*, soit environ 1 litre 1/2 de lait, 2 potages au lait, pommes de terre bouillies, riz au lait, quelques légumes verts cuits, compotes. Certains auteurs préconisent la viande. Nous n'oserions affirmer qu'elle est favorable (Noël Fiessinger. Le régime des ictères. *J. des Praticiens*, 1921, n° 12). Le régime carné produit une excitation très vive et souvent fâcheuse. Dans les ictères, il ne peut être prescrit que du jour où l'on constate la coloration des matières. Joignons, au point de vue moral, l'action aggravante des émotions. Chocs physiques ou moraux, tous peuvent ramener une crise lithiasique.

Les *laxatifs* sont utiles, soit qu'ils combattent la constipation, soit à titre de cholagogues. Contre-indiqués aux périodes douloureuses et fébriles, ils recouvrent par ailleurs toute leur efficacité. Entre tous, le sulfate de soude est le meilleur. Une cuillerée à café tous les matins à jeun dans un verre d'eau.

Le pronostic par le traitement diététique et causal sera différent : 1° chez les ictériques; 2° les cirrhotiques ; 3° les lithiasiques et les fébricitants. Quant au traitement chirurgical, il en sera fait mention dans les conditions requises au cours de ces troubles divers.

I. — LES ICTÉRIQUES. — Rien de difficile parfois comme de dépister la cause d'un ictère. Il apparaît à titre de symptôme essentiel ou bien est relégué dans l'ombre, derrière la maladie provocatrice. Ceci pour les ictères habituels. Restent ensuite les ictères hémolytiques qui sont d'un ordre spécial.

i. — Le plus répandu de tous les ictères est l'ancien ictère catarrhal ou *infectieux bénin*. Bien portant auparavant, le sujet ne présente, les premiers jours, que des signes d'embarras gastrique. Cet ictère restera-t-il bénin ? Dans l'enfance et la jeunesse à peu près toujours. Des réserves sont à faire chez la femme enceinte ou qui vient d'accoucher. De même auprès des alcooliques, des syphilitiques, et les sujets atteints d'une maladie infectieuse aiguë. Ne disons pas trop vite : « Cela va guérir. »

Méfions-nous également de l'âge avancé ou de l'état de débilité antérieure. Et puis si cela dure au delà de trois à quatre semaines, demandons l'avis d'un confrère autorisé. Dieulafoy jadis citait des cas d'ictère catarrhal prolongé. Chez un de ses malades, la guérison ne s'est produite que le 155° jour. C'était de la chance. Aujourd'hui les médecins n'oseraient point attendre si longtemps. Ils préféreraient confier le malade au chirurgien.

D'autant qu'il peut ne point s'agir d'un ictère catarrhal. A un certain âge, il faut songer au néoplasme ou à la pancréatite chronique. Et si l'opération souvent n'est suivie d'aucun résultat favorable, au moins le médecin n'aura-t-il pas laissé échapper la grande chance de salut.

ii. — Si le malade est sujet aux *coliques hépatiques*, l'ictère d'ordinaire est passager et disparaît en quelques jours.

Parfois cependant l'ictère est d'origine lithiasique et le malade n'avait point souffert. Certaines *obstructions calculeuses du cholédoque* s'annoncent de la sorte. Mais la teinte ictérique est variable, des accès de fièvre s'installent, le malade dépérit. Sans doute la guérison est possible par l'élimination spontanée du calcul. Ne comptons point sur cette heureuse aubaine et au bout de quatre semaines, confions le malade au chirurgien. La mortalité est minime *(4 °/₀)*, la guérison la règle.

III. — *L'ictère infectieux bénin* et l'ictère d'origine lithiasique représentent les formes les plus répandues. Combien d'autres types sollicitent encore l'attention ! Tout d'abord, dans les ictères infectieux liés aux germes les plus divers, il est au moins une forme : l'ictère de la *spirochétose* qui, en dépit de ses allures d'ictère grave avec hémorragies, injection conjonctivale, douleurs dans les mollets et ses rechutes fréquentes, peut guérir et fort bien. L'emploi de la sérothérapie (20 centimètres cubes en injection sous-cutanée, quatre jours de suite de sérum curatif) semble rendre la guérison plus rapide.

IV. — L'ictère qui complique les *cirrhoses* est toujours grave. Il indique une intoxication qui vient se superposer au processus cirrhotique. Néanmoins, nous avons constaté une guérison pendant dix-huit mois chez une mitrale atteinte de cirrhose cardiaque avec ictère. A différentes reprises son état avait été fort alarmant (hémorragies nasales répétées, pétéchies). Sous le seul régime lacté avec repos au lit, elle s'était remise peu à peu et ce n'est qu'une atteinte sérieuse de grippe qui ramena l'ictère et ensuite des épanchements ascitiques et pleuraux.

V. — La maladie de Hanot est une *hépatite chronique ictérigène* d'origine infectieuse. Les malades ont un gros foie et une grosse rate. Si la syphilis est en jeu, traitement causal, dont nous parlerons plus loin. Il peut amener la guérison. D'autres fois, le paludisme, la tuberculose, parfois la fièvre typhoïde siègent à la racine. La maladie se prolonge pendant des années. Il faut donner de l'espoir. La terminaison par ictère grave menace toujours et tout écart de régime peut la provoquer. Les interventions chirurgicales demeurent sans effet au contraire des *ictères chroniques par rétention* où s'il ne s'agit pas d'un cancer, une opération faite à temps sauve souvent le malade. D'autres formes d'ictère par *compression*, par rupture d'un *kyste hydatique*, règlent leur gravité d'après la maladie causale.

VI. — Un ictère qui évolue avec un foie inégal et bosselé peut faire songer à un *cancer nodulaire*. L'ictère parfois est précoce et demeure stationnaire jusqu'à la fin. Ces sortes de cancer font souvent suite à des néoplasmes latents du pylore. Mais avant de prononcer le nom de cancer, songeons à la *syphilis* si fréquente qu'elle compte à l'origine d'un grand nombre de cirrhoses atrophiques (Letulle). L'ictère *syphilitique* de la période secondaire guérit d'ordinaire; mais il est assez rare et ne se distingue en rien de l'ictère infectieux bénin. On commence donc par le régime diététique habituel. Si l'ictère se prolonge sans amélioration, alors seulement le traitement mercuriel sera entrepris (Chauffard). A la période tertiaire, l'ictère est moins prononcé (*syphilis scléro-gommeuse*). Le foie est hypertrophié et irrégulier, sillonné de dépressions profondes. On constate de l'ascite. Le traitement mercuriel, s'il n'est pas entrepris trop tard, peut amener la guérison.

VII. — *L'ictère syphilitique congénital* est grave. Les enfants ont un gros foie, une grosse rate, des selles décolorées, des urines biliaires. Des hémorragies multiples les emportent le plus souvent dans les premiers mois de la vie. Le traitement spécifique sous forme de frictions mercurielles n'assure en général que des améliorations précaires. Mieux vaut instituer le traitement préventif à tout enfant né de parents syphilitiques, pratiquer des frictions mercurielles un mois sur deux.

VIII. — Si l'ictère syphilitique nous livre une arme thérapeutique, il n'en va pas de même pour l'*ictère tuberculeux*. On le rencontre au cours de la phtisie *broncho-pneumonique* subaiguë. Les conjonctives sont jaunes, les téguments colorés, la rate est grosse. Prostration, langue sèche, des taches purpuriques se montrent. La mort survient en trois ou quatre semaines. Le subictère se rencontre également dans les *cirrhoses tuberculeuses*, qu'elles soient graisseuses ou non graisseuses ou qu'elles surviennent à titre de complication au cours des cirrhoses alcooliques. La terminaison par ictère grave est habituelle.

IX. — Dans l'*ictère* du paludéen, se détache la forme biliaire qui simule la *maladie de Hanot ;* par ailleurs la peau est plutôt d'un bronze sombre, les muqueuses sont pâles, la rate grosse. Des poussées fébriles sont fréquentes. La fin par insuffisance hépatique progressive est habituelle.

X. — Avant d'en venir à l'ictère grave, aboutissant possible de tous les ictères, un mot sur les *ictères du nouveau-né* et les ictères toxiques. On sait que ces ictères reconnaissent diverses origines. Ils sont infectieux ou liés à une obstruction des voies biliaires ou de nature hémolytique. L'ictère hémolytique survient presque aussitôt après la naissance ; les téguments d'abord couleur lie de vin prennent ensuite une teinte ictérique. L'état général n'est pas atteint, la guérison survient en dix ou quinze jours. Autrement graves sont les *ictères infectieux ;* parfois ces derniers demeurent bénins, mais la mort fait souvent suite, au milieu des symptômes d'ictère grave. Nous en dirons autant de la *maladie bronzée hématurique* qui survient dans les quinze premiers jours de la vie et peut apparaître sous une forme épidémique. Une cyanose ictérique s'installe, il se produit des vomissements, de la diarrhée. Les urines sont rares, sanglantes. La maladie évolue d'ordinaire en trois ou quatre jours ; la guérison est exceptionnelle. On a invoqué des infections ombilicales, comme cause de ces complications dramatiques.

xi. — Les *ictères toxiques* voient leur gravité subordonnée à la nature du toxique et à la quantité ingérée. L'*alcool* fait surtout des ictères infectieux ; le *phosphore* produit l'ictère vers le deuxième jour, au milieu des autres signes d'empoisonnement : douleurs épigastriques, vomissements, diarrhée. La mort survient en quelques jours (quatre à dix jours). Il existe des formes foudroyantes où la mort apparaît, alors que l'ictère est à peine esquissé. Si l'ictère est tardif et ne survient que du cinquième au onzième jour, on peut espérer qu'il restera léger et que la guérison fera suite. Le *chloroforme* donne aisément de l'ictère — ictère bénin ou ictère grave, suivant la quantité du narcotique aspirée et aussi suivant le degré de résistance du sujet ; l'existence d'une maladie antérieure du foie ou des voies biliaires aggrave singulièrement le pronostic. L'*éther* plus facile à manier, infiniment moins toxique, doit être préféré au chloroforme. Néanmoins, il peut aussi produire de l'ictère, bénin en général (Noël Fiessinger). Dans l'intoxication par le *plomb*, les ictères restent pour l'ordinaire bénins. L'*ictère arsenical* se produit assez fréquemment après les injections d'arséno-benzol ou de novarséno-benzol. Il est observé chez les sujets qui ont reçu quelques injections intra-veineuses préalables du produit arsenical ou qui ont subi un traitement mixte par l'arsenic ou le mercure. L'ictère fait suite à des troubles gastro-intestinaux et apparaît rapidement, ou bien plusieurs semaines s'écoulent avant qu'il se montre. En général bénin, il guérit dans l'intervalle de quinze jours à un mois. L'ictère par ingestion d'*acide picrique* est bien connu des médecins qui ont fait campagne. Il reproduit le tableau de l'ictère infectieux bénin et les simulateurs ne peuvent être confondus que par la recherche dans les urines et le sang de l'acide picrique et de ses dérivés.

Signalons encore les ictères médicamenteux par l'*extrait éthéré de fougère mâle*, bénins en général, de même que ceux qui suivent les *piqûres de vipères*. L'ictère qui fait suite aux empoisonnements par les *champignons* est souvent mortel.

xii. — Toutes les formes d'ictère que nous avons croisées sont susceptibles d'aboutir à l'*ictère grave* et celui-ci peut éclater d'emblée. On a droit de redouter son apparition lorsque le foie ou le rein sont touchés antérieurement, lorsqu'une fièvre à oscillations s'installe, que le foie ou la rate sont volumineux, que les urines diminuent et renferment peu d'urée (4 à 5 gr.), que des hémorragies cutanées ou muqueuses prennent position, que la langue se sèche, que le sérum sanguin renferme plus de 1 gramme d'urée, que le malade somnole et délire. Le danger est proche. Au médecin d'avertir les familles.

L'ictère grave d'emblée se caractérise d'ordinaire par l'association de quatre symptômes : l'ictère, les hémorragies, les signes nerveux, la diminution du volume du foie. En dépit de la gravité, des guérisons sont signalées. Il faut garder espoir tant que la diurèse et le chiffre d'urée ne sont pas tombés à un chiffre trop bas.

xiii. — Il nous reste à parler de formes d'ictère toute spéciales que les travaux du professeur Chauffard et ensuite du professeur Widal, assistés de leurs élèves Noël Fiessinger, Abrami et Brulé ont nettement individualisées. Nous voulons dire les ictères *hémolytiques.* Ces ictères aussi foncés parfois que l'ictère simple reconnaissent une cause spéciale : la fragilité et la destruction des globules rouges. C'est plutôt une maladie du sang que du foie. L'ictère est *congénital* ou *acquis* ; variable d'un jour à l'autre, il ne s'accompagne ni de prurit, ni de bradycardie, ni d'amaigrissement. Les urines ne renferment point de sels biliaires et les matières ne sont point décolorées. Des crises vésiculaires se produisent à la suite de boues biliaires ou de calculs pigmentaires. Ajoutons la grosse rate, et sous l'ictère, la décoloration des muqueuses, indiquant une grosse anémie, d'où essoufflement et palpitations.

Rien de grave dans l'*ictère hémolytique congénital.* Il se prolonge toute la vie sans entraîner de grands troubles. Bien que souvent d'origine syphilitique, le traitement mercuriel ou arsenical n'améliore nullement l'ictère.

Même pronostic souvent favorable pour l'*ictère hémolytique acquis*. L'anémie n'entraîne pas la mort, et la guérison survient au bout de quelques années. Rien de certain toutefois. On a décrit des formes légères et transitoires, des formes à rechutes, des formes prolongées, des formes chroniques, des formes d'ictère grave. Ce dernier type peut guérir encore, en dépit des hémorragies multiples et des accidents nerveux alarmants. Seulement ce pronostic parfois favorable n'est acquis qu'aux ictères hémolytiques acquis que ne complique point une lésion antérieure : cancer ou cirrhose. Quand la complication existe, la mort est fatale. Ajoutons que Widal a décrit des *ictères hémolytiques suraigus et mortels*; dans un cas, la maladie a fait suite à un avortement et il s'agissait d'une septicémie. Les causes en effet sont différentes. Des infections, des intoxications, des affections anémiantes s'inscrivent à l'origine. La gravité varie suivant la cause. En sorte que le pronostic en général favorable ne saurait toutefois à première vue être affirmé tel. Le médecin sera sage de ne point se prononcer en toute certitude.

La difficulté du diagnostic d'origine rend le traitement causal assez précaire. Sans doute les ictères hémolytiques paludéens guérissent par la quinine, les ictères hémolytiques de la syphilis secondaire restent fugitifs chez les malades soumis au traitement mercuriel. L'ictère hémolytique congénital fût-il d'origine syphilitique, n'est amélioré ni par le mercure, ni par le novarsénobenzol (Chauffard).

En général le repos au lit et le traitement ferrugineux (protoxalate de fer) procurent de bons résultats. La moelle osseuse, l'arsenic ne sont suivis d'aucune amélioration. L'ingestion de sérum hématopoïétique a semblé parfois réussir. Certains auteurs ont proposé la splénectomie; comme le dit Chauffard c'est là une opération bien grave vis-à-vis d'une maladie le plus souvent bénigne.

Plus haut nous avons à l'occasion de l'*ictère* du nouveau-né parlé des ictères hémolytiques. Nous avons dit qu'ils surviennent presque aussitôt après la naissance et guérissent en une quinzaine.

En résumé, vis-à-vis d'un ictérique, donner de l'espoir. Cela guérit en général. Faire des réserves vis-à-vis des malades antérieurement ou des épuisés. Si au bout de trois à quatre semaines cela ne va pas mieux, demander une consultation. Celle-ci décidera s'il faut attendre ou si une intervention chirurgicale doit être envisagée avant peu.

II. — Les cirrhotiques. — A l'occasion des ictériques, nous avons déjà croisé certaines cirrhoses ; l'ictère chez elles est une complication, la cirrhose peut exister sans lui. Sauf toutefois la maladie de Hanot qui est une cirrhose avec grosse rate dont l'ictère est le symptôme dominant. En sorte qu'il ne nous reste guère à envisager que les cirrhoses ascitogènes et les cirrhoses pigmentaires.

1° *Cirrhoses ascitogènes.* — Il n'est guère de médecin qui n'ait vu guérir une cirrhose avec ascite, nous entendons guérison apparente comme le dit le professeur Chauffard ; car seule l'ascite disparaît, la cirrhose persiste. Cette disparition de l'ascite le plus souvent n'est que temporaire. Il faut compter avec les habitudes du sujet. Il est allé mieux parce qu'il ne buvait plus. Dès qu'il s'estime guéri, il recommence. En général, bien que l'ascite se soit dissipée, la rate reste grosse (Chauffard). La persistance de ce signe permet au médecin de faire peur aux malades ; la crainte inspirée est salutaire. Seulement elle doit être plus forte que la passion de la boisson. Il n'est point commode de faire entendre raison. La guérison de l'ascite s'observe surtout dans les *cirrhoses à gros foie* ; il s'agit de cirrhoses alcooliques hypertrophiques ; dans la cirrhose alcoolique atrophique, la guérison demeure exceptionnelle. Cette curabilité de l'ascite tient aux hypertrophies cellulaires compensatrices qui se produisent en pareil cas. D'autres fois, la cause morbide même favorise l'amélioration. La moitié de ces cirrhoses ascitogènes sont tuberculeuses, l'alcoolisme ouvrant une large porte d'entrée au bacille. Or, la tuberculose ascitique du péritoine guérit aisément chez la jeune fille. L'ascite des cirrhoses hypertrophiques se résorbe tout aussi aisément. La guérison s'opère encore mieux quand la syphilis est en jeu. Letulle sur un chiffre de 154 cirrhoses alcooliques en a découvert 74 qui présentaient un Wassermann positif. Il faut donc instituer en pareil cas un traitement mercuriel ; l'iodure de potassium (2 à 4 grammes) sera prescrit dans l'intervalle des piqûres mercurielles. Des auteurs ont conclu que ce traitement spécifique doit toujours être entrepris, même en l'absence d'antécédents nets et de Wassermann positif. C'est peut-être trop étendre une efficacité médicamenteuse qui pour se réaliser, demande des formes morbides nettement appropriées.

Toutefois, même en cas de cirrhoses hypertrophiques, ne concluons pas trop vite à la guérison. Des hémorragies gastro-intestinales se produisent fréquemment et puis quelle difficulté d'obtenir la sévérité du régime ! D'autant que le pronostic, toutes conditions alimentaires observées, est toujours réservé pour certaines formes. Il existe des variétés à marche rapide avec peu ou point d'ascite, et qui peuvent faire croire à un cancer (*cirrhoses graisseuses, hypertrophiques diffuses*). Ces sujets sont toujours des ictériques et il ne faut point les ponctionner. La mort survient en quelques mois.

Si dans certaines cirrhoses ascitogènes à gros foie, la guérison est possible, elle est tout à fait exceptionnelle dans les cirrhoses à foie rétracté (cirrhose de Laënnec). Ici la durée moyenne de la vie est de deux ans. Castaigne parle d'un malade qui aurait vécu vingt-cinq ans. Ne comptons point sur des aubaines de cet ordre. Le malade s'épuise, maigrit, tombe dans la torpeur et meurt en état de cachexie.

Des complications diverses hâtent la mort : l'*ictère grave,* la *pyléphlébite oblitérante* avec douleur brusque, diarrhée sanglante et collapsus, la *péritonite tuberculeuse* avec fièvre, vomissements, diarrhée, la *péritonite aiguë* par infection sanguine, les *infections aiguës* (érysipèle, pneumonie), les *hémorragies intestinales* et les *hématémèses. Ces* hémorragies même arrêtées ont tendance à la répétition et sont fort abondantes.

2° *Cirrhoses pigmentaires*. — Les cirrhoses pigmentaires ou diabète bronzé font surtout suite à l'alcoolisme. La maladie se produit le plus souvent au cours d'un diabète et se traduit par une cirrhose avec foie gros et dur et teinte bistre des téguments. La rate est grosse, l'ictère et l'ascite ne se montrent que dans la dernière période. La maladie est progressive, la terminaison fatale s'opère dans un intervalle variant de six mois à deux ans.

La *cirrhose paludéenne* s'accompagne également d'une coloration brune des téguments. Le foie est gros, d'autant que l'alcoolisme est fréquent. Bien que progressive pour l'ordinaire, la marche de la malade est fort longue. Elle est coupée de rémissions ou exacerbée par des poussées aiguës. On a signalé des périodes d'arrêt qui simulent des guérisons.

III. — LES LITHIASIQUES ET LES FÉBRICITANTS. — Nous rangeons les lithiasiques et les fébricitants sous la même rubrique, car toute lithiase hépatique qui devient grave est d'ordinaire fébrile. Ajoutons les abcès du foie et les tumeurs et nous aurons fait le tour des maladies fébriles ou qui le peuvent devenir.

Au point de vue du pronostic, ces maladies se divisent en deux classes : 1° celles qui échappent à l'intervention chirurgicale ; 2° celles qui en sont justiciables.

1° MALADIES QUI ÉCHAPPENT A L'INTERVENTION CHIRURGICALE. — Le chirurgien n'a point à intervenir : 1° parce que la maladie est bénigne ; 2° parce que l'intervention chirurgicale ne serait d'aucun secours.

A. — *Maladies bénignes*. — C'est avant tout l'accès fébrile de la colique hépatique. La température monte à 38°, 38° 1/2, parfois 40°, mais cela ne dure pas. Bien que ce mouvement fébrile traduise une infection biliaire (l'hémoculture a fait découvrir du coli-bacille), au bout de un à quelques jours, la température redevient normale. L'intervention chirurgicale n'est nullement indiquée. Sa nécessité n'est discutable que lorsque la fièvre dure et se prolonge pendant trois à quatre semaines au delà de 38° le soir.

En dehors de la fièvre prolongée et faible ou élevée, cette dernière indiquant une suppuration des grandes voies, la lithiase biliaire est d'un pronostic bénin. Les complications telles que la *cirrhose calculeuse* sont exceptionnelles et les *fistules biliaires* ne se produisent plus depuis que la chirurgie sait intervenir. Quand aux complications *septicémiques*, néphrites, pneumonies, endocardites infectantes, abcès, péritonites, il est également possible d'en épargner l'apparition avec la précocité d'une cholécystectomie pratiquée à temps.

B. — *Maladies graves.* — Le cancer du foie s'accompagne souvent de fièvre. La température varie entre 38° et 39° en même temps que le foie grossit de jour en jour et qu'un anéantissement des forces rend pénible le moindre mouvement. On sait que des formes cliniques nombreuses ont été décrites : la forme fébrile, marastique, douloureuse, ictérique. Le médecin n'a qu'à mander en consultation un confrère pour partager la responsabilité et déplorer son impuissance. Nous aurons à en dire autant pour le cancer des voies biliaires qui accompagne assez souvent la lithiase de la vésicule ; le diagnostic est rarement fait, on croit à une cholécystite hydropique ou suppurée ; il existe de l'ictère, et le sujet maigrit rapidement. Une laparotomie exploratrice sera souvent indiquée.

2° MALADIES QUI RÉCLAMENT L'INTERVENTION CHIRURGICALE. — A. — Ce sont tout d'abord les lithiasiques quand la fièvre se prolonge. Au delà de quelques semaines il convient de se méfier. Se produirait-il une *cholécystite calculeuse suppurée*? Le repos prolongé au lit (application locale d'une vessie de glace) et le régime lacté ont souvent pouvoir de réduire l'infection. Une dame de 68 ans, que nous avions vue avec le Pr HARTMANN avait fait même de l'*angiocholite* avec frissons violents et température à 40°8. Très obèse, cette dame, suite d'un accident, avait été amputée des deux cuisses. L'état général était des plus alarmants. L'opération ne fut point pratiquée et la malade guérit peu à peu. Les hautes températures baissèrent au bout de quelques jours et une fièvre légère à 38° et 38° 1/2 se prolongea pendant trois mois, avant que la santé fût reconquise.

Non opérée, la cholécystite calculeuse est traversée de poussées fébriles qui affaiblissent et laissent le malade en moindre résistance. Survienne une autre maladie infectieuse, telle que la grippe, le danger se montre très vite. Et puis comptons toujours avec le risque de cancérisation possible.

En général l'intervention chirurgicale est justifiée au bout de trois semaines si la fièvre se prolonge. Une contre-indication naît du mauvais état du cœur ou des reins ou de l'obésité trop prononcée. La cholécystectomie est l'opération de choix et entraîne en général la guérison (98 °/₀).

Au lieu de cholécystite calculeuse, il peut s'agir d'un *calcul du cholédoque*. On sait que l'évolution de cette maladie s'opère par poussées douloureuses et fébriles auxquelles fait suite l'ictère. La décoloration des matières est inégale et varie d'un jour à l'autre. Le traitement médical peut réussir ; huile d'olives (50 à 100 grammes), deux capsules d'huile de Harlem, si possible saison à Vichy. Nous n'oserions toutefois point formuler le conseil d'une saison hydro-minérale. Le malade a besoin de surveillance et des accidents graves d'infection des voies biliaires sont toujours à redouter. Aussi est-il plus prudent d'intervenir si le malade maigrit, s'affaiblit, est atteint d'accès fébriles violents. L'opération sera pratiquée dans un intervalle variant de un à trois mois. Le terme de trois mois est la limite ultime (Chauffard). Comme opération, cholédocotomie avec drainage de l'hépatique. La mortalité, comme nous l'avons dit, ne dépasse pas 3 à 4 °/₀.

B. — *Les kystes hydatiques* réclament toujours l'intervention chirurgicale, la maladie ne reste bénigne qu'à ce prix ;

suppurée, elle simule l'*abcès du foie*. Ces derniers reconnaissent diverses origines, la gravité étant en rapport avec les particularités de chacune d'elles. Il existe des abcès d'origine septicémique, des abcès secondaires aux infections gastro-intestinales, des abcès dysentériques. Les abcès d'*origine septicémique* passent inaperçus ; l'infection initiale qui la provoque est toujours des plus graves, d'autant que des abcès évoluent d'ordinaire encore par ailleurs et dans d'autres organes que le foie. Les abcès secondaires aux *affections gastro-intestinales* succèdent surtout à l'*appendicite* et à la *fièvre typhoïde*. C'est quand l'appendicite tend à guérir que la complication paraît : fièvre hectique, douleurs sourdes dans la région hépatique, subictère. Mort certaine si l'intervention chirurgicale n'a pas lieu et celle-ci demeure toujours aléatoire. Elle réussit au contraire fort bien dans les *abcès d'origine dysentérique* et cette dernière forme peut même guérir par le simple traitement médical (injections sous-cutanées de *chlorhydrate d'émétine* (de 0 gr. 04 à 0 gr. 10 par jour pendant six jours (Chauffard) et ensuite une injection intra-veineuse de *novarsénobenzol* (0 gr. 30) (Ravaut). Le traitement médical peut réussir, appliqué dès le début ; plus tard même il compte encore des succès à son actif. Avant de recourir à l'opération, il trouve encore sa place, car il aide à refroidir l'abcès en formation (Chauffard).

Les abcès *sous-phréniques* se placent naturellement à la suite des abcès du foie. Que le début soit aigu ou moins bruyant, la gravité est la même. Abcès sus-hépatiques à évolution abdominale ou thoracique, abcès sous-hépatiques antérieurs ou postérieurs faisant suite à une appendicite, une cholécystite suppurée, des ulcérations intestinales, etc., quelle qu'en soit l'origine, tuent dans la proportion de 88 °/₀. Seule l'intervention avec drainage de l'abcès permet d'espérer et encore la mort est-elle fréquente (25 °/₀).

III

Le pronostic de la lithiase biliaire.

Un ictère passager manque de valeur indicatrice.

Une douleur qui se répète, une fièvre qui se prolonge, voilà de grands signes avertisseurs. Un troisième élément entre en jeu : l'âge du malade. A partir de la cinquantaine, les crises hépatiques ont une plus grande tendance aux reprises. Et les saisons de Vichy agissent moins bien. Celles-ci sont surtout efficaces chez les sujets âgés qui ont subi l'ablation de la vésicule. Avant l'intervention, Vichy n'agissait plus. Après l'opération, une ou deux saisons de Vichy rétablissent le cours de la bile et empêchent les crises hépatiques résultant de l'accumulation des boues biliaires.

Le pronostic de la lithiase est parfois si hérissé de points d'interrogation qu'il nous semble nécessaire d'en dégager les côtés solides qui autorisent les certitudes les moins trompeuses. Le beau livre du professeur Chauffard [1] nous servira bien souvent de guide pour compléter les renseignements de notre expérience personnelle.

Le pronostic de la lithiase est tiré : 1° de ses symptômes ; 2° des complications ; 3° du traitement.

I. — Pronostic des symptomes

a) *L'ictère.* — Un léger degré d'infection biliaire explique l'apparition de l'ictère qui suit une crise. En général il se dissipe au bout de un à huit jours. S'il se prolonge, il faut songer à l'ictère *chronique par calcul du cholédoque.* C'est un ictère variable et non point progressif. Il dure des mois et des années, tantôt plus pâle, tantôt plus foncé, mais n'atteint ja-

1. Professeur Chauffard. *La lithiase biliaire.* 2° édition, Masson édit., 1922.

mais aux teintes verdâtres ou bronzées du cancer des voies biliaires ou de la tête du pancréas. Parfois à peine un peu de subictère persistant et même pour ainsi dire sans fièvre. C'est ainsi qu'une de nos malades, vue avec le professeur Chauffard, avait sept calculs du cholédoque, alors qu'elle ne montrait guère que des crises hépatiques, plus fréquentes simplement depuis trois mois. Agée de soixante-neuf ans, et opérée par le professeur Gosset, elle guérit fort bien. M. Chauffard, cite l'histoire d'un malade plus âgé encore. Agé de soixante-et-onze ans, un ictère doublé d'un prurit intolérable le décida à l'opération. Un calcul cholédocien fut trouvé et la guérison s'ensuivit.

b) *La fièvre.* — Toutes les formes de réaction thermiques s'observent, celles-ci décelant simplement l'infection biliaire. Elles ne permettent nullement de localiser la lithiase. Et l'on ne saurait affirmer si la vésicule ou le cholédoque sont touchés. Au point de vue pratique, la durée et l'intensité de la fièvre orienteront la décision. Une fièvre entre 38° et 38° 5 qui dure quelques jours et ne se prolonge pas au delà d'une quinzaine permet de bien augurer des suites. La guérison est probable. Au delà de quinze jours à trois semaines, il faut craindre la suppuration de la vésicule. Une analyse du sang apprendra s'il existe une leucocytose révélatrice de la formation du pus. Parfois les choses traînent bien longtemps. Une femme de cinquante-quatre ans pendant cinq mois, fait des crises hépatiques répétées avec température du 38° à 38° 5 le soir. A l'opération, vésicule remplie de pus où flottent 165 calculs. La vésicule crève entre les mains du chirurgien. Guérison.

Les grands accès fébriles (angiocholite suppurée) 39° à 40° 5 et au-dessus sont fort graves, néanmoins, ils ne signifient pas forcément calculs du cholédoque. L'infection des grosses voies biliaires est seule en cause. Et cela peut guérir sans opération. Une dame de 68 ans, obèse, amputée des deux cuisses fait 40°8 de température à la suite d'un frisson violent. Le professeur Hartmann hésite pour l'opération. En fait, cette malade après avoir dépassé pendant quelques jours 39° de température finit par se remettre. Mais pendant près de trois mois, elle présentait 38° le soir. Le régime lacté finit par la guérir.

Il ne convient pas trop de compter sur une issue favorable. Une fois le gros accès fébrile passé, il est prudent de confier la malade au chirurgien. L'opération est moins grave que l'attente. Il faut toujours craindre un calcul du cholédoque, surtout quand il n'existe pas de cholécystite constatable.

c) *La douleur* n'impose une gravité que par sa répétition. Une malade de Chauffard a 74 crises en trois ans. Il faut opérer avant que pareil chiffre soit atteint. En général des crises qui se répètent tous les quelques jours alors que le repos au lit est observé et qu'un régime sévère est suivi, ces crises nécessitent l'intervention chirurgicale. La cholécystectomie est un des progrès les plus éclatants de la chirurgie moderne. L'intensité de la douleur peut tuer par une sorte d'épuisement nerveux. Chez un malade affaibli, attention à la morphine. Chauffard a observé une mort subite à la suite d'une injection d'un centigramme de morphine. La dose médicamenteuse ne devra pas excéder 4 à 5 milligrammes sauf à la répéter une heure et demie plus tard si la douleur persiste.

d) *L'amaigrissement* est en partie la conséquence des signes précédents. Il est plus marqué dans les lithiases du cholédoque et relève de plusieurs causes : la douleur, la fièvre, la restriction du régime alimentaire et aussi la coexistence d'une pancréatie lithiasique à tendances scléreuses. Un amaigrissement rapide ne doit point passer pour négligeable. Il ajoute une nouvelle raison d'opérer à celles qui pèsent déjà dans la balance.

e) *L'hydropisie de la vésicule.* — Suite d'une crise hépatique, le cystique étant obstrué par un calcul, on perçoit au-dessous du rebord hépatique un dôme globuleux ou cylindrique : c'est la vésicule. Au bout de quelques jours de repos, la saillie peut disparaître spontanément. Il faut en moyenne quinze jours à trois semaines. Si la fièvre s'en mêle, il y a à craindre les suppurations de la poche. En pareil cas, le recours au chirurgien est indispensable.

II. — Pronostic des complications

a) *Cholécystite suppurée.* — Nous avons déjà parlé de l'infection des grandes voies biliaires et des calculs du cholédoque. La cholécystite suppurée s'accompagne ou non de l'infection des grandes voies. La chose s'éteint peu à peu. C'est rare. Plus souvent il se forme une sorte d'empâtement diffus qui peut s'étendre jusqu'à la fosse iliaque ou bien il se produit une perforation avec péritonite suraiguë. La péritonite peut rester localisée. Et la chose peut guérir encore. Combien le médecin est sage de ne point compter sur ces éventualités heureuses ! La chirurgie n'est point une sorte de panoplie d'armes élégantes qu'on se contente de regarder en passant. Il faut s'en servir.

b) *Les fistules biliaires.* — Les fistules biliaires sont une complication des cholécystites suppurées ou des angiocholites. Elles sont cutanées ou muqueuses. Cutanées, elles laissent suinter un liquide muco-purulent ou de la bile. Existe-t-il une occlusion du cystique ou du cholédoque, ces fistules ne guérissent guère spontanément. Il faut le chirurgien. Au contraire, les vaisseaux biliaires demeurent-ils perméables, ces fistules se ferment parfois sous l'influence seule du traitement médical. Il suffit de multiplier le nombre des petits repas, — un toutes les trois heures — de façon à empêcher l'écoulement de la bile au dehors.

Les fistules internes sont assez fréquentes. Elles s'ouvrent dans l'estomac, le duodénum, le côlon et après un tapage symptomatique avec douleurs vives, débâcles de pus et de sang et aussi de calculs, la tumeur biliaire s'affaisse et le malade se remet souvent. Il est une variété toutefois grave de ces fistules : celles qui s'ouvrent vers le thorax. Une vomique biliopurulente se produit. Une grande infection se déclare et il n'y a point grand' chose à faire.

c) *Iléus biliaire.* — Les accidents d'obstruction provoqués par le calcul sont parfois précédés d'une hémorragie prémonitoire. Symptôme rare, puisque Chauffard ne l'a jamais observé. Les signes de l'occlusion : vomissements, hoquets, suppression des gaz et des matières, douleur abdominale diffuse, s'éteignent d'ordinaire. Et puis ils peuvent traîner en longueur, affecter une forme chronique avec alternances d'obstruction et de désobstruction. Un cancer de l'intestin peut se greffer sur la zone locale irritée par le calcul. L'emploi de la belladone assure d'excellents résultats en pareil cas. En 1855, le Dʳ Ch. Fiessinger père, recommandait des pilules de 5 centigrammes d'extrait de belladone : 2 à 3 par jour. Chauffard emploie la même médication, mais à des doses moindres et estime qu'une grande prudence est nécessaire. Les lavements électriques aideront à la médication. Quant à l'intervention chirurgicale, si des menaces péritoniques se montrent, si l'état toxémique s'aggrave, Chauffard la place en moyenne vers le quatrième jour, sans qu'il soit possible d'assigner une date fixe. En tout cas, mieux vaut courir le risque d'opérer trop tôt que trop tard.

III. — Pronostic d'après le traitement

Le repos au lit et le régime alimentaire sont des conditions essentielles. *Repos au lit* avec *vessie de glace* sur la vésicule tant que la température dépasse 37°5 ou 37°6. Chez les sujets atteints de lithiase avec ptose hépatique, toute secousse, tout voyage en voiture ou en chemin de fer réveillent aisément la crise. En général toute fatigue est interdite. On ne peut interdire les émotions. C'est dommage, car leur action est néfaste. Quant au régime alimentaire, il est connu. Pendant la crise, bouillon de légumes et eau. Du lait écrémé fera suite. Les jours et mois suivants, interdiction des aliments gras ou contenant de la cholestérine : œufs, graisses, cervelles, ragoûts, fritures, oie, canard, rognons, ris de veau, foie de veau. De même pas de charcuterie, de boudin, de gibier, de fromage fort, tous ces aliments risquant de devenir pour les voies biliaires une source d'infection. Les repas ne seront pas trop copieux. Mieux vaut les prescrire réduits et en multiplier le nombre : quatre à cinq dans les vingt-quatre heures.

Des saisons à Vichy, à Brides-les-Bains conviennent, la seconde station surtout aux sujets adipeux. Seulement les malades se garderont d'aller à une station hydrominérale en période fébrile. Il faut au moins six semaines à deux mois d'apyrexie complète. Les stations de Vittel et de Contrexéville agréent surtout aux vésicules très excitables qui ne supportent point Vichy. Les lithiasiques hypertendus peuvent se rendre dans cette dernière station ; nous en avons envoyé plusieurs sans jamais trouver un inconvénient à la cure. Celle-ci, en cas de galop cardiaque concomitant, sera simplement séparée de tous ses éléments de fatigue.

La médication à domicile la plus active est réalisée par les *laxatifs*. *L'huile d'olive* 50 à 100 cc. par jour, les capsules *d'acide oléique* rendront service après la crise. Les capsules *d'huile de Harlem* : une à deux le soir, les préparations de sels biliaires, de fiel de bœuf sont couramment employées. En cas de mouvements fébriles, les *préparations salicylées*, le *salophène*, l'*aspirine*, l'*uroformine* continuent de maintenir une vogue qui avait été ouverte par Chauffard.

L'intervention chirurgicale, nous en avons, chemin faisant, croisé les indications. Elles peuvent se répartir en trois groupes. Ceux qui concernent les *infectés*, les *douloureux*, les *ictériques chroniques*. Nous avons parlé des infectés. Les douloureux ne seront pas opérés pendant la crise, mais seulement en cas de retours incessants d'une douleur violente. Le prurit chronique peut également devenir une raison d'intervenir. Quant aux ictériques, la décision sera prise entre le premier et le troisième mois (Chauffard). L'opération trop tardive est toujours un grand danger.

Et puis il ne faut pas oublier que la cholécystite chronique crée un appel au cancer de la vésicule. En matière de lithiase biliaire, le pronostic dépend donc, ici encore, du caractère du médecin. Pusillanime et hésitant, il laissera passer l'occasion favorable. Audacieux et brusque, il devancera l'époque.

IV

Le pronostic de l'appendicite.

Le pronostic de l'appendicite est traître et tous les médecins le savent. Les signes locaux peuvent être atténués et la maladie est extrêmement grave. Ou bien une réaction péritonéale vive se fixe dès le premier jour autour du foyer malade. Et cela guérit. Les signes généraux, fréquence du pouls accompagnant une température basse, doivent éveiller l'attention dès la première heure. Nous avons vu plusieurs cas où la faiblesse de la réaction locale avait fait passer à côté du diagnostic. Un chirurgien des Hôpitaux, décédé aujourd'hui, que nous avions fait mander pour une intervention d'urgence, nous déclara qu'il ne s'agissait pas d'appendicite, mais de fièvre typhoïde. Dix jours plus tard, il devait pratiquer une colpotomie d'urgence pour un large abcès collecté et M. le professeur Gosset enlevait l'année suivante l'appendice encroûté de tissus fibreux et ligoté par de multiples adhérences. Une autre fois, la malade croyant qu'il ne s'agissait que de simples coliques allait avaler à notre arrivée un verre d'eau purgative. En réalité, il s'agissait d'une appendicite gangréneuse. Un abcès se forma qu'ouvrit M. Ricard et dans le pus flottait l'appendice gangrèné. On pourrait multiplier les exemples. Ils prémunissent tous le médecin contre le danger de croire que ce n'est rien parce que la douleur locale est peu accusée.

Le pronostic s'établira par les symptômes locaux et généraux, les complications, le traitement.

I. — Pronostic par les symptômes. — a) *La durée.* — Les symptômes n'ont guère de valeur que par leur durée ou leur aggravation. Toutes les formes d'appendicite, les plus graves et les plus curables, se manifestent parfois par des signes identiques. *Les douleurs, les vomissements répétés, la résistance de l'abdomen, le ballonnement, le faciès altéré, le pouls faible et rapide* se rencontrent aussi bien dans la péritonite généralisée que dans l'appendicite simple. Sans doute le début alarmant est plutôt fonction de péritonite ; mais l'appendice peut débuter par un orage similaire. On verra au bout de dix à douze heures, si tant est qu'en matière de doute, il convienne d'attendre.

Au bout de douze heures, si le mieux ne s'est pas produit, il est à craindre que les symptômes ne régressent plus.

Il arrive souvent vers le deuxième ou troisième jour, une suspension soudaine du mal. La douleur a cédé, les vomissements se sont arrêtés. La température baisse et le pouls est même parfois redevenu normal. Quand cette amélioration se produit brusquement, il convient de se méfier. Accalmie traîtresse, prononçait Dieulafoy. Un stade avancé de péritonite est en jeu ; l'amélioration est fausse, les accidents mortels ne vont pas tarder.

Il est parfois malaisé de savoir si l'accalmie est trompeuse ou définitive. Si un diagnostic de péritonite était posé préalablement, le problème s'éluciderait. L'accalmie est redoutable. Au contraire quand l'accalmie est précoce, il peut y avoir hésitation. S'agit-il d'une appendicite simple à début tapageur ou d'une péritonite alarmante ? Les signes physiques permettent de se prononcer. Les signes fonctionnels se sont évanouis ; mais la paroi abdominale reste dure et douloureuse et cette douleur n'intéresse pas seulement la région appendiculaire, on la retrouve dans toute l'étendue de l'abdomen. Le météorisme est prononcé. Ajoutons la fréquence du pouls. Ce dernier pour l'ordinaire demeure petit et rapide. C'est lui qui indique les heures sombres, de concert avec les signes physiques.

Les choses peuvent être moins graves ; néanmoins, après l'amélioration du troisième jour, la fièvre ne tombe pas complètement, le pouls reste accéléré, le ventre est contracté. En général, il s'agit d'une réaction péritonéale qui au bout de quelques jours, ou cédera progressivement encore ou plutôt se densifiera en empâtement profond. Le toucher rectal permettra de constater la chose. Aussitôt que les signes de localisation paraissent, la gravité devient moindre. Le temps ne presse plus. Le chirurgien peut attendre.

b) *Aggravation.* — L'aggravation des symptômes est toujours chose fâcheuse. Les signes physiques s'accentuent : tension abdominale, immobilité du diaphragme, sensibilité diffuse. Une péritonite est pour l'ordinaire en jeu et cela malgré l'atténuation possible des accidents. Après l'orage des premiers jours, une sédation paraît. Le malade ne souffre presque plus, mais il ne guérit pas. Cela dure ainsi quinze jours, trois semaines. Une température de 38° à 38°5 est notée le soir, le pouls reste fréquent. Puis un beau jour, éclatent des phénomènes de péritonite suraiguë. Un abcès collecté s'est ouvert brusquement dans la grande cavité péritonéale. Il n'y a plus rien à faire. Trop tardive, l'opération sera tentée encore, mais elle laisse peu d'espoir. Pourquoi si imprudemment avoir laissé passer l'heure ?

Trois conditions sont en effet nécessaires pour écarter l'idée d'une péritonite : 1°Une *amélioration précoce* ; 2° Une *amélioration progressive* ; 3° L'*atténuation de tous les symptômes physiques, fonctionnels et généraux.* Une de ces conditions vient-elle à manquer, rien n'est certain et tout peut craquer. Car ni l'élévation thermique ni la fréquence du pouls ne servent de guide parfaitement sûr. L'examen du sang ne fournit également que des lueurs troubles. Une *hyperleucocytose* indique la formation du pus. Mais ce pus peut aussi bien accompagner une suppuration en voie de développement qu'une collection enkystée en voie de stérilisation. Et puis n'oublions pas que l'hyperleu cocytose fait défaut dans les péritonites généralisées. Elle constitue donc un élément d'information qui ne vaut que par son adjonction à d'autres signes.

Si entre les signes physiques, on cherche celui qui comporte le plus de valeur, on s'arrête certainement à la contracture. Celle-ci est la preuve incontestable d'une réaction péritonéale. Mais cette réaction affecte les formes les plus diverses et nous l'avons vu manquer dans les types les plus graves. Des gangrènes de l'appendice se sont formées sans trace de contracture. A telle fin que cette contracture manquant, nous avons dit tout à l'heure qu'un chirurgien des hôpitaux avait conclu de cette absence à une maladie d'ordre tout différent.

En fait, trois signes doivent éveiller l'attention : 1° la douleur locale ; 2° l'élévation thermique à 38° avec pouls à 90 ou 100 ; 3° l'altération des traits. Les vomissements sont souvent peu abondants, mais un peu de diarrhée s'est produite. Le médecin dans l'occurence fera bien de demander une consultation. Dans les appendicites les plus graves, les signes locaux sont parfois les plus effacés. Tant que le péritoine est intact et cela arrive avec des appendices gangrénés prêts à se rompre, la maladie ne mène pas grand tapage.

II. — **Pronostic des complications.** — a) *Les suppurations.* — *Péritonite généralisée* par rupture de l'abcès dans la grande cavité péritonéale, il vaut mieux ne pas attendre cette éventualité grave. Le malade aura été préalablement confié au chirurgien. Il arrive toutefois que les accidents ne marchent point à allure suraiguë. Une *suppuration enkystée* peut s'ouvrir et le malade résiste. Il fait des oscillations thermiques, de l'amaigrissement. Le chirurgien verra ce qu'il peut faire. D'autres fois, l'abcès s'ouvre dans le *rectum* et se draine parfaitement ; c'est un mode de guérison. Si l'abcès se vide plus haut, dans le *cæcum* ou le *côlon*, des matières liquides peuvent pénétrer dans la porte péritonéale et l'infection reprend de plus belle.

Il se produit encore des abcès sous le foie, entre le *foie* et le *diaphragme*, dans la *plèvre*. Le médecin constate une *pleu-*

résie purulente, un *abcès sous-phénique*. Le chirurgien s'aidera de la radioscopie pour lui indiquer la voie d'accès la plus favorable. Ajoutons les *abcès du foie*, suite d'une *pyléphlébite suppurée*. Les abcès disséminés rendent leur ouverture précaire ; néanmoins on pourra tenter l'opération, dans l'espoir que l'ouverture d'un gros abcès arrivera à assécher les abcès plus petits qui l'entourent. Mais la famille sera prévenue que c'est là une chance sur laquelle il ne convient pas de fonder de trop grandes certitudes.

b) *Accidents infectieux.* — La *thrombose* de la *phlébite viscérale* peut entraîner une embolie mortelle. On a signalé des *néphrites graves*. L'ictère se produit ; s'il survient vingt-quatre à quarante-huit heures après l'opération, le pronostic est souvent fatal. L'*ictère grave* ne tarde pas. On pourrait mettre ces accidents sur le compte d'une intoxication chloroformique si l'observation ne montrait parfois leur apparition avant toute intervention chirurgicale. Le sujet brusquement va plus mal, ses traits s'altèrent, le pouls s'accélère, la respiration est courte et rapide. Le foie est gros et douloureux, les urines sont albumineuses. En quarante-huit heures, c'est la mort.

L'*hématémèse* accompagne l'ictère ou non. Dès la première hémorragie, la mort est survenue. Celle-ci attend parfois une seconde ou une troisième hémorragie. Pas d'ulcération, mais de simples ecchymoses sur la muqueuse gastrique. Ces accidents se manifestent le plus souvent après l'intervention. En sorte que si le chloroforme n'est pas forcément le coupable, sa responsabilité n'en apparaît pas moins lourde dans la majorité descirconstances.

III. — **Pronostic par le traitement.** — Immobilisation absolue, glace sur l'abdomen, aucun aliment ni boisson pendant vingt-quatre heures. Puis quelques cuillerées d'eau et c'est tout. Surtout pas de purgatifs. Une piqûre de 1/2 centigramme de *morphine* si la douleur est trop vive. Au bout

de quarante-huit heures, bouillon de légumes par petite gor-
gées : deux à trois petites tasses par jour. Ne pas s'inquiéter
de la constipation. Un suppositoire glycériné vers le cinquième
ou sixième jour et c'est tout. Du lait vers le quatrième jour,
quand la fièvre est tombée : 500 grammes mêlé d'eau, puis
800 grammes, 1.000 grammes. Les jours suivants, bouillies,
pâtes ou purées.

Quant à l'opération, elle dépend avant tout de la famille.
Celle-ci n'aime pas les opérations immédiates. Si le médecin
la juge nécessaire, il le dira franchement. Une consultation dans
les vingt-quatre heures premières est la meilleure manière de
mettre sa responsabilité à couvert. L'intervention dans les
vingt-quatre premières heures est bénigne et nombre de succès
sont encore constatés après le troisième jour.

Certains chirurgiens opèrent dans ces conditions et Témoin
à l'Académie de Médecine a apporté une statistique impressionnante de succès. D'autres attendent vingt à trente jours. Ils
préfèrent l'opération à froid.

Avant ce terme, souvent il faut prendre une décision. Mais
si vers le quatrième jour, l'état s'aggrave, l'opération est
presque aussi redoutable que la péritonite. Si on attendait la
chance d'une suppuration locale ? En pratique c'est la solution
généralement adoptée.

Les signes de localisation s'affirment-ils ? On peut laisser
courir les événements, le traitement médical continuant d'être
soigneusement poursuivi.

Quant à l'appendicite chronique, sa fréquence est bien exa-
gérée. Il faut trois signes pour affirmer la maladie: 1° la douleur
locale ; 2° un léger mouvement fébrile ; 3° l'amaigrissement.
Un seul de ces signes ne suffit pas. Nous avons vu enlever des
appendices parfaitement sains sur la seule foi de la douleur ;
en réalité il s'agissait de cholécystites calculeuses, et l'appendice, si parfois il est malade en pareil cas, souvent aussi, il reste
complètement indemne. Ce n'est que devant l'échec du traitement médical qu'une opération est nécessaire. Or, le traitement médical réussit bien souvent.

V

Le pronostic de la péritonite tuberculeuse.

C'est dans la péritonite tuberculeuse que les prophéties d'avenir sombre risquent de recevoir le plus éclatant démenti. Jamais il ne faut dire : « Ce malade est perdu. » Comme la maladie est longue, les familles se désespèrent ; au médecin de trouver les formules qui font prendre patience. Ils ne se comptent plus, les sujets qui, après avoir été déclarés perdus, se remettent sur pied. La valeur des symptômes les plus alarmants se justifie, non point par elle-même, mais par la comparaison avec les autres symptômes, leur durée, et le fléchissement progressif ou non de l'état général.

Le pronostic sera variable suivant : 1° le malade ; 2° le traitement ; 3° les symptômes ; 4° les complications.

1° **Le pronostic suivant le malade.** — Un sujet jeune et sain auparavant a plus de chances de se tirer d'affaire ; mais il est des tuberculeux pulmonaires qui présentent tout à coup du ballonnement et de la douleur du ventre ; des vomissements se montrent ; il existe de l'ascite. D'autre part la fièvre monte, les forces déclinent rapidement. Cette forme est fort grave. Nous l'avons notée chez deux tuberculeux pulmonaires, qui l'année précédente s'étaient soumis à un traitement par la tuberculine. L'adjonction d'autres maladies que la tuberculose aggrave presque autant. Une grippe, une typhoïde, une rougeole antérieure sont une tache noire en plus ; la concomitance d'une cirrhose atrophique est surtout grave. Cette fois, il reste peu de ressources.

2° **Le pronostic suivant le traitement.** — Dans les formes aiguës, la médication est de peu de secours ; avant tout, pas de méthodes agressives. Le traitement de toutes les maladies infectieuses avec repos au lit, alimentation avec bouillon de légumes, potages légers au bouillon de poulet. Sur le ventre, cataplasmes chauds renouvelés toutes les trois heures, adrénaline à l'intérieur (XX gouttes de la solution à 1 °/$_{oo}$). Dans les formes chroniques, le repos horizontal sera observé de même; adrénaline et poudres phosphatées. La constipation sera combattue par des laxatifs doux: (*huile de paraffine*, *huile de ricin*: une cuillerée à café; *extrait de belladone* (1 à 2 centigr.) qui en plus calmera les douleurs. *L'air* de la campagne vaut mieux que celui de la mer, souvent trop excitant et capable de réveiller des poussées fébriles. Des badigeonnages de *collodion* permettent de masquer l'expectation; ils pourront être conseillés par-dessus un badigeonnage à la *teinture d'iode*, ce qui constitue une révulsion active (Marfan). L'alimentation se composera de petits repas espacés de trois heures en trois heures et composés de pâtes, purées, crêmes cuites, gelées de viande, potages légers au tapioca. Les médicaments irritants tels que la créosote ou les arsenicaux seront proscrits. Les grandes douleurs seront arrêtées par l'application de *vessies de glace*, l'emploi de la *belladone*, à la rigueur de la *morphine* (une injection de 5 milligr.).

Dans les formes ascitiques, la *ponction* peut suffire pour la guérison. Chez deux malades que nous avons traitées il y a une vingtaine d'années, une seule ponction a permis à la guérison de s'organiser. Inutile de la faire suivre d'injections modificatrices; tout au plus quelques 100 à 150 centimètres cubes d'air stérilisé injecté par l'appareil de Potain, soit 2 à 3 coups de piston, une boulette de coton sur le trajet du tube èmpêchant la pénétration des poussières extérieures.

La *radiothérapie* a fourni quelques succès, mais l'*héliothérapie* est le traitement de choix. Exposition de 30° à 40° au soleil, plusieurs heures (3 à 6 heures) en commençant par une demi-heure et par l'exposition des pieds et du bas des jambes. En une quinzaine, on arrivera à découvrir le corps, la tête continuant d'être protégée par un cerceau de toile blanche. Dans les formes granuliques fébriles, la médication est contre-indiquée.

Il y a vingt ans, *l'intervention chirurgicale* était plus recommandée qu'aujourd'hui. A plusieurs de nos malades, le professeur Poncet (de Lyon) a pratiqué des laparotomies qui ont valu la guérison. C'étaient des formes ascitiques, chez des jeunes filles, qui résistaient au traitement médical. Depuis la pratique de l'héliothérapie, le chirurgien a moins souvent à intervenir. Son action n'est guère légitimée qu'en présence d'une collection purulente, d'occlusion intestinale ou de péritonite.

3° Le pronostic suivant les symptômes. — a) *La fièvre.* — Un des symptômes les plus inquiétants est la fièvre. Elle est toutefois moins alarmante dans la péritonite ascitique que dans la forme ulcéro-caséeuse. La production et plus tard la résorption du liquide dans les péritonites ascitiques, donnent souvent lieu à un mouvement fébrile qui se prolonge ; sa durée ne suffit point pour jeter l'alarme. Dans les péritonites ulcéreuses, la prolongation de la fièvre est de plus mauvais augure.

b) *L'ascite* est libre ou enkystée. Dans les deux cas, la guérison peut survenir. L'ascite enkystée laisse souvent l'esprit en doute. S'il s'agissait d'un kyste ovarique? Le diagnostic différentiel est parfois de précision difficile. Ponctionnons toujours. Dans le kyste ovarique, le liquide se reproduit ; il offre chance de ne pas reparaître dans l'ascite enkystée. Une des deux malades à laquelle nous faisions allusion plus haut avait une ascite enkystée. Une ponction simple la guérit définitivement. On sait que *l'ascite idiopathique* des jeunes filles est de nature tuberculeuse ; son pronostic est favorable. L'héliothérapie et le relèvement de l'état général amènent la guérison.

c) Un *épanchement pleural* coexiste. Si c'est avec une péritonite ascitique, la guérison s'opère mieux que s'il accompagne une péritonite ulcéro-caséeuse. Surtout que le praticien se garde de ponctionner. Ce serait une raison pour donner un coup de fouet à la maladie.

d) Les *phénomènes généraux : amaigrissement, anémie, hypotension* sont surtout en rapport avec l'état fébrile, celui-ci, nous venons de le voir, est moins redoutable dans la forme ascitique.

e) La *douleur* est sourde, continue ou traversée de crises paroxystiques ; des malades ont même été opérés qui ne présentaient que la douleur. L'opération montre des granulations péritonéales sans ascite. La douleur n'offre guère de valeur pronostique qu'associée à d'autres signes, tels que le météorisme, les vomissements, la diarrhée. Elle est parfois localisée et simule une *appendicite*. En pareil cas, l'opération montre souvent de grosses lésions tuberculeuses que la palpation n'avait pas fait soupçonner et une péritonite tuberculeuse ordinaire succède au bout de quelques semaines ; d'autres fois, localisée sur la vésicule, la douleur fait croire à une *cholécystite*. Là encore l'opération donne un coup de fouet.

f) Les *vomissements* et la *diarrhée*, s'ils se prolongent affaiblissent le malade et deviennent une source de dangers. Il faut donner de petits repas, de façon à éviter la distension de l'estomac. L'association du *sous-nitrate de bismuth au sulfate de soude* et au *tannigène*, diminuera la diarrhée (0 gr. 50 de sulfate de soude et de tannigène, pour 2 à 3 gr. de sousnitrate de bismuth).

g) L'*empâtement avec gâteaux péritonéaux* est un signe de la maladie. Par lui-même, il n'offre aucune signification pronostique.

Le difficile, dans la péritonite tuberculeuse, est de faire garder patience, c'est bien long, toujours incertain et le médemin, malgré la durée, ne doit jamais désespérer.

4° **Le pronostic suivant les complications.** — L'*occlusion intestinale* avec vomissements incoercibles, arrêt des matières et des gaz, ballonnement considérable, varie de gravité suivant la période de la maladie. Si le sujet est très affaibli, présente un pouls filiforme, rien à tenter au dehors d'un lavement électrique et quelques injections de *morphine, atropine.* Les forces au contraire sont-elles conservées, on pourra conseiller une intervention opératoire.

L'*ouverture d'un foyer purulent* dans l'intestin est naturellement de gravité immédiate moins grande que si ce foyer se vide dans le péritoine. Dans le premier cas, une fistule se produit, le plus souvent interminable et la cachexie se dessine avec fièvre hectique et dépérissement progressif. Un *phlegmon périombilical* peut également se développer. La cause productrice garde toute sa gravité si le foyer est ouvert.

En résumé une de ces maladies déconcertantes qu'il convient de suivre en renouvelant ses visites tous les quelques jours et, surtout si le sujet est jeune, en ne se laissant pas démonter par l'apparence souvent dramatique des symptômes.

VI

Le pronostic dans les maladies du pancréas.

Certaines maladies du pancréas, telles que la tuberculose, sont des trouvailles d'autopsie. Et pour la plupart des autres, un grand trouble règne pour leur localisation précise. Dans les livres, les signes de précision abondent. Mais il faut voir les cliniciens les plus avertis hésiter auprès des malades et combien toute affirmation leur paraît suspecte.

En fait, le praticien, pour poser le diagnostic dans les formes chroniques, ne dispose guère que de deux lumières : la douleur et l'ictère. Dans les maladies aiguës, il constate des symptômes beaucoup moins nets : début brusque, douleurs, vomissements, diarrhée. Tous les autres, signes physiques (palpation, percussion, radioscopie), signes fonctionnels (stéatorrhée, non digestion du tissu musculaire), recherche des ferments pancréatiques (trypsine et amylase dans les selles, le sang, les urines), risquent d'être l'objet d'erreurs, dans les analyses ou dans les interprétations.

I. — Douleur

1° *Maladies chroniques.* — Ces deux signes, douleur et ictère, nous ont toujours semblé mériter la plus grande attention. Une douleur dans le creux épigastrique avec irradiations dans le dos est fixe, tenace, angoissante, continue. Elle entrave le sommeil et des piqûres de morphine sont rapidement nécessaires. S'agit-il d'un début de *cancer* du corps du pancréas ? Pendant plusieurs mois, il ne se révèle que par la douleur (Chauffard).

La nature de la maladie peut s'éclairer par un ictère tardif, quand le néoplasme a envahi la tête du pancréas, ou encore par un retentissement à distance vers les ganglions du médiastin, la plèvre et la production d'un abondant épanchement sanglant, comme nous en avons vu un exemple.

Chez tout sujet âgé qui souffre du creux épigastrique ou de l'hypochondre droit, qui maigrit, ne présente pas de tumeur apparente, il faut songer à un néoplasme du corps du pancréas. Le diagnostic avec la cholécystite calculeuse est parfois délicat, mais, dans cette dernière, la douleur, de nature paroxystique, n'affecte jamais le caractère permanent qu'elle revêt dans le cancer du corps.

Un léger mouvement fébrile (38° à 38° 2) qui existe dans les deux formes, ne permet aucune différenciation clinique. Pronostic naturellement fatal. Une douleur qui persiste au bout de quelques semaines, avec dépérissement du sujet, et ne se calme point pendant la nuit, doit engager le médecin à soumettre ses doutes à la famille. La formule suivante est bien accueillie : si ce n'est pas une tumeur, cela guérira. S'il s'agit d'une tumeur, l'opération est trop grave et ne guérirait pas.

II. — Ictère

Ici, le praticien peut songer à une guérison possible. Il s'agit simplement de ne point laisser passer l'occasion. L'ictère, d'abord léger, fonce progressivement, les selles sont décolorées et les urines renferment des pigments biliaires. Une *pancréatite chronique* serait-elle en jeu ? Localisée au niveau de la tête du pancréas, elle est ou non accompagnée de lithiase pancréatique. Le foie est gros ; la vésicule biliaire distendue ne veut pas dire forcément cancer de la tête du pancréas. Rapide comme dans le cancer, l'amaigrissement ne signifie pas toujours pronostic fatal. Il faut se raccrocher à une planche de salut.

A titre de guides, les antécédents ont leur importance. Le sujet a-t-il eu des coliques hépatiques ? La lithiase biliaire est surtout fréquente. Un calcul enclavé du cholédoque peut provoquer les accidents. Ou bien le malade aurait-il jadis ressenti des douleurs stomacales vives avec ou sans hématémèses ? L'ulcère du duodénum peut produire une pancréatite chronique. D'autres fois, il s'agit de lithiase pancréatique. Tout cela est excellent. Au bout de trois à quatre semaines d'ictère, chez un adulte ou un homme âgé, on doit songer à une intervention opératoire. Si un cancer de la tête du pancréas n'est pas en jeu, la guérison est possible. Mais ne tardons pas trop. Plus d'une fois, un ictère grave se déclare au bout de quatre ou cinq semaines, et il est trop tard pour intervenir.

Un *cancer de la tête du pancréas* existe-t-il réellement ? La laparotomie exploratrice peut toujours être tentée, puisque les signes différentiels nets n'existent pas qui séparent le cancer de la pancréatite chronique. Et puis un avantage est fréquemment attaché à l'opération. Elle ne guérit pas, mais a supprimé les douleurs dans le cancer du corps du pancréas. C'est ici que les tergiversations, s'il s'agit d'une pancréatite chronique, deviennent infiniment funestes. Les malades qui refusent l'opération ont plus d'une fois recours à l'homœpathie. La méthode fait perdre un temps précieux. Trop souvent, avec l'espoir de la guérison, elle a laissé passer l'heure propice. Les réactions émotives ont leurs répercussions heureuses, nous l'avons dit. Encore convient-il qu'une tumeur maligne ne soit point en jeu.

2° *Maladies aiguës.* — Cela guérit et sans secours opératoire, quand il n'est question que d'une *pancréatite catarrhale.* Au cours des maladies infectieuses et particulièrement des oreillons, le malade ressent une douleur vive au creux épigastrique. Des nausées, des vomissements, parfois de la diarrhée se produisent. Glace et morphine en injections seront mises en œuvre. Attendons vingt-quatre heures. L'orage se calme souvent au bout de ce temps.

Si aucune atténuation ne survient, songeons à une pancréatite *hémorragique* ou *suppurée.* Le tableau est celui d'une péritonite aiguë par perforation ou d'une occlusion intestinale à début brusque. En pareil cas, issue fatale habituellement du troisième au sixième jour. Une intervention chirurgicale d'urgence peut sauver le malade.

Rarement, il se sauve lui-même : une forme lente peut évoluer avec *hématocèle prépancréatique.* L'hémorragie s'enkyste, les phénomènes s'atténuent, ne laissant après eux que quelques troubles digestifs, avec diarrhée et amaigrissement ; des signes de compression apparaissent : œdème des membres inférieurs, ascite, ictère. Il faut tout de même alors recourir au chirurgien. Pareillement, dans les formes suppurées, il existe une forme *prolongée,* à *rechutes.* Cela dure, avec vomissements, frissons, fièvre, ictère. L'abcès peut se vider par ouverture spontanée dans un viscère voisin. Il ne faut guère compter sur l'éventualité heureuse. Ici encore, le chirurgien aide singulièrement la bonne nature.

Une maladie moins grave, mais de diagnostic tout aussi incertain, est le *kyste du pancréas.* Hydronéphrose, kyste du rein, de l'ovaire, de l'épiploon, du mésentère, de la rate, etc., toutes les confusions ont été commises. Au chirurgien de déterminer la nature exacte de la tumeur. Surtout qu'il n'attende pas trop longtemps ; des adhérences se produisent, qui très vite compliquent l'intervention.

En résumé, soit chroniques, soit aiguës, les affections du pancréas échappent communément à tout traitement médical. C'est surtout l'opération précoce qui atténue les couleurs sombres du pronostic.

CHAPITRE IV

LE PRONOSTIC DANS LES MALADIES INFECTIEUSES

I

La pneumonie.

La pneumonie défie tous les pronostics. En temps d'épidémie, la gravité augmente. Mais les cas isolés leurrent les plus avertis. Le médecin assure que le malade va guérir et il meurt. Ou bien la situation semble perdue et tout se remet d'aplomb.

Nous traitons une pneumonie chez une femme d'une soixantaine d'années. Marche normale, températures élevées. Le matin du dixième jour, défervescence brusque, température à 37°, pouls coupé de temps à autre d'un faux pas. État général excellent. Chacun se réjouit. La malade s'assied pour l'auscultation. Nous lui disons : « Respirez, mais respirez donc. » Elle était morte.

Auprès d'une autre pneumonique atteinte de 78 ans, la situation était des plus alarmantes. Vieille aortite avec douleurs angineuses. La pneumonie évolue avec des températures basses (38°5) et un pouls de 120 à 130 battements. Langue rôtie. Urines rares (300 gr.). Respiration haletante. La mort semble imminente. Guérison. Nous avons cité d'autres faits analogues.

Tellement qu'il est plus sage de ne point se prononcer. L'espoir est toujours ouvert. Si de nombreuses pneumonies sont toutefois frappées en même temps, l'horizon s'assombrit. Toujours ce génie épidémique des anciens qui décide comme juge suprême.

I. — L'*âge* sans doute offre un élément précieux. Les *vieillards* ont des pneumonies graves. L'un d'eux, médecin fort connu à Paris et clinicien de haute valeur, prit une pneumonie à quatre-vingts ans. Il fit mander à son chevet quelques-unes de ses malades préférées de la ville, les reçut l'une après l'autre et leur dit à chacune : « J'ai une pneumonie. Je serai mort dans huit jours. Permettez-moi de vous embrasser. » Et il les embrassa. Deux des dames reçues de la sorte nous contèrent cette touchante anecdote.

Le pronostic de ce vieux collègue eût toutefois pu recevoir son démenti. Il mourut comme il avait dit, mais sa guérison n'eût surpris personne. Tout praticien a vu guérir des pneumonies au delà de quatre-vingts ans et nous en comptons même une qui se remit à quatre-vingt-dix-huit ans. C'était une femme. Il est vrai qu'elle mourut subitement six semaines plus tard. Les pneumonies dont la symptomatologie est celle de l'adulte, guérissent mieux que les formes bâtardes à fièvre minime et qui n'alitent même pas leur sujet. Il est des vieillards qui promènent leur pneumonie; ce sont des variétés fort graves et une fin subite est souvent leur signature.

Dans l'*enfance*, c'est l'inverse. La pneumonie est une maladie bénigne, bien que son allure tapageuse affole les familles. Nous ne nous souvenons point d'avoir vu succomber un enfant, voire un jeune homme. Une réserve toutefois pour la première enfance. La pneumonie lobulaire ici règne en maîtresse et sa signification reste toujours grave.

Relativement au siège, un mot sur la *pneumonie double*. Celle-ci est double d'emblée, ou bien la seconde pneumonie se déclare six à huit jours après la première. Comme nous l'avons établi, il y a trente ans (*La Pneumonie*, Doin, édit.,

1890), la pneumonie double d'emblée se termine aisément par la guérison; la pneumonie à foyers successifs s'inscrit, au contraire, au tableau des complications alarmantes. Quant à la *pneumonie du sommet*, celle-ci accompagne souvent un état général précaire et d'adynamie profonde. Rien toutefois n'est assuré à cet égard ; dans cette épidémie dont nous avons donné la relation, les pneumonies du sommet ont fourni une mortalité moindre. La mauvaise santé antérieure, l'*alcoolisme*, sont naturellement circonstances aggravantes.

II. — Dans toutes ces prévisions, nous ne faisons pas entrer le mode de traitement. Il est sans action. Tout ce qu'on peut lui demander, c'est de ne pas nuire. Les *enveloppements chauds du thorax*, les *potions de quinquina* à l'intérieur, voilà ce qui semble le moins aléatoire. Quant au sérum *antipneumococcique*, employons-le à hautes doses : 40 centimètres cubes les deux ou trois premiers jours, mais ne comptons guère sur son action plus que sur le sérum antidiphtérique, jadis préconisé par Talamon et que nous avons injecté à de nombreux pneumoniques sans résultat décisif. Avant de conclure au succès d'une médication, tenons compte de ce génie épidémique qui, lorsqu'il est favorable, se déclare satisfait des remèdes qui, en d'autres temps, perdent toute leur efficacité. Les vieux praticiens connaissent ces popularités thérapeutiques dont le triomphe de quelques mois se perd ensuite dans le plus profond des oublis. Une observation clinique plus étendue et d'une attention mieux dirigée eût maintes fois évité ces déboires, qui ne laissent point de déposer un grain de scepticisme dans les esprits.

III. — Le pronostic des *symptômes* n'éclaire, comme toujours, que par leur association entre eux. Il y a trente ans, nous montrions le pronostic favorable des pneumonies hyperthermiques et M. Donier soutenait une thèse à Lyon avec nos observations personnelles (1896). Une température à plateau aux environs de 40° ou au-dessus annonce, en général, une terminaison favorable. Ce qui est sérieux, c'est le fléchissement thermique en cours de maladie. Une fièvre qui vers le troisième ou quatrième jour descend à 39° ou au-dessous, pour remonter ensuite, indique un fléchissement dans les réactions curatives. Le degré aura beau s'élever ensuite. Le mal est fait. Dans les dernières heures, la température atteint des températures de 41° à 41°5. Il est trop tard. C'est au cours de l'évolution morbide qu'il fallait se défendre avec cette violence.

Le *pouls* dans les formes bénignes ne dépasse guère cent battements; un pouls lent avec température modérée signifie infection minime. Mais il peut s'accélérer, atteindre 120, 130 pulsations sans que la situation soit désespérée. Tant que la température ne fléchit pas, le pouls n'a point de signification absolue. Une femme de 65 ans prend un pouls irrégulier, faible, instable. Le pouls varie entre 140 et 176 battements Or, cette malade guérit le 12e jour. Il est vrai que pendant cinq jours la température dépassait 40°; pendant les cinq jours suivants, elle oscillait entre 39° et 40° (*La Pneumonie*, Victor Doin, 1890, p. 39). Dans les périodes ultimes, quand le malade est près de sa fin, sans doute la température monte très haut, et le pouls atteint 140, 160 battements. Nous venons de voir qu'en pareil cas, le plus souvent, il y avait eu abaissement thermique en cours d'évolution morbide.

En dehors de ces heures terminales, la fréquence du pouls est surtout inquiétante, quand elle accompagne une température modérée. L'issue fatale est probable. Non constante toutefois, comme nous l'avons démontré par un exemple au début de ce chapitre.

La *douleur* du point de côté est parfois extrêmement vive; le premier jour, aucune signification. Vers le 5e jour, si elle persiste aussi vive, il convient de ne pas verser dans un optimisme trop confiant; lors de l'épidémie dont nous avons donné la relation, ce point de côté arrachait parfois des cris aux malades. L'un d'eux, le sixième jour, implorait un soulagement à tout prix. Nous eûmes l'imprudence de lui pratiquer une injection de 1 centigramme de morphine. Mort dans la nuit.

De même que le point de côté, la *dyspnée* du premier jour est rassurante. Elle peut être simplement liée à la douleur du côté; les jours suivants, cette dyspnée s'accompagne-t-elle d'une localisation pneumonique étendue ? Ne voyons point l'horizon trop noir. Dans la pneumonie double d'emblée la dyspnée est formidable, cela guérit fréquemment. Méfions-nous surtout d'une dyspnée qui s'accroît au cours de la maladie. Elle peut indiquer l'apparition d'une seconde pneumonie et cela est fort grave, ou bien l'intensité de l'infection qui atteint les centres bulbaires et c'est plus grave encore. Parfois une complication entre en jeu (endocardite, péricardite). La gravité varie suivant la nature de la complication.

L'*expectoration* par crachats ambrés et rouillés est par elle-même d'un bon augure. Les crachats sanglants n'ont pas grande importance; de petites hémoptysies qui surviennent au début n'aggravent pas davantage le pronostic. Les crachats foncés (jus de pruneaux) appartiennent à des formes sérieuses.

La forme nette de l'*hépatisation*, les signes francs qui la révèlent comptent plutôt comme des lueurs favorables. « Elles indiquent, aurait dit Stahl, l'action du principe qui veille à la conservation du corps. » Vous objecterez que Stahl ne savait point ausculter, c'est exact. Seulement c'était un grand esprit. Dans l'inflammation, la chaleur, la tumeur, la douleur, il ne voyait pas la maladie, mais seulement une série d'effets par lesquels l'organisme se mettait en garde et engageait la lutte. Bouchard a répété après Stahl : « Plus l'aptitude morbide est grande, moins il y a de lésion locale. » Une localisation pulmonaire minime est inquiétante quand par ailleurs l'état général est mauvais.

La lenteur de la résolution est un phénomène sans importance. Chez certains malades, elle ne s'opère que vers le trente-cinquième jour. Il n'y a qu'à attendre.

Les *accidents nerveux* consistent en *douleurs*, non seulement point de côté, mais douleurs au creux épigastrique, dans les cuisses, les mollets. Une de nos malades prétendait qu'on lui sciait les jambes. Elle est morte le onzième jour. La *prostration* déprime profondément les sujets âgés. La guérison est possible. De même, avec le *délire* accompagné ou non d'agitation maniaque, de mouvements ataxiques, de mâchonnement. Une *perte de connaissance* complète peut survenir et cependant la guérison s'ensuit. Des *sueurs* très abondantes au cours de la maladie incommodent souvent les pneumoniques. La guérison est habituelle.

Le *hoquet* au cours de la maladie annonce ou une profonde atteinte du système nerveux ou l'apparition d'une complication pleurale (pleurésie *diaphragmatique ou médiastine*). Dans la convalescence, sa signification est bien moindre. Un confrère au décours d'une pneumonie fut atteint d'un hoquet incoercible. Il suffit d'une cuillerée à café de sirop d'éther pour arrêter le trouble.

Le *signe de Kernig*, très fréquent, ne préjuge en rien de l'issue possible.

Dans les troubles *gastro-intestinaux*, les *vomissements* sont d'ordre banal. Plus rare est la *diarrhée*. Dans une épidémie ancienne, elle a atteint plus du tiers de nos malades. Ils guérissent le plus souvent et meurent par exception. Aucune signification pronostique. On connaît la gravité fréquente de l'*ictère*, surtout quand il s'accompagne d'une grande fréquence du pouls.

Même indécision quant aux *épistaxis*, au *coryza*, aux *stomatites, amygdalites*, à *l'albuminurie*, aux *éruptions cutanées*, aux accidents vésicaux. La guérison est habituelle.

L'hypertrophie de la rate est assez rare. Elle n'entrave nullement la guérison.

Quant à la *durée* de la maladie, sa terminaison brusque dès le quatrième jour ne met point à l'abri des complications graves. Nous avons vu une de ces pneumonies abortives se compliquer d'une *aortite aiguë* et entraîner en quarante-huit heures la mort au milieu de crises angineuses. Par contre, des pneumonies prolongées peuvent se poursuivre douze et quinze jours et néanmoins se terminer sans encombre.

IV. — Les *complications* ont trait au système nerveux, à l'appareil pulmonaire, cardiaque, rénal, elles occupent l'estomac, le péritoine, les articulations, l'oreille.

Les *troubles mentaux*, suite de pneumonie, ne sont pas très rares. Il y a vingt-cinq ans, dans ce journal même, nous en avons cité plusieurs exemples, tous terminés par guérison. Une crise de *confusion mentale,* accompagnée d'une agitation plus ou moins vive et se clôturant en quelques semaines, tel apparaissait le tableau morbide.

Plus graves les *méningites pneumococciques*. Elles surviennent pendant la maladie ou au cours de la convalescence. Le diagnostic est souvent délicat pendant l'évolution morbide. Une ponction lombaire est parfois le seul moyen d'y voir clair, car nous avons vu des accidents délirants fort graves, accompagnés de Kernig prononcée se terminer favorablement.

Sur l'*appareil pulmonaire,* la tuberculose pulmonaire s'installant sur un foyer hépatisé n'est point exceptionnelle. Nous l'avons observée chez $5^{\circ}/_{\circ}$ de nos malades. Cette complication est peu notée par les auteurs, alors peut-être qu'elle appartient aux plus répandues. Les tuberculeux qui deviennent pneumoniques guérissent souvent de la pneumonie, mais s'aggravent après.

La *pleurésie fibrineuse* est bénigne et la *pleurésie suppurée* à pneumocoques, qu'elle envahisse la grande cavité pleurale ou demeure enkystée (interlobaire, diaphragmatique, médiastine), se termine favorablement par ponction, opération de l'empyème ou par vomique. En général, rien à craindre.

Deux complications de gravité inégale sur le cœur. L'*endocardite à pneumocoques* évolue silencieusement; elle atteint l'orifice aortique plus souvent que l'orifice mitral, est rarement emboligène. Le sujet guérit avec une insuffisance aortique ou mitrale, mais, sauf les formes infectantes, le danger est reculé à de longues années.

Pour la *péricardite,* il en va autrement. Celle-ci est suppurée; jadis nous avons ponctionné un jeune homme de 18 ans atteint d'une complication de cet ordre. La mort, comme il arrive habituellement, s'est produite au bout de quelques mois, à la suite de crises asystoliques répétées.

Le *mal de Bright* qui suit la pneumonie est rare ; nous l'avons observé une fois sur une première série de cinquante malades. Le pronostic est celui des néphrites chroniques habituelles.

La *gastrite pneumococcique* se traduit par d'abondantes hématémèses, jointes aux douleurs et aux vomissements habituels. Très grave. Les *péritonites pneumococciques* sont primitives ou secondaires. Dans les deux cas, complication alarmante. Au chirurgien d'intervenir aussitôt. Le pronostic dépend surtout de l'état général concomitant. Nous en dirons autant des *arthrites pneumococciques;* une infection générale est le plus souvent en jeu. Le chirurgien a beau ouvrir ; la pneumococcie n'est point entravée de ce fait. Néanmoins des guérisons nombreuses ont été enregistrées.

L'*otite simple*, même suppurée, n'aggrave point d'ordinaire ; à condition qu'elle ne devienne point l'origine d'une infection encéphalique secondaire.

Vers le quatrième ou cinquième jour, le chirurgien, interviendra si la résolution ne tend pas à s'opérer spontanément.

Dans un grand nombre de maladies infectieuses, le pronostic défavorable a été corrigé par la sérothérapie ou la vaccinothérapie. Le pronostic de la pneumonie, au contraire, reste à peu près ce qu'il était au temps d'Hippocrate : vers le cinquième jour, une aggravation des symptômes se fait jour; si celle-ci se complique de nouveaux signes, le ciel s'assombrit constamment. Hippocrate disait déjà : « Si dans une phrénésie tout paraît modéré au commencement et que l'état des choses change souvent, c'est un très mauvais signe. »

II

Le pronostic de la grippe.

Pas d'antithermiques à haute dose et dès le début, pas de saignée quand le malade est affaibli. Sous ces conditions, la grippe a toute chance d'incliner d'elle-même vers la guérison. Des médications indifférentes, les unes sont inoffensives, qu'elles soient neuves, comme le *vaccin* de l'Institut Pasteur (2 à 3 injections de 1/2 à 1 centimètre cube à trois jours d'intervalle) ou encore comme le sérum *antipneumococcique* (40 centimètres cubes par jour). Tout cela ne fait point de mal et si la pratique de ces méthodes prétend enrayer l'apparition de complications pulmonaires, nous y consentons. La preuve n'est point absolument faite, mais rien ne s'oppose à l'essai de l'expérience. Tant de grippes guérissent sans complications pulmonaires qu'il sera toutefois et longtemps encore difficile de se prononcer. Evitons de tomber dans cette illusion d'accorder à la valeur d'une médication les chances d'une issue favorable, laquelle se serait produite tout naturellement.

Le traitement curatif consiste essentiellement en pratiques hydrothérapiques (bains chauds à 37°), ou enveloppements thoraciques mouillés à 28°, toutes les trois heures et tant que la température atteint 39°. Avec cela, une diététique par des tisanes, du lait coupé d'eau, potions toniques, et l'essentiel aura été fait. Une mention pour les métaux colloïdaux (ferments métalliques) qui peuvent être injectés dès le quatrième jour (10 centimètres cubes) (Albert Robin).

Le traitement offre toutes chances de réussite. A moins d'une épidémie particulièrement grave, comme celle que nous avons tous vue en 1918 et qui était une répétition de celle que nous avions décrite trente ans auparavant, un an avant l'épidémie d'influenza, sous le nom de *grippe infectieuse* (Oct. Doin, 1889), dénomination naïve qui est restée à la maladie. En pareil cas, le médecin ne se prononce qu'avec réserve. Il fait le nécessaire et sait attendre. Encore dans les épidémies les plus meurtrières, toutes précautions de traitement étant prises dès les premières heures, la mortalité ne dépasse-t-elle guère 5 °/₀, chiffre bien inférieur à celui de la pneumonie grave (15 à 20 °/₀).

Le pronostic en général sera donc favorable, plus favorable chez les sujets qui avaient subi une atteinte de grippe antérieure, comme nous l'avions déjà démontré en 1893. L'étude des symptômes et des complications ne fera que fortifier cette impression première.

Une inconnue toutefois ne sera point dévoilée. Pourquoi cette gravité de la grippe de 1918 chez les sujets jeunes? Certains étaient affaiblis, surmenés, mais d'autres pas. La violence de l'infection a été extrême chez les uns et les autres. Les adultes en général résistaient mieux.

I. — Pronostic des symptômes : 1° *Fièvre.* — Le pouls peut atteindre une fréquence insolite et cependant la guérison fait suite. Une de nos malades, âgée de 59 ans, à la suite d'un effort pour changer de linge, prends un pouls rapide (156 battements). Les extrémités se refroidissent, les battements du cœur sont faibles et précipités. En quelques heures, la situation est rétablie. Ces crises de tachycardie paroxystique ont été reproduites lors de l'épidémie de 1918. Nous en avons plusieurs exemples, l'un d'eux avec le Dʳ Demay. Ont guéri tous les sujets qui n'avaient point pris d'aspirine les premiers jours.

L'irrégularité du pouls survient au cours de la maladie ou pendant la convalescence.

Il s'agit d'une arythmie extrasystolique. En général aucune signification fâcheuse.

La *température* est sujette à de nombreuses variations. Le matin, la fièvre peut être tombée et elle remonte très haut le soir; ces rémissions sont uniques ou multiples. Elles ne sont point provoquées par des complications. Ces formes *rémitten-*

tes de la grippe restent bénignes, quand elles appartiennent aux formes aux rémissions multiples ; quand la rémission est unique, alors même que de 41° la température descend à 38°, la mort peut s'ensuivre. Nous avons décrit deux autres types du tracé thermique grippal : 1° la forme *pneumococcique*, où la température reste élevée en plateau, au-dessus de 40° ; tous nos malades ont guéri ; 2° la forme à *oscillations irrégulières* (T. 39° à 41°), cette dernière demeurant également et en général sans gravité.

2° Les *troubles nerveux* n'autorisent aucune ouverture sur le pronostic ; des *douleurs* atteignent les muscles, les articulations, les os. Ces dernières peuvent être si vives que chez plusieurs sujets nous avons craint le début d'une ostéo-myélite de l'humérus. La guérison s'est opérée néanmoins en quelques jours. Cas bénins ou cas très sérieux se partagent la faveur de ces manifestations douloureuses. Une *faiblesse* extrême est ressentie : la marche, pendant la convalescence, peut être alourdie par dérobement des membres inférieurs. Cela guérit, mais lentement. L'*insomnie* ne nous renseigne guère ; la *somnolence*, dans les formes graves, semble d'un pronostic favorable. Des *convulsions* et du *délire*, rien à noter d'alarmant. Des *sueurs* se prolongent parfois pendant tout le temps de la maladie, qui ne se trouve point écourtée par leur répétition exaspérante.

3° Les *troubles respiratoires*. — Un *épistaxis* abondant, tant au début qu'au cours de la maladie, semble indiquer un pronostic rapidement favorable. L'épistaxis restreint au premier jour n'apprend rien. De même l'*angine* et la *bronchite* banale. Rien de grave.

Il serait bien difficile de classer la *congestion pulmonaire* parmi les complications, tant elle est demeurée bénigne sur nos malades. Un foyer d'hépatisation vers le cinquième ou sixième jour, avec submatité, respiration soufflée, râles sous-crépitants fins ; la température s'élève un peu, la dyspnée est vive. Et cependant, tout cet orage se dissipe en quarante-huit heures ou trois jours, alors même qu'il éclate d'un autre côté et que la congestion se déplace sur un autre point du poumon.

4° Les *troubles digestifs* n'offrent de valeur que par leur intensité. Les *nausées* et *vomissements*, ceux-ci même répétés au cours de la maladie, n'entravent point la guérison. Le *ballonnement du ventre* ne devient inquiétant que s'il s'accompagne d'une *diarrhée abondante* avec selles involontaires. Une diarrhée légère ou une constipation tenace ne bénéficient d'aucune signification, non plus que le rejet d'ascarides, ce dernier très fréquent.

Des *parotidites* se montrent assez fréquemment et nous en avons donné la première description en 1889 ; elles se présentent le plus souvent dès le début, plus rarement au cours de la maladie et se terminent par résolution. Les grippés que touche cette complication légère guérissent, pour l'ordinaire, très vite.

5° Les *éruptions cutanées* n'éclairent en rien la marche de la grippe. La grippe avec herpès n'est autre que l'ancienne fièvre herpétique. Aucune gravité. Des éruptions *papuleuses* se montrent très inégalement au cours des épidémies ; pas un cas dans notre épidémie de 1888 et des formes nombreuses dans les épidémies de 1890 ; très rares, par contre, en 1918. Aucune constatation noire ne ressort de leur apparition.

6° Au point de vue de la durée, la grippe est *abortive* ou *prolongée*. Elle guérit parfois en vingt-quatre heures et, d'autres fois, se prolonge pendant quinze à vingt jours. Dans ce dernier cas, la défervescence s'opère lentement, par oscillations hésitantes. Guérison habituelle, mais convalescence traînante. Cette forme prolongée de la grippe est rare ; nous l'avons observée en 1888 dans une proportion de 6 %. Plus tard, nous ne l'avons plus rencontrée.

II. — **Pronostic des complications** : 1º *Pulmonaires.* — Nous avons vu la *congestion pulmonaire* demeurer souvent bénigne et disparaître en trois ou quatre jours. C'est à peine une complication, en dépit de la respiration soufflée, de la submatité et des râles sous-crépitants nettement perçus. Seulement, cette congestion pulmonaire peut durer. En pareil cas, le début est insidieux et ce n'est que devant la faiblesse continue et l'exacerbation fébrile du soir, que le médecin cherche une complication possible. Nous avons décrit ces formes sous le nom de *congestions pulmonaires chroniques*; la guérison que l'on attend chaque jour est remise au lendemain ; cela peut ainsi se prolonger six à huit semaines. Le malade est rétabli au bout de ce temps (*Semaine médicale,* 1893, p. 64). Pour la *broncho-pneumonie*, il en va autrement. Elle accompagne un état général déjà fortement déprimé ; le sujet avait de la diarrhée, des selles sanglantes. La broncho-pneumonie survient comme un phénomène ultime qui enlève le malade. D'autres fois, la grippe marchait normalement; vers le quatrième ou cinquième jour, la respiration s'accélère, les narines se cyanosent, la fièvre monte. Des bouffées de râles fins s'entendent et la respiration soufflée est peu accentuée. Il faut se méfier. La complication est sérieuse et entraîne une mortalité moyenne de 30 %.

L'œdème aigu du poumon, signalé par Ravaut, semble avoir été exagéré de fréquence. C'est une complication rare. Quand nous voyons soudain les bronches envahies dans toute leur hauteur par une inondation des râles fins, aucun doute. Il faut saigner, retirer 250 à 300 grammes de sang sur le coup. Le malade peut être sauvé, mais de grâce, si la saignée réussit dans l'œdème aigu du poumon, ne la pratiquons pas dans la broncho-pneumonie où elle risque d'entraîner une mort rapide.

Chez nos malades, les complications pleurales ont été rares *Pleurésie séro-fibrineuse bénigne, pleurésie suppurée* nécessitant l'opération de l'empyème sont notées tour à tour. Le pronostic est favorable, à condition que dans la pleurésie purulente l'évacuation n'ait point été trop tardive.

2° *Rénales, vésicales, génitales*. — Nous avons décrit le premier, en **1888**, les complications rénales de la grippe : 1° *Albuminurie transitoire* et légère. Aucune gravité ; 2° la *néphrite hémorragique* sans œdèmes ; 3° la *néphrite avec anasarque*. La guérison survient dans les deux dernières formes, si le sujet a été soumis à la diététique hydrique et hydro-lactée requise. Nous n'avons pas vu la complication tourner à l'état chronique.

Des complications de *cystite* se produisent. Guérison constante, alors même que le sujet est atteint, comme nous l'avons vu, de cystite membraneuse et élimine des petits boudins mollasses et jaunâtres de fausses membranes.

L'orchite grippale a été également décrite par nous le premier. Séries de poussées de vaginalite derrière un scrotum épaissi, œdématié, luisant. L'épididyme demeure dur et tuméfié. La complication se produit au cours de la grippe ou lors de la convalescence. Elle reste unilatérale et ne suppure pas.

3° Dans nos publications de **1889** à **1893**, nous avons tour à tour décrit les premières observations d'*endocardite infectante* et *d'aortite grippale*. Mort dans la première forme, survie possible avec insuffisance aortique dans la seconde. Ces accidents graves semblent plutôt se produire au moment de la convalescence. Nous ne les avons pas relevés au cours de l'épidémie de 1918.

Quant à la *tachycardie paroxystique*, elle est plus fréquente. Guérison possible, voire habituelle. En **1889**, nous en avons soigné un cas et cinq en **1918**. Mort chez deux malades dont la fièvre était tombée, chez l'un, à la suite de doses répétées d'aspirine.

Sur les vaisseaux, les manifestations grippales sont fort rares. La *phlébite grippale*, sur nos centaines d'observations, nous n'en avons pas relevé un exemple. Quand la veine se prend, le repos du membre atteint suffit pour amener la guérison. Un seul cas d'*artérite grippale* de la pédieuse chez un jeune homme de 22 ans. La complication survint dans la convalescence de la grippe ; l'artérite resta pariétale et, après quinze jours de douleurs, la circulation se rétablit.

4° Les *méninges spinales* peuvent se prendre. Nous n'avons observé qu'un exemple de *méningite spinale* chez une jeune fille de 18 ans. Dès le début de la grippe, elle se plaignait de violentes douleurs dans les reins ; les accidents se précipitèrent à partir du quinzième jour. Mort au milieu d'accidents bulbaires. Un garçon de 14 ans, dans la convalescence de la grippe, fut atteint de *myélite aiguë diffuse* avec début fébrile à 40°. La fièvre rétrocéda, mais non les lésions, qui entraînèrent la mort au bout de huit mois.

5° Chose curieuse, la grippe n'aggrave pas toujours les maladies intercurrentes. Les *tuberculeux*, et l'observation a été faite par quantité de praticiens, n'en reçoivent pas forcément un coup de fouet immédiat. Néanmoins, nous avons constaté chez une jeune fille de 20 ans dans la convalescence, l'apparition d'une péritonite tuberculeuse. Mort au bout de quelques semaines. En 1918, nous avons vu *cinq rénaux* avec hypertension artérielle, avec ou sans galop cardiaque, supporter fort bien la maladie. Des applications quotidiennes de ventouses scarifiées étaient pratiquées au niveau des reins. V gouttes de digitaline, quinquina, enveloppements thoraciques. A notre surprise, les cinq malades guérirent. Néanmoins, chez tout hyposystolique, cardio-rénal, myocardique ou valvulaire, la grippe n'est point favorable. L'orage infectieux passé, l'hyposystolie reparaît et plus accentuée qu'avant. Lors de la grippe de 1918, nous avons perdu cinq malades. Deux d'entre eux, des jeunes filles, étaient atteintes de rétrécissement mitral.

Parfois la grippe semble exercer une influence favorable. Une femme de 38 ans, atteinte d'une *maladie de Basedow*, vit une grosse amélioration suivre pendant deux ans l'attente grippale

Ce sont là faits plutôt d'exception. En général, la grippe

aggrave. Elle laisse souvent après elle un tel état d'asthénie qu'on se demande comment, étant suivie d'une dépression si profonde, les maladies organiques préexistantes pourraient s'en trouver bien.

Si le traitement spécifique réussit mal dans cette maladie, si le pronostic n'en reçoit aucune modification favorable, c'est aussi bien que la spécificité n'existe pas. De **1888** à **1890**, nous avons démontré que la grippe naissait par auto-infection dans des fermes isolées où la contagion antérieure n'était point possible. Or, entre ces cas isolés de grippe endémique et les épidémies d'influenza, tous les intermédiaires cliniques et épidémiologiques se font jour. Pourquoi la diphtérie et la scarlatine n'atteignent-elles parfois que quelques sujets et comment se montrent-elles par ailleurs si éminemment contagieuses ? De même les cas isolés de grippe que nous voyons tous les hivers, pourquoi augmentent-ils tout d'un coup en gravité et sévissent-ils en d'autres temps par épidémies furieuses ? Le génie épidémique reste encore pour nous, un mystère.

III

La fièvre typhoïde.

La fièvre typhoïde entraîne, suivant les épidémies, une mortalité de 5 à 20 %. Le génie épidémique varie d'après les temps et au hasard des milieux. La gravité augmente en général avec le nombre. La fièvre typhoïde restera moins grave dans une ville où ne sévissent que quelques cas isolés. Si des douzaines de malades s'alitent, attention et veillons de près.

I. — Le pronostic, tout d'abord, est commandé par le *traitement*. Des *bains frais* (28° à 25°) dès l'origine, c'est-à-dire aussitôt le quatrième ou cinquième jour, et toutes les trois heures, tant que la température atteint 39°. Du coup, les chances de guérison augmentent. Les graves atteintes du système nerveux sont conjurées.

Faute de bains, vessie de glace sur le ventre et *vaccination anti-typhoïdique curative* : 2 à 3 injections hypodermiques, espacées de quarante-huit heures, aux doses progressives de 1 à 1/2 centimètre cube (250 millions de germes par centimètre cube, (vaccins iodés Ranque et Senez). Cette vaccination ne peut être tentée que dans les dix ou douze premiers jours, alors que le sujet n'est pas encore trop affaibli.

Un autre détail, qui a trait non pas aux médicaments, mais à l'alimentation, agit sur le pronostic d'une façon sensible : nous voulons dire la quantité de lait ingérée. Les ouvrages classiques conseillent deux à trois litres. C'est trop. N'oublions pas que, dans la fièvre typhoïde, l'intestin est malade. Trop de lait prédispose à la perforation. Chez plusieurs typhoïdiques, l'influence nous a paru évidente. La quantité de 1 litre de lait, additionnée d'eau ou de tisanes, nous semble le chiffre le mieux toléré. Le régime hydrique sucré est du reste aujourd'hui préféré par beaucoup.

Nous ne parlons pas de l'alimentation solide dans la fièvre typhoïde. Elle a été préconisée il y a une quinzaine d'années. Nous n'avons vu qu'un jeune confrère traité par cette méthode. Il eut une fièvre typhoïde de toute gravité et depuis la myocardite, la broncho-pneumonie jusqu'à la phlébite, n'échappa à aucune des complications sérieuses. Sa guérison s'opéra vers le quatre-vingtième jour.

Le même silence entourera le traitement par les antiseptiques ou les antithermiques à haute dose. Les succès réalisés de la sorte prouvent simplement que l'organisme humain est résistant et que, lorsque l'infection est faible, les coups de matraque les plus violents ne parviennent pas à empêcher la guérison.

II. — Le pronostic par les *symptômes* renseigne surtout par leur comparaison entre eux. La température par elle-même ne signifie point un facteur de gravité. Elle peut être haute, se maintenir en plateau aux environs de 40° à 40° 5. Le typhoïdique n'en guérit pas moins. Une température entre 38° 5 et 39° est autrement sérieuse si elle s'accompagne en même temps d'un pouls fréquent. L'organisme épuisé n'a plus la force de faire de la fièvre et se livre sans défense à l'infection. Les chutes thermiques avec pouls fréquent peuvent être brusques ; elles annoncent moins l'intensité de l'infection unie au défaut de résistance que l'apparition d'une complication. Il peut se produire une *hémorragie intestinale* ; en pareil cas, l'abaissement thermique est passager et la fièvre remonte au bout de quelques heures. Le pronostic, comme nous le verrons, est variable. Si la température, après être tombée brusquement, ne remonte pas, il peut s'agir d'une *perforation intestinale*. Avenir naturellement très sombre.

Sur le *pouls*, pareillement, peu de renseignements par lui-même seul. Nous avons vu guérir des malades qui représentaient pendant toute leur maladie des pouls variant de 130 à 160 battements. En général, toutefois, une certaine gravité apparaît au delà de 120 à130, si la température, avec un pouls aussi rapide, a tendance à baisser.

Quant à la mollesse et à l'irrégularité du pouls, inquiétons-nous à leur apparition, mais ne désespérons pas. Des accidents myocardiques sont sans doute en jeu. Cela peut se remettre.

L'intensité des autres symptômes servira également de guide. Il règne une certaine mesure dans le tableau morbide. Si cette mesure est dépassée, cela peut guérir encore. Parfois même, un signe de bon augure est relevé de cette amplification dans le dessin des symptômes.

La *diarrhée* trop abondante (au delà de dix garde-robes), le *gargouillement* trop prononcé, le *météorisme* trop distendu, autant d'avertisseurs sérieux.

Par contre, nous avons plutôt noté un pronostic favorable dans la présence d'une *grosse rate*, hypertrophiée dès les premiers jours. Une fièvre qui tombe vers le quinzième jour, si la rate est grosse, laisse présager une rechute. De même, les *taches lenticulaires.* Leur abondance n'est pas mauvais signe. Rappelons que chez le vieillard, où la fièvre typhoïde est plus grave, la tuméfaction de la rate est faible et que les taches rosées sont très clairsemées.

Nous avons vu que les *symptômes nerveux* sont peu accusés chez les malades qui prennent des bains. Les anciens redoutaient fort les formes *adynamiques, ataxo-adynamiques.* Ils avaient raison. Cette dernière, qu'ils appelaient fièvre maligne, peut enlever les malades en six à huit jours. Le délire par lui-même est peu inquiétant ; de même la prostration.

La *bronchite typhoïdique* est habituelle ; elle ne contre-indique pas les bains et n'entrave point la guérison, à moins de complications broncho-pneumoniques toujours redoutables.

Le *hoquet* apparait tardivement, il s'accompagne de vomissements et entrave le sommeil. Rien de grave si l'état général reste satisfaisant. Les bains frais guérissent en quelques jours.

III. — Le pronostic de la fièvre typhoïde est surtout dessiné par ses *complications.* Les complications buccales ont peu d'importance. Le *muguet* se rencontre dans les infections fortes, alors que les soins de la bouche ont été insuffisants. Des troubles *dysphagiques* sont d'un avertissement plus sombre ; ils peuvent annoncer des accidents nerveux graves.

Sur les *vomissements* répétés, non du début qui n'ont aucune signification, mais au cours de la maladie, il convient de réserver son jugement. Sont-ils l'indice de lésions ulcéreuses de l'estomac, d'une complication abdominale ?

Les *hémorragies intestinales* laissent le praticien perplexe. Une hémorragie légère et qui ne se répète pas guérit, comme l'avait dit Trousseau. La gravité augmente avec la répétition et le nombre. Parfois même, la mort est foudroyante, à la suite de la première. Cette fin soudaine est exceptionnelle. La guérison est la règle dans les cas isolés. Quand une épidémie grave règne, le pronostic s'affirme plus noir. Et puis n'oublions pas que l'hémorragie précède parfois la perforation et qu'elle peut signifier aussi une intoxication profonde de l'organisme (fièvre putride hémorragique).

La *perforation intestinale* est un accident terrible ; tous les praticiens le redoutent. Nous avons vu qu'il semble possible d'en réduire la fréquence en administrant des quantités moins considérables de lait ; pas plus de 1 litre par jour. Et puis, point de purgatifs en cours de maladie ; nous avons vu une perforation suivre l'administration d'un purgatif intempestivement ingéré le quinzième jour. Des guérisons spontanées ont cependant été publiées ; des adhérences s'établissent qui limitent le mal. D'autres fois, au lieu de perforation, il ne s'agit que d'*appendicite* ; celle-ci évolue comme une appendicite banale et la guérison est fréquente. L'intervention chirurgicale a été tentée dans toutes ces formes ; pratiquée dans les premières heures, elle offre quelques chances de succès, si le sujet n'est point particulièrement infecté. Mais la proportion de guérison ne semble point plus accusée chez ceux qui ont accepté l'opération que chez les autres qui se sont contentés du traitement médical.

La *cholécystite typhoïdique* se termine d'ordinaire par la guérison ; mais les douleurs et la fièvre peuvent se réveiller au bout de plusieurs mois ; d'autres fois la cholécystite entraîne une perforation avec péritonite. C'est plus rare.

L'*ictère* peut faire suite à une angio-cholite suppurée. Très grave naturellement.

Les *abcès du foie* sont tout à fait exceptionnels ; suivant Dieulafoy, ils se produisent non à la suite des ulcérations de l'intestin, c'est l'appendicite typhique qui en serait la cause.

Nombreuses et sérieuses, les complications de l'appareil respiratoire. Les *ulcérations laryngées* restent latentes et guérissent spontanément. Exceptionnellement on constate de l'aphonie ; l'*œdème laryngé* a fait suite. Nous ne l'avons jamais constaté sur près d'un millier de typhiques que nous avons soignés. Tout aussi rares la *périchondrite* et la *nécrose* des cartilages du larynx. Ces dernières complications sont très redoutables par les *fusées purulentes* dont elles sont l'occasion, sans compter le *rétrécissement* du larynx, qui peut se montrer à son tour.

Tous les intermédiaires se font jour entre le catarrhe bronchique bénin, la *congestion pulmonaire*, la *broncho-pneumonie*. La gravité est réelle dans ces dernières formes, la situation loin d'être désespérée. De même la *pneumonie*. Comme pour l'hémorragie intestinale, le génie épidémique décide ici grandement.

La *pleurésie* est séro-fibrineuse, hémorragique, purulente. Elle guérit dans la première forme et fréquemment dans les secondes ; l'évacuation du pus étant pratiquée aussitôt que ce dernier sera reconnu. Le tragique de la perforation ne se reproduit pas dans les complications pleuro-pulmonaires, qui laissent bien davantage prise à l'espoir.

Si le sujet était *tuberculeux*, la fièvre typhoïde ne semble point aggravée de ce fait ; c'est la tuberculose qui empire.

Sur l'*appareil cardio-vasculaire*, une complication de toute gravité : la *myocardite aiguë*. Le pouls devient irrégulier et mou, les extrémités se refroidissent, la respiration est fréquente. La mort survient en quelques heures. Il est des cas cependant où les sujets guérissent. L'application d'une vessie de glace sur le cœur, l'adrénaline à l'intérieur, les piqûres d'huile camphrée, de spartéine (2 centigr.) rétablissent la situation. A moins de syncopes, les bains pourront être continués, mais la température en sera élevée (33° à 35°). On sait qu'une partie des malades considérés comme atteints de myocardite aiguë font une *insuffisance surrénale*. Le tableau morbide est superposable et la gravité demeure entière.

L'*endocardite typhoïdique* est rare et nous ne l'avons jamais rencontrée ; la présence de souffles est fréquente, mais ceux-ci essentiellement modifiables, éloignent l'idée d'une localisation valvulaire.

Plus répandue est l'*artérite typhoïdique*. Elle survient vers la fin de la maladie et s'accompagne d'une douleur vive. L'œdème est absent. Cette artérite peut rester *pariétale*, le vaisseau ne s'oblitère pas complètement. La guérison s'opère peu à peu. Ou bien l'*artérite est oblitérante*, une gangrène sèche s'établit. Les douches d'air chaud à haute température rendent de grands services dans cette dernière forme.

Comme l'artérite, la *phlébite* annonce en général la fin de la maladie. La gravité se borne à la prolongation du repos au lit ; les accidents d'embolie sont conjurés et les généralisations septicémiques ne se produisent guère. Ajoutons que la phlébite et l'artérite sont parfois associées. La phlébite guérie, il persiste pendant quelque temps des œdèmes et aussi une hypertrophie persistante des muscles du mollet.

Le rein est touché constamment ; l'*albuminurie* typhoïdique est plutôt un symptôme qu'une complication. Aucune gravité. Cette allure bénigne est toutefois ouverte à quelques démentis. Des *hématuries* se montrent et aussi des accidents *urémiques*. Du coup, le traitement s'en trouve modifié : une émission sanguine s'impose, les bains ne sont plus donnés que tièdes et le médecin posera ses réserves.

L'*orchite* typhoïdique est plus rare. La résolution s'opère en quinze ou vingt jours, ou bien une suppuration se déclare ; mais la maladie reste unilatérale et le testicule ne s'atrophie pas ; le malade n'est point condamné à l'impuissance.

S'il s'agit d'une femme et qu'elle soit en état de *grossesse*, l'avortement se produit en général si l'infection est forte. L'enfant succombe ; la mère guérit d'ordinaire.

Des *complications nerveuses* peuvent imprimer au délire l'allure d'une maladie mentale ; en général, c'est au décours de la maladie qu'apparaissent ces accidents : *confusion mentale*, avec agitation ou mélancolie. Une de nos malades restait calme ; mais elle était triste. Son côté gauche seul lui appartenait. Le côté droit appartenait à une autre. Et cette infirmité la désolait. Cela guérit en six semaines. Dans toutes les formes la guérison est la règle.

Des *méningites* vraies s'observent. Le pronostic est noir. Quant aux *troubles intellectuels*, sans doute le sujet reste faible de mémoire quelque temps. Dire qu'il conservera une diminution d'intelligence est vouloir faire la règle de l'exception. La plupart des médecins ont eu la fièvre typhoïde. Ils n'en sont pas plus bêtes pour cela.

Quant aux *troubles d'aphasie* qui s'observent parfois, Dieulafoy fait avec raison observer que sur certains sujets, les enfants en particulier, la guérison est habituelle. Un seul bain a parfois suffi à la faire disparaître. Cette aphasie fonctionnelle ne s'accompagne pas d'hémiplégie. Quand l'hémiplégie est associée, il s'agit d'une aphasie avec lésion. C'est plus grave et dure longtemps.

Les *troubles médullaires* consistent en rachialgie et contractures ; cela guérit. Mais les manifestations peuvent être plus accentuées ; de vraies *méningites cérébro-spinales* se développent. Il est prudent, dès que les troubles spinaux se produisent, de réserver son jugement.

Des *paralysies* se montrent. Le pronostic est subordonné à leur nature. Une polynévrite, des altérations musculaires se dissipent toujours ; s'il s'agit d'endartérite ou d'embolies des artères cérébrales, forcément la paralysie se prolonge.

Les *eschares*, quand elles ne sont pas profondes, n'aggravent guère, mais des sphacèles étendus se produisent. Les reins, les cuisses, comme nous l'avons vu dans un cas, sont le siège de larges pertes de substance, suite d'ulcérations gangréneuses. La mort survient par épuisement. Les *suppurations articulaires* ou *musculaires* sont inquiétantes de leur côté, mais des chirurgiens ouvrent et cela guérit.

De même les *parotidites ;* l'intervention chirurgicale précoce réduit grandement leur gravité. Et puis il y a d'ordinaire moyen de les éviter. L'antisepsie buccale est un des éléments les plus importants du traitement des typhoïdiques.

Les *complications osseuses* de la fièvre typhoïde évoluent en général pendant la convalescence : aspect d'une ostéopériostite inclinant un peu vers la suppuration. Aucune inquiétude à avoir. Seulement, quand la maladie affecte une marche chronique, de singulières confusions peuvent se produire. Les uns parlent de syphilis, les autres de tuberculose, et ce n'est rien de tout cela ! Une simple ostéopathie chronique d'emblée, qui reconnaît la fièvre typhoïde pour cause. Terminaison par exostose et cela peut gêner le fonctionnement d'un membre ou par suppuration. Dans la double éventualité, le chirurgien intervient, à moins que la vaccination anti-typhoïdique si efficace en pareil cas, n'ait amené la guérison auparavant.

Les organes des sens sont touchés, surtout par l'*oreille*. Le sujet est sourd et cela guérit. Exceptionnelle, la terminaison par otite suppurée. De même aussi rares, les *ulcérations de la cornée* et la *fonte purulente* de l'organe.

Sur la peau, se développent des érythèmes de divers ordres, *morbilliformes, scarlatiniformes*. La présence de ces éruptions annonce une infection sévère. Elle se termine tragiquement en quelques jours dans certains *érythèmes infectieux* particulièrement redoutables et qui sévissent épidémiquement.

Sur les *rechutes*, nous ne pouvons que répéter ce que nous avons déjà dit à l'occasion des hémorragies intestinales. Leur gravité varie suivant les épidémies. Dans une épidémie, il y a une vingtaine d'années (*J. des Pratic.*, 1900, p. 850), nous avons compté deux morts sur quatre rechutes, alors qu'au début de notre pratique et dans des cas isolés la rechute était d'ordinaire bénigne, qu'elle se répétât même une seconde et une troisième fois. La mort peut se produire subite, comme il advint à un de nos malades. Dès sa rechute, il avait de la diarrhée. Le treizième jour, il rendit soudain un flot de sang au moment d'une garde-robe. Mort immédiate. On a prétendu que les rechutes étaient plus fréquentes chez les enfants. C'est une particularité que nous n'avons pas constatée. Quant aux *récidives* qui surviennent de quelques mois à quelques années après la maladie première, la gravité est d'ordinaire minime. Nous en avons observé six exemples. Guérison constante.

Peu de chose à dire sur l'*âge*. La fièvre typhoïde de l'enfant est, en général, bénigne et celle du *vieillard* bien plus sévère. Dans la jeunesse et à l'âge adulte, les femmes sont moins résistantes que les hommes, et chez elles les perforations intestinales semblent plus fréquentes. Chez ceux qui ont subi la vaccination préventive, la gravité est moindre.

IV

Le pronostic dans la scarlatine.

A plusieurs reprises, et quand nous exercions en province, il nous a été donné de traverser des épidémies de scarlatine extrêmement graves. Depuis, et dans les milieux parisiens, nous avons croisé des formes tellement bénignes, qu'avec la varicelle et la rubéole, la scarlatine peut en général compter comme une infection de tout repos.

Pourquoi ces différences de gravité ? Toujours le génie épidémique, et qu'est-ce que le génie épidémique, sinon une étiquette derrière laquelle se dérobe notre ignorance ? Les raisons de ces différences de virulence dans le poison morbide nous demeurent absolument closes.

Le pronostic de la scarlatine, s'il varie suivant les épidémies, ne reçoit aucune modification appréciable du traitement : la diététique, qui consiste dans le régime hydro-lacté, l'antisepsie de la bouche et les badigeonnages de la gorge par le phénol sulforiciné, que nous pratiquions déjà il y a trente ans. La gravité des sujets jeunes est plus accusée. Au-dessous d'un an, apparaît le maximum de risques (jusqu'à 50 %) ; dans la deuxième enfance 5 % (professeur Roger) ; chez l'adulte, 2,2 % (professeur Roger). Ces chiffres sont ceux de Paris ; au hasard des épidémies, la mortalité est variable. Les médicaments demeurent sans influence, et le dernier en date, le salicylate de soude (F. Ramond) est loin d'avoir fait ses preuves. Ordonnons-en en cas d'accidents graves, mais surtout recourons, dans les cas de fièvre vive, aux bains de 28° à 30° et toutes les trois heures, et de dix minutes de durée tant que la température atteint 39°. Diététique et bains sont les deux éléments essentiels. Le sérum des sujets convalescents a été injecté aux malades. Rien de net dans les résultats.

Comme pour les autres maladies dont nous avons déjà parlé, nous étudierons le pronostic : 1° des symptômes ; 2° des complications ; 3° des formes spéciales.

I. — **Pronostic des symptômes.** — 1° *Fièvre.* — La fièvre peut manquer. Il nous sera permis de rappeler que, le premier, nous avons donné une description d'ensemble de la *scarlatine apyrétique* (*Gaz. méd.*, 1893, p. 100). Le pronostic est constamment favorable. Sauf les nuits qui sont parfois agitées, les malades ne semblent pas souffrants et les enfants restent gais. Aucune complication ne fait suite.

La température par elle-même, quand elle s'élève, ne comporte point une signification grave. Celle-ci ne lui vient que de l'adjonction des accidents nerveux. Une fièvre à 40-41° est souvent fort bien supportée. Quant au pouls, il atteint 120 battements aisément chez l'adulte et 140 chez l'enfant. Dans les formes apyrétiques et bénignes, il est souvent accéléré, ce qui diminue également sa valeur d'indication.

2° L'*éruption* ne nous apprend rien, non plus que l'*angine* ; pour cette dernière, mêmes aspects possibles érythémateux et pultacés dans les formes apyrétiques et les formes sérieuses. La *desquamation* ne subit de même aucune modification, qu'il s'agisse de types bénins ou, au contraire, très alarmants.

La langue framboisée, hérissée de papilles, est plus l'apanage des scarlatines ordinaires ; la scarlatine apyrétique ne la montre point.

L'*adénopathie* est constante ; si les ganglions de l'angle de la mâchoire restent légèrement tuméfiés et douloureux, aucune lumière ne ressort de cette constatation.

Certains troubles cutanés, tels que le *prurit*, appartiennent aux formes apyrétiques ou plus graves ; la sidération du système nerveux s'oppose à son apparition chez les sujets fortement atteints. Une éruption vésiculeuse prend parfois position sur les placards scarlatineux, une seconde éruption scarlatineuse peut reparaître quand la première est effacée ; l'*urticaire* et l'*herpès* surviennent au cours de la maladie ou pendant la défervescence ; aucune gravité.

II. — Pronostic des complications. — 1° Le *rhumatisme scarlatin* fixe, atteignant d'ordinaire le poignet, plus rarement le cou-de-pied, est douloureux ; peu grave par lui-même, il nécessite une auscultation journalière, l'*endocardite* pouvant survenir à titre de complication. Celle-ci varie beaucoup dans sa fréquence. Nous ne l'avons rencontrée que sur un malade. MM. Florand et Para en ont constaté 14 cas sur 27 malades, la valvule mitrale étant prise de préférence. La guérison complète est habituelle, puisque sur ces 14 cas 4 seuls ont passé à l'état chronique. Sur les autres, il ne persistait qu'un peu de tachycardie et d'irritabilité du cœur (*Soc. Médic. Hôpit.*, 21 janvier 1918). M. Nobécourt a également noté cette gravité minime (5 guéris sur 7 sujets) (*Acad. Méd.*, 13 août 1918). Parfois cependant la mort peut s'ensuivre ; l'autopsie révèle sur les valvules aortiques des plaques ressemblant à celles de la variole (Siredey) (*Soc. Méd. Hôpit.*, 21 janv. 1918).

La *péricardite* peut s'adjoindre à l'endocardite ; les cavités droites fléchissent, des tachycardies tardives s'installent. La scarlatine semble provoquer de ces *myocardites atténuées et curables*, sur lesquelles nous avons attiré le premier l'attention.

2° Les complications *bronchitiques* sont rares et apparaissent au déclin ; néanmoins dans une épidémie dont nous avons donné la relation (*Gaz. médic. Paris*, 1895, n° 8), bronchites bénignes, très rarement broncho-pneumonies, se montraient avec une fréquence presque égale à celle de la rougeole. La *pleurésie scarlatineuse* est rare; Trousseau insistait sur sa tendance à la suppuration. Sanné, sur treize pleurésies scarlatineuses, n'a relevé qu'un cas de suppuration. Guérison habituelle avec ouverture précoce.

3° Les troubles digestifs avec diarrhée et vomissements n'ont d'importance que s'ils persistent au cours de la maladie. Sous cette dernière condition, la diarrhée abondante indique souvent une infection générale forte, et la mort fait suite.

4° Toutes ces complications s'effacent devant deux autres qui impriment à la scarlatine son allure propre : les *angines* et les *néphrites aiguës*.

L'angine de la complication n'est point la simple angine érythémateuse ou pultacée du début. Il s'agit ici de véritables *angines membraneuses*. Les classiques décrivent les *angines membraneuses précoces* produites par le streptocoque et les *angines membraneuses tardives*, celles-ci de nature diphtérique. Il est d'usage également d'opposer le caractère bénin des premières à la signification alarmante des secondes. Au vrai, cette distinction n'est vraie que pour certaines épidémies. Au bout de vingt-neuf ans, nous nous souvenons avec terreur de ces sujets qui, dès les premiers jours, avaient les amygdales tapissées de membranes grisâtres et présentaient une muqueuse pharyngée saignante, nécrosée. L'haleine était fétide, de gros bubons envahissaient les ganglions sous-maxillaires et cervicaux. La fièvre était élevée, une diarrhée profuse s'installait et ne cédait pas. La mort survenait en quelques jours.

Les *angines diphtériques* tardives sont plus ou moins graves, toujours suivant les épidémies ; elles surviennent de la deuxième à la quatrième semaine de la scarlatine. Le larynx est souvent touché. La sérothérapie antidiphtérique massive (40 à 60 centimètres cubes à un adulte) est encore la meilleure manière d'échapper à la sévérité du pronostic.

La *néphrite scarlatineuse* varie de fréquence suivant les épidémies. Elle existe parfois en dehors de la fièvre éruptive et nous avons jadis relaté l'histoire d'une épidémie locale.

Quatorze malades s'alitaient dans un village, tous atteints de néphrite aiguë avec anasarque. Aucune éruption scarlatineuse. Chez quelques sujets, fièvre vive, diarrhée, délire, ballonnement du ventre ; chez un autre, parotidite suppurée, tout cela joint à l'anasarque et à l'albuminurie (*Gaz. méd. Paris*, 1890). n°ˢ 39 et 40). Quelques cas de scarlatine régnaient isolés, dans une localité distante de 7 kilomètres. Les deux années suivantes, les scarlatines se répandirent de plus en plus dans les localités voisines ; mais celles-ci s'accompagnaient habituellement de néphrites et le nombre de néphrites sans scarlatines atteignait le chiffre des scarlatines. A Oyonnax (Ain), par exemple, dans l'intervalle de quelques mois, éclataient 18 scarlatines franches et 18 néphrites aiguës (*Gaz. méd. Paris*, 1891, n°ˢ 41 et 42). Sur ces dix-huit scarlatines franches, quatre sujets ont présenté une complication de néphrite aiguë. La guérison est la règle dans un intervalle variant de quinze jours à deux mois. Néanmoins sur ces quatre premières néphrites, une fillette de onze ans a succombé au bout de huit jour. Le passage à l'état chronique s'effectue environ dans 8 °/₀ des cas.

Les néphrites hémorragiques guérissent en général comme les autres ; *l'anurie scarlatineuse* est plus sérieuse et plus rare. Quand la chronicité ne s'opère pas tout de suite, elle s'effectue assez souvent après un retour apparent à la guérison. Le sujet va bien quelques mois, voire plusieurs années. Puis l'albumine reparaît insidieusement et progresse à l'insu du malade. Pendant des années, il est bon d'examiner à des intervalles de quelques mois, les urines des sujets qui ont été atteints de néphrite scarlatineuse.

L'adéno-phlegmon du cou est une complication grave ; le cou se tuméfie latéralement en masse dure et douloureuse ; la déglutition est impossible. Il faut montrer le malade à un chirurgien ; une ouverture précoce a chance d'éviter les accidents redoutables qui se produisent : œdème de la glotte, perforation de la jugulaire interne, des carotides. La complication est parfois précoce, le phlegmon est *diffus*, l'intervention chirurgicale, si complète soit-elle, n'arrive pas à sauver le malade.

Au décours de la scarlatine, surviennent des *arthrites sup-purées*, des *phlegmons* de la cuisse ou des jambes. Toujours l'intervention précoce ; sinon, et surtout en cas d'arthrite, gare à la pyohémie avec délire et état typhoïde mortel.

L'*otite* scarlatineuse guérit d'ordinaire en quelques jours par résolution ; néanmoins la suppuration peut se produire et la membrane du tympan se perfore spontanément. Chez l'adulte, l'intervention chirurgicale est plus souvent nécessaire ; une fois la suppuration établie, elle peut se prolonger pendant des mois et la surdité fait souvent suite. Sans compter les complications exceptionnelles heureusement, mais terribles de la méningite, des abcès du cerveau, de la carie du rocher.

III. — Pronostic des formes. — 1° *Scarlatine maligne.* —

Nous avons déjà parlé de la scarlatine apyrétique, bénigne entre toutes. En regard d'elle, voici la *scarlatine maligne*. Deux de nos malades ont jadis succombé en quarante-huit heures, alors que l'éruption paraissait à peine sur la poitrine. Dès la première heure, pouls de 140 à 160, vomissements incoercibles et diarrhée. Température à 40°8 et 41°3 ; le malade délire, n'urine pas, est pris d'accès de suffocation.

Un début moins dramatique peut être suivi d'accidents néanmoins fort graves. Les troubles nerveux dominent avec délire et insomnie. L'agitation est parfois telle qu'il faut des gardes pour maintenir le malade au lit. Il se produit des hallucinations terrifiantes : des hommes menacent, des animaux poursuivent le malade. L'alcoolisme dans ces formes agitées ne se rencontre pas forcément. Tous les sens sont affectés par les impressions délirantes : vue, ouïe et même odorat. Un jeune homme de dix-neuf ans croyait être couché à côté d'un homme gras et qui sentait mauvais (*Gaz. médic. Paris*, 1895, n° 26). Dyspnée vive, pouls à 140 ; diarrhée et vomissements. C'est ici que les bains frais de 28° à 25°, tant que la température atteint 39°, et renouvelés toutes les trois heures, rendent les plus grands services. La guérison se produit plus aisément que chez les sujets plongés dans la stupeur et le coma. L'agitation est moins alarmante que la prostration. Un sujet qui ne réagit plus sur son système nerveux est bien près d'être perdu.

2° *Scarlatine hémorragique.* — Nous n'avons jamais rencontré cette forme. En même temps que l'éruption, apparaissent des pétéchies. Le malade saigne du nez, urine du sang. La mort est habituelle.

3° *Scarlatine puerpérale.* — La scarlatine puerpérale ouvre le débat du germe pathogène. Quel est-il dans la scarlatine? Un streptocoque ou un agent spécifique? Il y a longtemps, nous avons opiné pour le streptocoque. Les érythèmes scarlatinoïdes, d'origine septicémique, ne sont que de la scarlatine (*Gaz. médic. Paris*, 1893, n° 40 et *Semaine médicale*, 1893, p. 332). Cette scarlatine puerpuérale peut se compliquer de néphrite aiguë comme la scarlatine ; la guérison s'opère d'ordinaire grâce au régime lactohydrique renforcé par le secours des injections intra-utérines. Ce qui différencie la scarlatine puerpérale de la scarlatine est avant tout la porte d'entrée différente du germe : ici la muqueuse pharyngée, là la muqueuse utérine.

4° *Scarlatines frustes.* — Les scarlatines sans éruption affectent deux formes : 1° angineuse ; 2° rénale.

I. — La *forme angineuse* offre souvent l'aspect pseudo-diphtérique ; elle se complique de rhumatisme et d'adéno-phlegmons, qui peuvent être aussi sérieux que ceux de la scarlatine vraie. Un de nos malades a fait en plus une endocardite mitrale passagère.

II. — La *forme rénale* a sévi particulièrement dans les épidémies dont nous avons jadis donné la relation. Nous en avons publié 43 observations. Sur ce chiffre, nous avons relevé 6 morts : une femme en travail, morte d'éclampsie ; un enfant de 3 ans, avec anurie et urémie dyspnéïque ; un homme de 51 ans qui a succombé au bout de deux mois ; une jeune fille morte au milieu d'accidents infectieux aigus. Une femme de 66 ans a été emportée par une hémorragie cérébrale un mois plus tard, et un homme de 54 ans a vu sa néphrite tourner à l'état chronique et se terminer par la mort quelques mois après le début.

Soit une mortalité d'environ 14 % (*Semaine médicale*, 1894). Une pratique prolongée nous avait appris que les moyens mis en œuvre pour éviter la complication rénale manquaient d'une efficacité absolue ; ni la prolongation du régime lacté, ni le séjour à la chambre, ni les soins antiseptiques n'ont suffi pour garantir nos malades. Les uns prenaient ces précautions et échappaient ; d'autres, avec des précautions identiques, payaient leur tribut à la complication. C'est ainsi que six de nos malades ont fait une néphrite aiguë, alors que tout avait été organisé pour en conjurer la menace (*Gaz. médic. Paris*, 1895, p. 388). Ajoutons toutefois que ces derniers, à partir de la chute thermique, avaient pris, outre du lait, quelques potages au lait et un peu de pain.

V

Le pronostic de la rougeole.

La rougeole est à la fois la maladie la plus bénigne et la plus grave. Bénigne quand le nombre de cas est limité et que l'encombrement fait défaut. Grave quand les malades se multiplient et se serrent contre les autres. Dans notre jeunesse, nous avons soigné de nombreuses épidémies de rougeole et les Archives de l'Académie de Médecine renferment nos manuscrits (1889-1891). Le résumé en a paru dans la *Gazette Médicale de Paris* (1895, n° 19). Un fait primordial nous avait frappé. La maladie n'était rien dans les petits villages où trente à soixante enfants étaient touchés. A Oyonnax, la gravité n'apparut guère qu'avant le trois centième ; à partir de ce chiffre et jusqu'à neuf cents, limite qui clôtura le nombre des malades, des complications de toute sorte valurent une mortalité impressionnante.

Le pronostic varie encore suivant l'âge du sujet, la période de la maladie et ensuite au gré des complications. Nous ne parlerons pas du pronostic suivant le traitement. Hors les bains chauds ou les enveloppements du thorax dans les formes graves et les broncho-pneumonies, il n'y a rien. Encore une de ces maladies qui du temps d'Hippocrate étaient aussi bien traitées que de nos jours.

I. — **Pronostic suivant l'âge.** — Chez les enfants en bas âge, la gravité est plus grande, l'encombrement des plus périlleux. Les complications pulmonaires apparaissent ; la maladie est encore plus sombre chez les sujets débilités. Ils n'ont pas la force de réagir et les complications éclatent.

II. — **Pronostic suivant la période de la maladie.** — On peut dire en général que les accidents sont moins graves pendant la période éruptive. Loi générale qui est coupée toutefois par nombre d'exceptions. Il se produit à ce moment des retentissements pulmonaires d'aspect tapageur, bénins souvent et qui peuvent donner le change. Le tableau est celui de la broncho-pneumonie. Dyspnée aussi vive, état général inquiétant. Et pourtant en peu de jours l'orage se calme et la respiration redevient libre. Eventualité heureuse qui ne se produit pas toujours ; déjà à ce moment, le catarrhe suffocant peut emporter le malade en quelques heures.

La bronchite du début peut sembler bénigne. Au médecin de ne pas se relâcher de sa surveillance. Le mal peut s'étendre d'un jour à l'autre.

D'autres signes sont aussi fort alarmants dès le début : d'une part, l'*éruption ecchymotique* qui se superpose à l'exanthème rubéolique. Des suffusions sanguines apparaissent, l'enfant s'agite, prend des convulsions et meurt.

Dès les vingt-quatre premières heures de l'éruption, des *phénomènes nerveux* éclatent : délire, convulsions, langue sèche, fuligineuse, hyperthermie avec prostration ; l'exanthème pâlit et sa disparition constitue la rougeole rentrée des anciens. Des bains chauds (37° toutes les 3 heures) peuvent calmer, mais fort souvent la gravité galope, l'éruption sort mal et nous nous souvenons de ces pauvres petits enlevés en quarante-huit heures alors que tous les moyens mis en œuvre demeuraient impuissants.

La fièvre par elle-même n'offre aucune gravité. Il faut prévenir les parents. Au moment de l'éruption la température montera à 39°, 40°5, sans qu'aucune signification fâcheuse soit attribuable à l'élévation thermique qui cède au bout de vingt-quatre à quarante-huit heures. On dit souvent que dans la scarlatine la température monte beaucoup. Il serait peut-être plus exact de rappeler que la scarlatine, en matière de degrés thermiques, peut atteindre ceux de la rougeole. Si une complication apparaît, la fièvre ne tombe pas, elle augmente au contraire et ce redoublement d'intensité appelle l'attention. Tous les accidents qui durent au delà de la période éruptive constituent des complications. Ce sont elles surtout qui dessinent le pronostic de la rougeole.

III. — **Pronostic des complications.** — *a*) Au premier rang se rangent les complications *broncho-pulmonaires*. La *broncho-pneumonie*, si elle est rare dans les épidémies circonscrites et chez les sujets isolés, devient d'une fréquence et d'une gravité extrême au cours des épidémies importantes et dans les agglomérations. Dans les hôpitaux et les baraquements, lors de la guerre dernière, la mortalité a été jusque de 70 °/₀. Elle peut apparaître pendant les prodromes et la mort est survenue avant l'apparition de l'exanthème. La maladie peut simuler le type de la *congestion pulmonaire*. Le pneumocoque est en jeu. C'est bien rare et la guérison se produit. La broncho-pneumonie à *foyers disséminés*, la forme *pseudo-lobaire*, le *catarrhe suffocant* se valent par leur gravité. En quelques jours, la mort arrête le mal. Plus rarement après une période aiguë, les accidents s'atténuent, des râles persistent dans les bronches, parfois fixés au sommet. On croit à de la *tuberculose pulmonaire* ; seule, l'analyse des crachats permet de se faire une opinion.

b) *Laryngite.* — La *laryngite catarrhale* dès le début peut se compliquer de crises de *laryngite striduleuse* ; l'accès cède et ne se reproduit guère. La *laryngite ulcéreuse* avec toux rauque et douloureuse s'accompagne d'expectoration muco-sanguinolente ; cela peut guérir. Mais nous avons eu des morts par spasme et œdème de la glotte ; plus rarement se forment des abcès et la nécrose des cartilages.

La *laryngite pseudo-membraneuse* est une complication diphtérique. Elle est fort grave, mais un traitement sérothérapique peut en venir à bout ; de même le *croup* qui se complique si rapidement de broncho-pneumonie. Une excellente pratique dans les hôpitaux d'enfants est l'injection préventive de sérum antidiphtérique à tous les malades amenés dans les salles.

c) *La stomatite* se caractérise par des ulcérations qui se recouvrent d'un exsudat gris jaunâtre. En tombant, ce dernier laisse une surface saignante, une adénopathie sous-maxillaire se produit. Rien de grave. La gangrène secondaire est exceptionnelle.

d) *Complications intestinales.* — La diarrhée au moment de l'éruption guérit d'ordinaire ; mais nous avons vu la mort survenir en quarante-huit heures dans un état algide.

e) *Complications oculaires et auditives.* — La conjonctivite est bénigne. La suppuration, les ulcérations de la cornée sont bien plus rares. L'otite est journalière. Elle apparaît une semaine après l'éruption et fait remonter la fièvre. Le tympan se perfore et est suivi d'otorrhée, celle-ci assez rarement passant à l'état chronique. L'antisepsie nasale ne suffit pas toujours à écarter cette complication ennuyeuse. Au moins, en recommandant les instillations d'huile goménolée dans les narines, le médecin aura-t-il montré qu'il n'est pas pris au dépourvu et qu'il avait songé au risque d'une otite possible.

f) *Complications gangréneuses cutanéo-muqueuses.* — Des embolies septiques d'origine intestinale ou otitique produisent ces complications. Taches *nécrotiques noirâtres* sur la peau, *noma, gangrène du poumon* de la vulve, tout cela est exceptionnel. L'exérèse *chirurgicale*, la *vaccinothérapie* rendent des services journaliers.

g) *Complications septicémiques.* — *Arthrites, endopéricardites* sont rares. Nous avons noté un cas d'endocardite mitrale bénigne sur douze cents malades. La *myélite, l'encéphalite aiguë* ont échappé à nos observations ; mais un cas de *névrite périphérique*, chez un enfant de neuf mois, amenant une paralysie des quatre membres a été observé par nous en 1889. Et nous avons revu en 1921 le sujet complètement guéri qui nous amenait sa vieille mère cardiaque.

Une autre complication absolument exceptionnelle que nous avons enregistrée est la *néphrite aiguë* avec anasarque. Guérison complète chez le seul enfant qui nous avait valu cet accident.

h) *Maladies associées ou consécutives.* — La *diphtérie* se produit bien moins depuis les injections préventives. La complication est fort grave. De même *la coqueluche.* Des *bronchopneumonies* se montrent et aussi des *spasmes glottiques*, ces derniers de signification fort alarmante ; car une mort brusque peut s'ensuivre. Il est même curieux que le spasme glottique, suite de coqueluche, soit infiniment plus sévère que celui qui est simplement d'origine nerveuse.

Parmi les maladies consécutives, la *tuberculose* tient la grande place. Entre ses manifestations, deux essentielles : l'*adénopathie trachéobronchique* et la *méningite tuberculeuse.* Au hasard des épidémies, l'une ou l'autre de ces complications domine.

Tantôt c'est l'adénopathie trachéobronchique avec des crises de suffocation qui emportent le petit malade, tantôt c'est la méningite tuberculeuse qui s'est montrée si fréquente chez nos petits malades, dans l'épidémie de 1890.

Sur 650 rougeoles chez des enfants, nous avons compté dans

l'année qui suivit la fièvre éruptive, 11 méningites tuberculeuses, 3 tuberculoses des ganglions bronchiques toute suivies
de mort et un mal de Pott.

C'est pourquoi il serait quand même bon, pour se préserver
de cette maladie, de pouvoir avoir recours à d'autres mesures
que celles édictées sur le mode classique.

La maladie terminée, les désinfecteurs s'empressent. Ils sté-
rilisent les meubles d'où n'émane aucune propriété contagieuse
et le petit malade lui-même n'est plus contagieux en ce moment.

Ne conviendrait-il pas mieux, en matière de prophylaxie
épidémiologique de s'inspirer de la nature des choses? Au lieu
de chercher à voir clair, nous avons imité l'Allemagne. Tendance déplorable contre laquelle nous n'avons cessé de pro-
tester depuis de bien longues années ; en matière de médecine,
l'Allemagne n'a jamais fait que suivre et en boitant s'il vous plaît.

Elle s'évertue sur des détails oiseux et les grandes lignes
lui échappent.

VI

Le pronostic de la variole.

Le seul traitement efficace de la variole est la vaccination
préventive. Mais la vaccination de l'enfance ne suffit pas. Dans
une épidémie que nous avons eu à soigner, à la fin de notre
séjour en province [1], les formes hémorragiques, c'est-à-dire
les plus graves, ne furent présentées que par des sujets qui
avaient été vaccinés une fois dans leur enfance ou pas du tout.
C'est une banalité que d'insister sur la nécessité des revacci-
nations. Et pourtant, que de difficultés dans la tâche ! Un
confrère d'un centre ouvrier nous montre un numéro du journal local, d'opinion soi-disant avancée, où on l'accuse d'affoler

1. Quelques considérations sur une épidémie de variole. *Journ. des Praticiens*, 1898, p. 514.

la population parce que, une épidémie de variole sévissant aux environs, il recommande la hâte et que chacun n'hésite pas à se faire revacciner.

Toutes les autres mesures préventives sont illusoires. Au cours d'une épidémie, l'isolement même ne suffit pas à enrayer la propagation du mal. Celle-ci s'opère surtout par l'intermédiaire de varioleux très atténués qui continuent de circuler et échappent à la surveillance du médecin.

Dirons-nous que les bains tièdes administrés à 35° et toutes les trois heures, tant que la température atteint 39°, diminuent la gravité du mal ? Nous les avons administrés à plusieurs malades qui ont guéri. Les autres médications (éthéro-opiacée de Ducastel), par le xylol (J. Belin), par l'analgésine (Richard-Lesay) demeurent sans action. Il n'est pas sûr d'ailleurs qu'elles ne puissent faire du mal. En faisant baisser la température, l'analgésine peut fort bien aggraver l'infection. La photothérapie ne semble guère agir sur l'éruption. Le saupoudrage de plâtre serait favorable. Il absorberait le pus des ulcérations et diminuerait la fièvre secondaire. Rien de moins certain. Au cours d'une même épidémie, les formes les plus sévères alternent avec les types les plus bénins. La médication n'exerce aucune influence sur les différences de gravité. Dans les complications gangréneuses, sans doute la *vaccinothérapie* rendra des services, pratiquons-la, mais sans espoir trop confiant.

I. — PRONOSTIC DES SYMPTOMES

Le pronostic de la variole est plus dicté par l'atteinte du système nerveux et les signes d'infection générale que par l'étendue de l'éruption. La première variole hémorragique que nous avons eu à traiter a été pour nous l'occasion d'une hésitation de diagnostic. Une malade souffre violemment des reins ; tout son corps est couvert d'un érythème d'un rouge luisant. On aurait dit d'un badigeonnage au jus de framboise recouvert d'une couche de vernis. Flots d'albumine dans les urines.

Pouls petit à 120, température à 38°2. Le deuxième jour, hémorragies conjonctivales, saignement par la bouche, le nez, l'intestin. De larges ecchymoses bleuâtres apparaissent sur la région lombaire. Anxiété extrême. Dyspnée très vive, que, tout d'abord, on attribuait à l'albumine. Le matin du troisième jour, quelques pustules bleuâtres de variole apparaissent sur le menton et la poitrine. Nous posons le diagnostic deux heures avant la mort.

Cette *variole hémorragique primitive* tue avant l'éruption. La *variole hémorragique secondaire* est presque aussi terrible. Elle paraît quand l'éruption entre dans sa période de suppuration. Le malade, couvert de pustules, semble aller pour le mieux et rien ne laisse présager une issue fatale, quand tout à coup la scène change. De 38°2 ou 38°4, la température monte à 41°. Les hémorragies apparaissent, les pustules se remplissent d'une sérosité noirâtre, des taches bleuâtres s'étalent entre elles, la langue est sèche, l'haleine fétide, le pouls filiforme. Mort en deux ou trois jours. L'alcoolisme et la puerpéralité favorisent l'apparition de cette forme. Sur 75 varioles, nous avons compté 17 décès, dont 12 de variole hémorragique secondaire.

Dans ces formes, les *accidents nerveux* sont les plus accusés. Un état ataxo-adynamique avec ou sans mouvements convulsifs, un accablement extrême sont des signes de toute gravité. Le mal de tête accompagné de délire peut faire croire à une méningite. Le doute du médecin est une grande tache noire sur le tableau morbide.

Les *accidents cardiaques*, avec faiblesse myocardique et pouls faible et rapide, indiquent également une infection des plus alarmantes. Les complications endopéricardiques demeurent exceptionnelles. Nous n'en avons jamais rencontré (Teissier, *Acad. Méd.*, 26 mars 1918).

L'*albuminurie* existe chez tous les varioleux. Elle est massive dans les varioles hémorragiques, s'accompagne d'une forte diminution urinaire et s'ajoute à l'infection générale pour déterminer la dyspnée, si pénible dans ces formes dramatiques.

Le *tube digestif*, avec ses vomissements du début, l'inappétence absolue, la *diarrhée* rare, mais très sérieuse de signification, les *voies respiratoires* avec la voix rauque, la production de sibilances et de râles dans les bases, sont plus les témoins de l'état grave que ses complices. Ils demeurent à l'état d'effet, non de cause. Tous ces troubles peuvent toutefois s'élever à la hauteur d'une complication vraie. Nous y reviendrons.

Si *l'éruption* n'annonce pas forcément la gravité, elle y contribue toujours. Seulement, avant l'éruption pustuleuse, peuvent survenir des érythèmes s'effaçant à la pression du doigt et tout différents de l'éruption purpurique de la variole hémorragique. A ces éruptions de diverses sortes : scarlatiniforme, morbilliforme, ortiée, a été donné le nom de rash. Ils n'ont aucune signification pronostique, accompagnent aussi bien les varioles bénignes que les varioles graves. Alors même que de petites hémorragies limitées se seraient fait jour, et cela arrive surtout dans le rash scarlatiniforme, il ne faut pas se presser de conclure à la variole hémorragique. Dans cette dernière, les hémorragies occupent toute l'étendue du corps, s'accompagnent d'ecchymoses et l'état général est déplorable dès l'origine.

L'éruption variolique se montre vers le troisième ou quatrième jour. Elle débute par la face, le menton, le front, autour des lèvres, sous forme d'une rougeur uniforme, d'apparence érysipélateuse, qui se couvre de vésicules. Celles-ci s'aplatissent, se confondent par les bords, forment une sorte de masque verruqueux et blanchâtre sous lequel disparaissent les traits de l'individu. C'est *l'éruption confluente*. C'est une forme grave. L'absence de gonflement des mains et des pieds à la fin de la période d'éruption est un signe alarmant (Trousseau). Lorsque les pustules se remplissent de sang, il s'agit d'une variole hémorragique secondaire. Ce sont les formes du pronostic le plus noir, comme nous l'avons dit tout à l'heure. Les malades succombent fréquemment du onzième au quatorzième jour.

Un certain nombre de nos malades atteints de variole confluente ont toutefois guéri. Les classiques nous objecteront que la variole n'était pas confluente, mais *cohérente*. Qu'est-ce à dire ? Dans la variole confluente, les papules se touchent par leurs bords, dès le début ; dans la variole cohérente elles ne se touchent que par le développement des pustules. Au début, des intervalles de peau saine les séparent. Pareille description répond mal à la réalité clinique. En fait, il nous est arrivé sur une quinzaine de sujets de prétendre opérer la distinction. Nous n'y sommes pas parvenus.

La même difficulté n'existe pas pour la *variole discrète*. Ici l'aspect érysipélateux de la peau fait défaut. De petites taches de la grosseur d'un grain de millet apparaissent au menton, au front, autour des lèvres. Puis se prennent le cou et la partie supérieure du thorax, les jambes. Le malade est peu anxieux. La guérison est la règle.

On a donné le nom de *varioloïde* à des varioles dont le début paraît alarmant, mais qui ne suppurent pas. La confusion de nom fait croire à une similitude avec la variole discrète ; et pourtant l'éruption peut être cohérente. La guérison est la règle. Nous avons accepté ces termes de variole cohérente et de varioloïde parce qu'ils sont admis. Ne vaudrait-il pas mieux désencombrer la nosographie de toute cette terminologie qui égare à l'occasion et n'apprend jamais rien ?

Varioles bénignes et varioles graves constituent des vocables de signification assez large. Des variétés s'encadrent dans chacun des groupes. Ils devront être l'objet de descriptions séparées.

Cette modification de la nosologie est si nécessaire que la multiplication des dénominations ne parvient même pas à baptiser toutes les formes. Nous disions tout à l'heure que la variole discrète était bénigne. Et voici qu'il existe une *variole discrète maligne*. Dès le début, l'agitation est extrême et la rachialgie violente, la respiration accélérée. Des soubresauts de tendons se manifestent, le sujet délire. L'éruption sort mal, lentement, avec peine. Il y a un certain nombre de pustules, mais peu. Assurément, l'éruption est discrète. Et pourtant, la gravité est extrême. Le pronostic, comme nous le disions, n'est pas dessiné par l'étendue de l'éruption. Comme dans la variole hémorragique primitive, c'est l'atteinte de l'état général qui ouvre les menaces de l'horizon.

La fièvre risque également d'égarer les prévisions. Nous avons fait soutenir par le Dr Gonnand (d'Oyonnax) une thèse sur la fièvre dans la variole (*Th. Lyon*, 1898). Là encore comme dans la pneumonie, les températures les plus élevées ne signifient pas mort probable. La guérison s'opère maintes fois. Par contre, rien de grave comme un état général mauvais accompagnant une température modérée. Dans toutes les varioles hémorragiques primitives auxquelles nous avons donné nos soins, c'est à peine si, le premier jour, la température rectale atteignait 38° ; le second jour, cela montait un peu, restait aux environs de 38° 5, puis le troisième ou quatrième jour, au moment de la période agonique, s'élevait jusqu'à 41° ou redescendait au contraire à 38°, en même temps que le pouls devenait filiforme, incomptable.

Les varioles discrètes et confluentes se signalaient, au contraire, par des fièvres élevées dès le début, et le degré de 41° à diverses périodes, fut plusieurs fois noté chez des malades qui guérissaient aisément.

Naturellement, la température basse n'est pas forcément un signe de gravité. Rien n'est seulement plus fâcheux qu'une fièvre modérée en présence d'une infection forte : dans certains cas de variole discrète où l'infection est très atténuée, il n'y a pas besoin de fièvre et, en effet, la température peut fort bien ne pas dépasser 38°5, le malade guérissant en peu de jours.

Cette absence d'élévation thermique dans les formes les plus bénignes et les plus graves peut même quelquefois faire hésiter le clinicien. Il est appelé auprès d'un malade qui offre un rash scarlatiniforme. La rachialgie est forte, la fièvre nulle. S'agit-il d'un début de variole discrète ? Ou, au contraire, le rash va-t-il s'étendre, se boursoufler, se couvrir de taches hémorragiques? L'intensité des phénomènes généraux moins accusés dans la variole discrète, l'abattement moindre permettent seuls de se prononcer. L'atteinte générale domine la température, comme elle fait déjà de l'éruption.

Quant au pouls, il trompe moins. Rapide, incomptable avec des températures basses, il indique la fin prochaine. Montant à 120 et 130, si la température est haute, sa signification n'est pas forcément alarmante.

La *suppuration* des pustules ne se produit pas dans les varioles bénignes, que celles-ci aient été ou non modifiées par une vaccination antérieure. Mais dans nombre de varioles discrètes et dans toutes les confluentes, la suppuration se produit et avec elle la fièvre remonte. Nous sommes à ce moment vers le sixième ou septième jour. La fièvre dure trois à quatre jours et cède dans la variole discrète. Elle se prolonge bien davantage dans les formes confluentes. C'est à cette période que des symptômes reparaissent avec délire, que le pouls faiblit, qu'une dyspnée très vive apparaît sans explication suffisante à l'auscultation, laquelle demeure négative. Les malades succombent du onzième au quinzième jour, non sans avoir passé par diverses complications, qu'il nous reste à passer en revue.

II. — PRONOSTIC DES COMPLICATIONS

Du côté du *tube digestif*, on observe tout d'abord une *salivation* abondante, surtout liée à l'étendue de l'éruption et aussi à l'absence de déglutition de la salive. Cette salivation, qui peut atteindre 1 à 2 litres est, par elle-même, une cause d'épuisement. Elle cède du onzième au douzième jour. La *stomatite pustuleuse*, qui atteint la langue, entraîne parfois la production d'une *glossite*. Des *abcès de l'amygdale* se montrent. Tout cela est fâcheux, moins grave toutefois que le *processus gangréneux* qui envahit les gencives, le voile du palais, la face interne des joues. Les joues peuvent se prendre, les *maxillaires* se nécrosent.

C'est affaire aux chirurgiens d'ouvrir hâtivement les abcès et d'attendre, pour intervenir dans les nécroses, que la lésion soit nettement délimitée.

La *diarrhée* n'offre aucune signification chez l'enfant. Elle constitue un indice défavorable chez l'adulte. Les complications péritonéales sont rares. Des *parotidites* surviennent à la période d'éruption ou pendant la convalescence. Le chirurgien a beau intervenir d'une façon précoce. Les premières sont naturellement les plus graves. Ajoutons la possibilité d'*abcès périrectaux*, pouvant être le point de départ de décollements du rectum. Au chirurgien mandé d'éviter la gravité possible.

Dans l'*appareil respiratoire* apparaît la raucité de la voix, signe de la laryngite varioleuse. Ce n'est pas une complication. Mais l'*œdème de la glotte* peut faire suite. La catastrophe se produit du neuvième au douzième jour. On court au médecin. Il est trop tard. La mort s'est abattue avant le temps de faire la trachéotomie d'urgence. Parfois cependant la guérison s'opère. Un œdème de la glotte, suite de périchondrite avec abcès sous-muqueux, s'est terminé par un rétrécissement cicatriciel du larynx.

La *bronchite varioleuse* est de peu de gravité. La *broncho-pneumonie* est autrement sévère et se rencontre presque dans la moitié des autopsies (Joffroy et Breynært). Apparaissant du sixième au neuvième jour, elle ne se traduit guère que par une gêne respiratoire plus accusée et une respiration plus fréquente. A l'auscultation, sibilances, râles sous-crépitants, respiration soufflante. A ce moment, l'éruption cutanée s'arrête. Les signes généraux augmentent. Mort en deux ou trois jours. Parfois, la maladie passe à l'état subaigu et la mort tarde quelques semaines. Cette durée est bien rare.

La *pneumonie lobaire* est exceptionnelle; sans doute, quand les signes existent, ne s'agit-il, pour l'ordinaire, que d'une broncho-pneumonia pseudo-lobaire. Gravité extrême.

Les *pleurésies* sont séreuses et cela guérit, ou bien elles deviennent purulentes et il convient d'ouvrir au plus tôt. Cela guérit souvent. La *gangrène pulmonaire*, les *abcès du poumon* ne se réclament point d'un pronostic aussi favorable. Exceptionnelles heureusement, ces complications dernières.

Les *complications cardiaques* sont tout aussi rares. Des myocardites naturellement, mais pour ainsi dire pas d'endopéricardites. On sait qu'une grande partie des troubles jadis attribués au myocarde malade sont la conséquence d'une *surrénalite infectieuse*. Les *phlébites* sont rares; elles surviennent pendant la période de dessication et guérissent.

L'*albuminurie*, que nous avons vue massive dès les premières heures de la variole hémorragique primitive, peut se déclarer pendant la période de dessication. Il s'agit d'une *néphrite* qui peut se fixer dans les formes bénignes ou très graves. Terminaison au gré des formes tantôt par guérison. Mort encore par *urémie* ou passage à l'état chronique. On a signalé des anasarques sans albuminurie et cependant avec issue fatale (Lemet).

La *vaginalite* varioleuse se termine par la résolution habituelle. L'*orchite est rare* et presque toujours bilatérale. Pronostic bénin. Les fonctions de reproduction ne restent pas compromises. L'*ovarite varioleuse* est une curiosité; ce qui est bien plus fréquent, c'est l'avance des règles et parfois une métrorragie abondante. Gravité suivant l'abondance.

La *gangrène vulvaire*, celle de la *verge* appartiennent de même au tableau des exceptions.

Les *complications nerveuses*, outre l'agitation et le délire, consistent parfois en troubles mentaux de *confusion mentale*. Guérison habituelle. Des paralysies se montrent et nous en avons cité un exemple. Jeune homme atteint de paraplégie dans la convalescence; incapable de mouvoir ses membres inférieurs, il présente même des troubles sphinctériens. Il existe de la rétention d'urine. Nous croyons à une myélite ascendante. Néanmoins, la guérison s'ensuit. Sans doute, ne s'agissait-il que d'une *polynévrite* (*Méd. mod.*, 1899).

Au début de la maladie, il existe un engourdissement lié à la rachialgie. Les malades ne peuvent remuer. Les réflexes sont normaux et la sensibilité intacte. Ces troubles cessent avec l'apparition de l'exanthème.

Les *névrites* de la convalescence atteignent le voile du palais, le grand dentelé. On constate des paralysies oculaires, des signes de paralysie labio-glosso-laryngée. Tout cela guérit lentement. Les névrites peuvent affecter des signes de *pseudo-tabès*. Varioles bénignes ou graves sont à l'origine. Guérison au bout de six mois à deux ans.

Dans l'*appareil locomoteur*, s'installent des *arthropathies* simples et qui guérissent spontanément. Ou bien elles sont *suppurées* et réclament l'ouverture immédiate de l'articulation. Sinon, la gravité est extrême.

Des *hémorragies* s'infiltrent dans les muscles de la cuisse et des grands droits; les muscles sont douloureux à la pression. Il convient de se méfier.

Les *complications cutanées* sont des *abcès*, des *furoncles*, et cela guérit d'ordinaire, bien que les furoncles puissent récidiver avec une opiniâtreté désespérante. Des *pustules d'ecthyma* marchent également vers la guérison en dix à douze jours. Mais cette bénignité n'est pas constante. Parfois la fièvre monte, des phénomènes ataxiques surgissent et c'est la mort à brève échéance. Dans tous ces états, il faut toujours songer à la possibilité d'une *résorption purulente* et au tableau dramatique qui fait suite : frissons, langue sèche, délire, vomissements, diarrhée. La mort survient dans un intervalle de quinze jours à trois semaines.

Dans les *complications oculaires*, les paupières ne sont guère atteintes qu'au niveau de la peau; il ne se produit ni trichiasis, ni ectropion. Par contre, les *ulcères de la cornée* sont des plus fréquents. Sur 17 de ces ulcères, M. Roche a déploré sept fois la perte de l'œil (*Ann. Oculist.*, 15 octobre 1908). Au moindre dépoli de la cornée, il convient d'instituer l'application du traitement par l'atropine.

Du côté de l'ouïe, les risques sont moindres. Néanmoins, il se produit des otites purulentes de la caisse, et la surdité fait suite.

D'autres *maladies infectieuses* peuvent compliquer la variole. Des *érysipèles* apparaissent pendant la convalescence; ils siègent à la face. Cela guérit. Quand l'érysipèle se montre à la suite de l'ouverture d'un abcès, la gravité est plus grande. La *rougeole*, la *diphtérie* sont contractées pendant la convalescence. La gravité dépend de l'épuisement du sujet et du génie épidémique qui signale les infections intercurrentes.

En général, les maladies coexistantes sont aggravées par la variole. Les enfants atteints de pneumonie ou d'affections intestinales ne guérissent jamais (Rilliet et Barthez). Les *tuberculeux* doivent à la variole une marche souvent rapide; d'autre part, chez les sujets sains, la variole devient une condition favorable de terrain. La tuberculose s'y développe plus aisément.

Chez les névrosés, au contraire, une atteinte de variole est susceptible de rétablir l'équilibre et d'amener la guérison.

III. — Pronostic suivant l'age et les formes

La variole, même discrète, est toujours grave chez l'*enfant* de même chez le *vieillard*. La *femme enceinte* en est sérieusement éprouvée. La variole discrète guérit, voire la variole confluente, mais plus malaisément. L'avortement est fréquent. Dans la moitié des cas, si la variole est discrète; dans les trois quarts des cas, si la variole est confluente. Et puis, il faut encore compter avec la mort ultérieure de la mère. Celle-ci succombe souvent dans les quatre jours qui suivent l'avortement.

Sur les formes restantes de la maladie, la variole hémorragique entre autres, nous nous sommes arrêté dès le début de cet article. Ces formes sont tellement foudroyantes qu'elles servent tout naturellement d'entrée en matière. A étudier une maladie, un grand avantage résulte de la connaissance immédiate des types qui risquent de dérouter le praticien. En les lui signalant à l'avance, il risque moins d'errer sans distinguer sa voie. Aventure désagréable qui nous est advenue à nousmême pour le premier cas de variole hémorragique primitive.

VII

Pronostic de la diphtérie.

Jadis le pronostic de la diphtérie était exclusivement commandé par ce que, faute d'un terme plus scientifique, on peut appeler encore le génie épidémique de la maladie. Le praticien croisait tantôt des épidémies bénignes, tantôt elles éclataient immédiatement graves. Si bien que les formes bénignes, chacun avait tendance à les attribuer à l'efficacité de la médication. De là cette multiplicité de traitements vantés tour à tour jusqu'à l'heure où l'apparition d'une épidémie sérieuse réduisait à néant l'enthousiasme du début. Avec la sérothérapie, tout a changé. En général, la maladie demeure bénigne si le traitement a été entrepris à temps.

Néanmoins, une inégalité de gravité signale encore le passage des épidémies, si tant est que celles-ci continuent de sévir. Car l'inoculation préventive des sujets habitant les milieux infectés apparaît comme une de ces mesures radicales qui enraient du coup la propagation du mal.

Une fois l'infection déclarée, le pronostic sera établi : 1° d'après les symptômes ; 2° d'après le traitement ; 3° d'après les complications.

1. — Pronostic des symptômes. — a) *Angine*. — Un enfant maussade depuis quelques jours qui présente une *fausse membrane* sur les amygdales ou engainant la luette a-t-il la diphtérie ? Avant tout examen de laboratoire, le praticien doit agir comme si la réponse était positive. L'injection de sérum antidiphtérique sera pratiquée d'urgence. On verra ensuite s'il y a lieu de la répéter. En vingt-quatre heures la gorge se déterge. Même en cas de diphtérie confirmée, la guérison se produit habituellement du sixième au huitième jour.

b) *Symptômes généraux*. — Le teint terreux, la prostration, la faiblesse d'un pouls qui bat entre 130 et 160 pulsations, l'augmentation de volume du cou sont des symptômes d'intoxication forte. Joignons la couleur grisâtre des fausses membranes qui saignent aisément, l'obstruction des narines par les fausses membranes, la fétidité de l'haleine, la présence d'albumine. Un pouls fréquent qui accompagne une température basse est du plus fâcheux augure. Quand des hémorragies multiples apparaissent, la bataille est à peu près perdue.

c) *Syndrome secondaire de la diphtérie maligne* (Marfan). — Les symptômes précédents s'aggravent ; l'hypotension artérielle est considérable, le cœur se dilate. Une douleur vive siège au creux épigastrique ; les nausées et les vomissements surviennent. Tous ces signes sur un facies grippé, extrêmement pâle. Une insuffisance surrénale aiguë est souvent en jeu. La mort en est la terminaison habituelle, soit au bout de quelques jours, soit d'une manière brusque.

d) *Diphtérie compliquant une autre maladie*. — Ce sont surtout la scarlatine et la rougeole qui sont en jeu. Dans la rougeole, le croup se montre d'ordinaire. La gravité dépend de l'encombrement, du nombre de rougeoles et aussi de la virulence de la diphtérie. La bronchopneumonie est fréquente. La sérothérapie massive est indiquée. Cela guérit souvent, mais la gravité est réelle.

L'angine diphtérique précoce de la scarlatine est d'ordinaire bénigne comme l'avait vu Trousseau. L'angine tardive implique un pronostic assez sombre. Elle s'inscrit comme un des éléments qui forment le tableau de la diphtérie maligne.

e) *Gravité suivant la localisation*. — Le *croup* est la localisation laryngée de la diphtérie. Si l'injection de sérum est pratiquée dès les premiers accès de suffocation, cela guérit. Seulement il faut se souvenir que le sérum n'agit guère sur les lésions locales qu'au bout de trente-six heures. Si bien que lorsque la dyspnée continue s'est établie, que le tirage est devenu permanent, l'attente risque d'être dangereuse. Il faut pratiquer la trachéotomie et ne point compter sur l'expulsion heureuse d'une fausse membrane qui permettrait à la respiration de se rétablir.

L'asphyxie peut faire croire, par l'amendement des symptômes, à une amélioration inespérée. En fait, elle agit à la façon d'un trompe-l'œil. Les accès de suffocation disparaissent, l'enfant s'assoupit. Mais la face est bouffie et violacée, les extrémités froides, le pouls fuyant et irrégulier.

L'intervention à ce moment risque fort d'échouer et la mort survient dans le coma, parfois entrecoupé de mouvements convulsifs. Ajoutons la gravité plus grande chez les enfants de moins d'un an et chez les adultes.

La diphtérie *des bronches* est alarmante et s'accompagne d'une dyspnée intense. La trachéotomie est inutile et la broncho-pneumonie coexiste presqu'à coup sûr. M. Marfan a décrit une autre forme où la gravité ne résulte point de l'extension aux bronches, mais de la malignité directe de la diphtérie. Dès le début, il existe des tendances syncopales, le pouls est très faible et le visage fort pâle. La mort dans ces cas est rapide et survient avant que les lésions de broncho-pneumonie soient constituées. La trachéotomie réussit bien rarement.

La *diphtérie de l'œil* peut aboutir à la fonte purulente de l'organe, elle ne s'observe que dans les formes graves. Il faut le sérum à hautes doses et même dans les cas favorables, des opacités cornéennes font suite.

Les *diphtéries des plaies* partagent une gravité de même ordre, le sérum doit être injecté d'une façon précoce et à hautes doses. Toutes les diphtéries à siège anormal s'accompagnent fréquemment de paralysie, celle-ci débutant dans le voisinage de la localisation.

II. — Pronostic des complications. — *a)* On ne saurait guère parler à titre séparé, des complications *cardiaques* ou *rénales.* Les premières sont un des éléments de la diphtérie maligne ; le cœur s'accélère et peut se distendre, le pouls devient petit et filiforme. Parfois, au contraire, un ralentissement du pouls se montre dans la convalescence ; le malade a des crises syncopales. D'ordinaire cela guérit ; tout de même le médecin fera coucher le malade et le suivra de près pendant quelques jours. Dans le pronostic des pouls lents, nous croiserons cette complication.

b) Sur les *reins,* rien de spécial. L'atteinte rénale de la diphtérie est celle de toutes les maladies infectieuses. De l'albumine simplement ou en plus des hématuries, de la cylindrurie. La néphrite guérit habituellement et ne laisse pas de traces. Elle indique plutôt la gravité de l'infection qu'elle n'est alarmante par elle-même.

c) Ce qui importe avant tout, ce sont les complications nerveuses avec *paralysies.* Ces paralysies sont limitées et généralisées et dans ce dernier cas, peuvent survenir quelques mois après l'atteinte diphtérique et égarer le diagnostic qui ne remonte pas aux sources.

La paralysie limitée est tout d'abord du *voile du palais.* Si elle apparaît dans les premiers jours, la chose est sérieuse.

La gravité est bien moindre quand l'accident survient dans la convalescence. Si la paralysie du voile du palais apparaît au milieu de symptômes malins, c'est un élément de plus en faveur du pronostic noir. Le traitement sérothérapique exerce une influence très heureuse, à moins qu'il soit appliqué sur un organisme à bout de ressources.

Exceptionnellement la paralysie se généralise ; quand cette aggravation se produit, elle est en général tardive. Les yeux, la nuque, le tronc, les membres se prennent alors. La mort par accidents laryngés ou respiratoires ne se voit guère. La paralysie de la gorge guérit d'ordinaire en une vingtaine de jours.

Les *paralysies oculaires* sont une autre variété de paralysie limitée ; elles s'associent aux précédentes ou sont isolées ; elles guérissent, mais lentement. Il a fallu parfois cinq à six mois.

Les *paralysies généralisées* succèdent aux précédentes ou surviennent d'emblée. Une dame de 55 ans reçoit en octobre, alors qu'elle était à la campagne, une injection de sérum antidiphtérique pour une plaque blanchâtre sur une amygdale. Vingt centimètres cubes sont injectés et elle se remet tout de suite. Trois mois après, paralysie des jambes, des membres supérieurs, troubles sphinctériens. Depuis longtemps, le souvenir de l'atteinte diphtérique légère est oublié. Nous voyons la malade avec les confrères traitants. Une série d'injections quotidiennes de 50 centimètres cubes de sérum antidiphtérique amènent une amélioration immédiate et la guérison suit au bout de deux mois.

Ces paralysies tardives ne sont point exceptionnelles. On nous amène une fillette de 8 ans. Diphtérie trois mois auparavant. Depuis un mois, les jambes fléchissent. Guérison comme dans le cas précédent.

III. — **Pronostic d'après le traitement.** — La sérothérapie doit être précoce et pratiquée à de hautes doses. Il ne convient pas d'attendre ; il faut intervenir au moindre doute. Mieux vaut une injection inutile qu'une injection faite trop tard. Les doses sont de 5 à 10 centimètres cubes pour un nouveau-né, de 10 à 20 centimètres cubes, de 1 à 3 ans. Au-dessus de 3 ans, on injecte de 20 à 60 centimètres cubes. Ce dernier chiffre est toujours indiqué pour l'adulte : 90 centimètres cubes les deux premiers jours, 30 à 40 centimètres cubes les deux jours suivants, et, si nécessaire, une dose égale dans les deux

jours qui suivront encore. Des sujets ont reçu jusqu'à 800 et 1.000 centimètres cubes.

Nous ne dirons pas que les doses de 20 centimètres cubes suffisent dans la diphtérie bénigne. D'abord parce qu'on ne sait pas si une diphtérie restera bénigne. L'exemple de cette malade qui fut prise d'une paralysie diphtérique généralisée après un mal de gorge insignifiant, montre que dès la première heure, il convient de prendre des précautions. La dose de 20 centimètres cubes est tout à fait insuffisante. Un enfant de 6 ans qui avait reçu en tout 20 centimètres cubes de sérum et semblait peu atteint fut pris dix jours plus tard d'accidents liés à l'insuffisance surrénale auxquels il succomba.

Les attouchements de la gorge avec du sérum antidiphtérique pulvérulent (Martin) associé à l'arsénobenzol (Paul Ravault) semblent surtout agir à titre préventif et pour empêcher la dissémination du mal.

Toutes les complications nécessitent l'emploi du sérum à hautes doses. Des bains *chauds* seront adjoints dans la *broncho-pneumonie* (à 37° toutes les trois heures, tant que la température atteint 39°); l'extrait de capsules *surrénales* (0 gr. 10 à 0 gr. 20) sera recommandé en plus dans le syndrome malin.

VIII

Le pronostic du rhumatisme articulaire aigu.

Le pronostic du rhumatisme articulaire dépend de l'âge, des symptômes, des complications et du traitement.

I. — Pronostic suivant l'âge. — Chez l'enfant une douleur articulaire minime, si atténuée qu'elle attire à peine l'attention ou est attribuée au port d'une chaussure trop étroite, cette douleur est parfois le seul signe avertisseur. Ni les parents, ni le médecin n'ont le droit de la négliger. Elle ouvre la porte aux complications cardiaques les plus redoutables.

A un certain âge il n'en est plus de même. Il faut de nombreuses articulations atteintes pour faire des complications cardiaques, il faut de la fièvre et de l'abattement. On est prévenu. Chez l'enfant, on ne l'est pas. Raison de plus pour veiller de très près. Chez les sujets d'âge avancé, les retentissements cardiaques se font plus rares. Ne nous fions toutefois pas à cette règle. Des endocardites surviennent encore chez des malades qui ont atteint la soixantaine. Auscultons le cœur tous les jours et ne considérons pas que des faux pas qui se produisent sont sans importance. Après l'arythmie, le souffle organique et celui-ci n'a pas droit de passer inaperçu.

II. — Pronostic des symptômes. — *a)* La *fièvre* n'est sérieuse qu'autant qu'elle n'affecte pas le caractère rémittent qui lui est habituel. Un tracé thermique à caractère continu laisse présager une complication grave, d'ordre cérébral pour l'ordinaire. Si les oscillations thermiques se poursuivent, bien que l'abaissement fasse suite à des températures élevées, le danger n'est pas imminent. Une fièvre qui se prolonge après la guérison des arthropathies annonce une complication. Au médecin de la dépister.

b) L'*angine* n'offre aucun caractère particulier. Elle est habituelle, parfois peu marquée. Un engorgement ganglionnaire l'accompagne et ce dernier est parfois seul reconnu par le médecin, la rougeur amygdalienne ayant déjà disparu à sa visite.

c) La multiplicité des *articulations* prises, sans être redoutable par elle-même, expose davantage aux complications cardiaques. Du moins chez l'adulte. Nous venons de voir que pour l'enfant, il en est autrement. Une simple douleur et fugace à la cheville et le voilà pris par le cœur.

d) Pseudo-érysipèles. — Un œdème pseudo-érysipélateux précède les arthropathies ; il envahit la face ou les membres. Rien de grave.

e) Accidents oculaires. — Des *conjonctivites* érythémateuses s'accompagnent d'un chémosis intense. Cela guérit très vite. L'*iritis* est autrement sérieuse : au médecin d'organiser un traitement immédiat.

Nombre d'autres symptômes : sueurs, diarrhée, thyroïdite, anémie, etc., n'ouvrent aucune lumière sur la gravité possible. Ce sont surtout les complications qui décident de la marche.

III. — **Pronostic des complications.** — a) *Cardiaques.* — Les complications cardiaques manifestent chez l'enfant toute leur sévérité. La *péricardite* est plus fréquente chez lui et se termine souvent par la *symphyse cardiaque.* L'*asystolie* précoce est, pour l'ordinaire, le signe avertisseur de cette complication que les autres constatations cliniques ne permettent point de discerner d'une façon certaine.

L'*endocardite* sans péricardite est moins alarmante. Cela guérit avec la production d'un bruit de souffle à l'orifice aortique (insuffisance aortique) ou | mitral (insuffisance mitrale). Dans ces cas, plus la complication cardiaque affecte des sujets jeunes, plus le cœur a de la chance de bien supporter sa lésion valvulaire. Une *insuffisance aortique* de la vingtième année ne se termine souvent qu'après la soixantaine, alors que le myocarde moins résistant commence à se laisser distendre. Déroulède avait eu une insuffisance aortique rhumatismale à 18 ans. A 65 ans seulement, les cavités droites se mirent de la partie. Plus bénignes encore les *lésions mitrales, l'insuffisance* surtout. La lésion est bien tolérée pendant toute la vie. Nombre de femmes ont eu plusieurs enfants sans encombre, alors qu'elles étaient atteintes d'une insuffisance mitrale. Même avec le *rétrécissement mitral* qui entraîne plus de dyspnée et *l'insuffisance aortique* qui vaut plus de fatigue au myocarde, les grossesses sont maintes fois possibles.

La *myocardite* peut être *atténuée* et curable. Nous avons cité de ces faits à l'Académie de Médecine (1911). Des sujets peuvent même, suite de rhumatisme articulaire aigu, faire de la distension des cavités droites avec œdème des extrémités, gros foie, dyspnée, etc. Et cependant la guérison définitive se produit.

La *myocardite grave* est rare, indépendamment de l'endocardite. Néanmoins, lors de la période d'état, le cœur gauche peut fléchir tout à fait et le malade succombe parfois à un œdème aigu du poumon.

Les *complications vasculaires* (artérite, phlébite) sont exceptionnelles.

b) *Complications nerveuses.* — a) Le *rhumatisme cérébral* éclate surtout dans les formes généralisées et hyperpyrétiques. Il est plus fréquent lors de la première crise rhumatismale et éclate brusquement ou bien à la suite de céphalée, d'anxiété et de délire et alors que les douleurs articulaires rétrocèdent. La mort peut être rapide et survenir en quelques heures, moins encore, à la suite de convulsions et dans le coma.

D'autres fois, la guérison survient, quand la complication a été précédée de prodromes. Mais celle-ci est toujours bien grave et la médication la plus énergique n'arrive pas toujours à sauver le malade.

Des *troubles mentaux* (mélancolie, manie, confusion mentale) peuvent s'installer peu à peu. Cela dure de quelques semaines à quelques mois. La guérison est habituelle.

Le *rhumatisme spinal* avec raideur de la colonne vertébrale, douleurs, signe de Kernig est le plus souvent lié à une arthrite vertébrale. Signalons encore les *névralgies* diverses et la *chorée de Sydenham*, toutes complications douloureuses, ou plus ou moins alarmantes, mais répondant pour l'ordinaire à une guérison rapide.

c) *Complications pleuro-pulmonaires.* — L'*œdème aigu du poumon* est survenu à la suite d'une défaillance brusque du ventricule gauche ; d'autres fois, la défaillance est moins rapide et une congestion localisée avait précédé.

Une *congestion* des bases partielle et latente s'offre communément. Elle est mobile, passe d'un côté à l'autre de la poitrine et le malade n'en souffre pas. Cela guérit.

De même la *pleurésie rhumatismale*. Rien de fréquent comme les épanchements pleuraux au cours des rhumatismes : ils sont fugaces, disparaissent en quelques jours, et sautent de l'autre côté lors de la résorption du premier épanchement.

Il peut arriver que la guérison tarde davantage. Ces formes prolongées sont plus rares.

d) *Complications urinaires*. — L'*albuminurie habituelle* et sans importance peut tourner à la *néphrite vraie* avec albuminurie abondante et cylindres. Cela guérit et lors de la période d'état, le salicylate n'est point contre-indiqué. Bien au contraire. Le passage à l'état chronique est exceptionnel.

e) *Complications digestives*. — Des réactions péritonéales à forme appendiculaire ont été signalées (Grenet). Le traitement antirhumatismal assure la guérison.

f) *Complications consécutives*. — Il est une complication dont les classiques ne parlent guère et qui jadis nous a paru bien fréquente; car nous avons traité de nombreux rhumatismes articulaires aigus et avons même été le premier à décrire de petites épidémies localisées (1892). Les jeunes gens frappés de rhumatisme articulaire aigu sont, dans une assez forte proportion, atteints de tuberculose pulmonaire les années suivantes. Le regretté Poncet nous objectait que nous avions affaire à des rhumatismes tuberculeux. Cela, nous ne le croyons guère. Le rhumatisme articulaire aigu n'est point une maladie tuberculeuse, mais il ouvre la porte à la tuberculose pulmonaire. Se comportant de la sorte à la façon d'autres infections, les infections puerpérales qui elles aussi, sont fréquemment suivies de tuberculose pulmonaire.

IV. — **Pronostic d'après le traitement.** — Tout d'abord, il faut le *repos* absolu au lit et ensuite le régime *hydro-lacté* (600 gr. à 1.000 gr. de lait) et autant d'eau.

Le traitement spécifique sera aussi mis en œuvre : à l'adulte,

6 à 8 grammes de *salicylate de soude* ; à un enfant de 5 ans, 2 grammes, fractionnés en trois ou quatre doses dont une sera donnée la nuit. « Pendant que le malade dort, le rhumatisme veille », disait Huchard. Le remède en effet s'élimine en 4 ou 5 heures. Il faut renouveler les doses pour s'opposer aux retours infectieux.

Une partie de la dose (2 gr.) pourra être administrée en lavements, s'il y a de l'intolérance digestive. On pourra aussi recourir aux applications de *salicylate de méthyle* (à doses doubles de celles du salicylate).

L'essentiel est que le malade demeure sous l'effet de la médication salicylée. Elle est le meilleur remède contre les douleurs et un bon préservatif contre les complications cardiaques ou cérébrales. Il est rare qu'un malade traité avec doses suffisantes fasse de la péricardite, de l'endocardite ou du rhumatisme cérébral. M. Grenet pense que l'injection *d'or colloïdal* est le meilleur moyen de prévenir ou de guérir l'endocardite naissante. Cette méthode n'est pas sans inconvénient. Elle nous a donné deux fois des collapsus inquiétants. M. Grenet a lui-même constaté une mort.

Nous continuerons donc de considérer le *salicylate* comme le médicament de choix. Il sera poursuivi pendant la néphrite et au cours des complications cardiaques tant que le cœur ne fléchit pas. A ce moment, la digitaline reprend ses droits. Le salicylate de soude garantit aussi contre les complications cérébrales. Il sera prescrit à titre préventif et curatif à haute dose. Néanmoins le succès ne couronnera pas toujours les efforts. Le rhumatisme cérébral se déclarera en dépit des hautes doses et la mort fera suite.

Les bains donnés concurremment (à 24 ou 25° toutes les trois heures, tant que la température atteint 39°) favoriseront la guérison, mais ils peuvent échouer à leur tour.

Le pronostic du rhumatisme articulaire aigu a été singulièrement éclairé avec la découverte du salicylate de soude. Pendant nos premières années d'études, la maladie était traitée par la quinine. Elle se prolongeait une moyenne de six semai-

nes et la complication cardiaque était habituelle. Aujourd'hui
en huit ou quinze jours, la maladie cède. Une précaution toutefois s'impose : ne pas suspendre la médication salicylée trop
tôt et la continuer à moitié dose, puis au tiers de la dose au
moins huit à dix jours après que les douleurs ont cédé.

IX

Le pronostic du tétanos.

Dans notre longue carrière et bien avant l'apparition de la
sérothérapie, nous avons eu à traiter cinq cas de tétanos :
trois morts et deux guérisons. Le chloral à haute dose était, à
cette époque, la seule médication employée. La maladie était
fort rare. Elle l'est devenue davantage à la suite des injections
préventives de sérum antitétanique. Et puis la mortalité
semble avoir baissé également. La maladie guérit mieux tout
en laissant, au médecin qui la soigne, bien de l'appréhension
jusqu'au jour où les symptômes s'amendent définitivement.
On sait qu'avec la gangrène gazeuse, le tétanos est la complication la plus redoutable des plaies. Au début de la guerre
de 1914, que de morts ! Plus la période d'incubation qui suit
la plaie est courte, plus les accidents se précipitent. Au delà
de sept à huit jours d'incubation quelque espoir est permis. A
partir de vingt à trente jours, et cet intervalle apparaît chez
les sujets insuffisamment immunisés par une injection préventive, la gravité devient bien moindre.
Celle-ci est subordonnée à l'intensité des symptômes, aux
formes morbides, au traitement.

I. — **Pronostic d'après les symptômes.** — *a)* La *rapidité*
de leur apparition est un signe fâcheux. Si la raideur de la
nuque et l'opisthotonos existent seuls, cela peut bien tourner.
De même si le malade se nourrit et avale quelques boissons.
Une *dysphagie* qui succède en quelques heures au trismus

laisse tout à redouter. Des crises paroxystiques qui se suivent, entraînent tout de suite d'autres signes alarmants. La *température* s'élève. Quand la fièvre est absente ou ne s'élève qu'entre 38° et 39°, la guérison est encore possible. Pas toujours cependant, car on a signalé des formes graves sans fièvre. Quand la température dépasse 39° et atteint 40°, le malade est d'ordinaire perdu. La température dans les dernières heures peut même se fixer à des niveaux inusités : 42°-43°.

b) Le *pouls*, s'il dépasse de 110 à 120 battements, indique une forme sérieuse. Dans les tétanos curables, il ne dépasse le plus souvent pas 100 battements.

c) La *respiration* s'accélère avec les contractures ou s'il survient une complication pulmonaire. Pendant les crises, elle est irrégulière et se suspend. La précocité des troubles respiratoires étend une grande ombre sur le pronostic. Si la respiration reste libre entre les paroxysmes, il y a de l'espoir.

d) Un *spasme de la glotte* survient fréquemment et la mort est subite. L'*extension des contractures* permanentes aux muscles thoraciques entraîne à la fois des arrêts respiratoires pendant les crises et de la gêne respiratoire dans leur intervalle.

e) Un *épuisement progressif* précède également la fin. Les spasmes ont cédé ; le malade ne se plaint plus, mais les battements du cœur sont faibles et rapides, la respiration est saccadée et superficielle. C'est une agonie paisible, mais c'est l'agonie.

Pendant une huitaine de jours, la situation demeure indécise, les accidents, même lents du début, peuvent s'aggraver tout à coup. Il faut attendre. Si maintenant les paroxysmes s'espacent, si le malade commence à se mouvoir dans son lit, si la mastication et la déglutition deviennent plus faciles, si la fièvre tombe et que le sommeil redevient calme, la guérison devient probable. Quelques contractures occasionnelles qui surviennent à l'improviste ne doivent pas forcément faire croire à une rechute. A partir du dixième jour, on peut parler de guérison possible. Elle devient fort probable à partir du quinzième jour.

Comptons toutefois encore avec les complications. La *broncho-pneumonie* annoncée par l'accélération de la respiration et la température excessive enlève le malade en quarante-huit heures ou trois jours.

Des *rechutes* se produisent. Elles sont exceptionnelles. Néanmoins, les accidents ayant disparu, n'annonçons pas la guérison définitive et demandons à revoir le malade tous les quelques jours pendant une quinzaine.

II.—Pronostic suivant les formes.—*a*) Le *tétanos puerpéral* apparaît du cinquième au vingtième jour après la délivrance. Le trismus et la raideur de la nuque sont suivis d'une dysphagie intense ; des spasmes de la glotte entraînent des crises de suffocation. Le malade se cyanose, le pouls s'accélère et devient irrégulier. Mort du premier au sixième jour (93 °/₀ de mortalité, Hervieux).

b) Le *tétanos des nouveau-nés* est aussi grave. Il se montre dans les quatre ou cinq premiers jours, l'enfant ne peut têter, il rejette la tête en arrière, l'opisthotonos s'accentue, la température s'élève, le pouls est petit et rapide. Cyanose. Mort du premier au quatrième jour. On a cité quelques guérisons quand l'incubation a été longue et que les contractures ne se sont pas trop étendues.

c) *Tétanos médical*, a frigore. — Ce tétanos sans blessure apparente, est moins grave, au moins dans nos climats. Les guérisons sont de 60 °/₀ ; dans les régions tropicales, la marche au contraire est souvent aiguë et fatale.

d) *Tétanos céphalique.* — Les phénomènes restent localisés aux muscles de la tête et en ne se généralisant que tardivement. En général, la gravité est moindre. Il est une forme toutefois sérieuse : la *variété dysphagique* avec spasme du pharynx et de la glotte. La mort survient souvent par suffocation. Une autre variété s'accompagne de *paralysie faciale* ; celle-ci disparaît avec le trismus ou persiste pendant la convalescence ; la mortalité est de 50 °/₀, car il existe des formes aiguës tuant en quelques jours. Il existe encore des formes avec ophtalmoplégie. La troisième paire, la sixième paire sont frappées. Cette paralysie oculaire se dissipe avec le trismus, mais comme la paralysie faciale, elle se prolonge parfois plusieurs mois. Quand la paralysie oculaire est complète, la mort est habituelle ; avant la fin, souvent l'ophtalmoplégie rétrocède.

e) Tétanos partiel des membres. — Les contractures débutent par les membres et y restent localisées. Pendant la guerre, un certain nombre de ces formes ont été relevées. L'incubation est en général longue et peut atteindre deux ou trois mois ; à l'injection préventive de sérum antitétanique revient en général l'honneur de ce retard. Il existe des formes *monoplégiques*, *abdomino-thoraciques*, des formes *frustes* à évolution lente. Rarement la généralisation s'opère. La guérison survient, souvent assez longue. Une intervention chirurgicale secondaire ne doit être entreprise qu'après nouvelles injections de sérum antitétanique ; sinon de nouveaux accidents pourraient reparaître.

A l'Hôtel-Dieu de Lyon, pendant la dernière guerre, la mortalité par tétanos fut de 68 °/₀ tout d'abord (septembre à décembre 1914). Plus tard, de 1914 à 1917, ce chiffre tomba à 46 °/₀ ; car beaucoup de tétanos évoluaient tardivement ou faisaient suite à une injection préventive insuffisante.

III. — Pronostic suivant le traitement. — Nous avons vu par la guerre de 1914-1918 la haute valeur des injections préventives de sérum antitétanique.

Une fois la maladie déclarée, il faut le repos absolu au lit.

Un coin de bois entre les dents permettra en cas de trismus, la possibilité de l'alimentation liquide ou demi-liquide. Si un membre blessé est le point de départ de phénomènes septicé-miques, on sera parfois autorisé à pratiquer l'amputation. Eventualité fort rare et qu'il sera sage de ne pas solliciter sans raisons majeures.

Deux *médications* se partagent l'honneur des guérisons pos-sibles. Tout d'abord le *chloral*. Les vieux médecins ne dispo-saient jadis que de ce remède. Il faut de hautes doses : 10 à 16 grammes dans les vingt-quatre heures : par doses de 1 gr. toutes les heures ou heures et demie.

En cas de déglutition impossible, le chloral sera administré en *lavements* : 4 à 6 grammes pour 150 grammes d'eau.

Les *injections intra-veineuses* peuvent être utilisées si l'in-gestion buccale est impossible et que les lavements ne sont pas tolérés ; 5 à 6 fois par jour, injection dans la veine de 20 centimètres cubes d'une solution d'*hydrate de chloral* à 5 %. L'injection sera poussée très lentement, pour éviter les coagulations intra-veineuses. Et puis il peut se produire des syncopes. Le médecin ne recourra à cette méthode qu'avec les plus grandes réserves.

Quant aux injections sous-cutanées, l'action nécrotique du chloral les interdit complètement.

La *sérothérapie* sera employée largement. De 70 %, elle a fait tomber la mortalité à 44 % (Vaillard). Une dose forte de sérum sera injectée aussitôt que possible : 80 centimètres cu-bes en deux endroits différents pour hâter la résorption. Tou-tes les quarante-huit heures, 40 centimètres cubes seront à nouveau injectés jusqu'à amendement des symptômes. Certains tétaniques ont reçu jusqu'à 1.800 centimètres cubes de sérum.

Toutes les complications de technique : injections intra-vei-neuses, intra-arachnoïdiennes, ne présentent aucun avantage. La méthode la plus simple demeure la plus efficace. A condi-tion d'être pratiquée largement et sans timidité.

X

Le pronostic des streptococcémies.

Streptococcémie, c'est-à-dire infection sanguine par le streptocoque. C'est le type de la septicémie coutumière. Toutes les maladies à streptocoques connaissent le passage du germe morbide dans le sang. Le *phlegmon*, *l'angine à streptocoques*, *l'infection puerpérale*, celle des *plaies de guerre*, *l'érysipèle de la face*, *l'ecthyma* se compliquent souvent de streptococcémie. Les septicémies de la *variole*, de la *scarlatine* dépendent d'un facteur de même ordre. Ajoutons que la maladie semble parfois primitive. Les nouveau-nés débiles, les nourrissons y sont journellement exposés.

Et cela guérit et cela tue, au hasard de la virulence microbienne et aussi de la résistance du terrain. Chez les nouveau-nés, la gravité est extrême.

Le pronostic chez l'adulte dépendra des symptômes et très peu du traitement qui malheureusement ne peut pas grand'chose. Les abcès de fixation, le sérum anti-streptococcique et le vaccin anti-streptococcique peuvent être utilisés. Si le malade guérit, il est toujours à se demander dans quelle mesure la médication a aidé l'issue favorable.

I. — **Le pronostic des formes infantiles.** — Prématurés ou nourrissons, devant eux, le médecin n'a qu'à prévenir la famille du danger possible. Une consultation est indispensable. Si après cela, le bébé meurt, ce ne sera pas la faute du médecin traitant. La *diarrhée* avec *fièvre*, *vomissements alimentaires et bilieux* attire tout d'abord l'attention. Si la *dyspnée* s'en mêle, la situation s'assombrit. Du *purpura*, une *broncho-pneumonie hémorragique* se montrent. La mort ne tarde pas.

Quand la mère est atteinte d'infection puerpérale, l'infection peut provenir de la plaie ombilicale. Les accidents *hémorragiques* se multiplient : purpura, ecchymoses, melaena, épistaxis. Une véritable *maladie bronzée hématurique* s'installe et s'est la fin (Nobécourt).

La mort survient parfois avec symptômes *péritonéaux* ; en pareil cas, on retrouve des hémorragies massives des capsules currénales.

D'autres fois, des *ostéo-myélites* se déclarent. Si la forme n'est point suraiguë, le chirurgien a parfois quelque chance d'intervenir avec succès.

II. — Le pronostic des symptômes chez l'adulte. — Parfois il ne s'agit que de crises de *dyspnée* avec *courbature et fièvre*. L'ensemencement du sang aurait montré le streptocoque, et cela guérit. Il est bien difficile de distinguer ces états morbides. Nos pères n'étaient point si méticuleux. Une fièvre qui ne durait pas, ils l'appelaient fièvre éphémère. Quand elle se prolongeait, cela devenait une fièvre continue et quand l'ascension thermique ne se révélait que le soir, cela s'appelait une fièvre rémittente. Le diagnostic du coup devenait facile. L'étiquette morbide était spécifiée par la nature de la courbe fébrile. Le symptôme était érigé à l'honneur d'une entité nosologique. Les médecins aujourd'hui se montrent plus difficiles. Ils recherchent la cause et avec raison.

Toutefois, en dehors même de toute hémoculture, la rapidité des accidents sonnera l'appel d'alarme. *Début brusque, langue sèche, lèvres pincées, pouls faible et rapide,* tout cela ne dit rien qui vaille. La température s'élève et cela permet quelque espoir, à condition qu'elle ne se maintienne pas à des niveaux de 40° et au-dessus. Ou bien elle reste basse, en dépit de la fréquence du pouls. L'organisme n'a point la force de réagir. Du *délire,* de *l'agitation* apparaissent. Plus le sujet est avancé en âge, plus ces accidents nerveux sont graves. Un enfant délire et souvent cela n'a aucune importance. Des *hémorragies multiples,* du *purpura,* se mettent de la partie. Quand un foyer infectieux est en jeu, le chirurgien peut parfois intervenir. C'est bien chanceux. La mort peut survenir en quarante-huit heures.

D'autres fois, cela dure une quinzaine. La température élevée est coupée de rémissions matinales. Le malade s'épuise avec des sueurs *répétées* et un état *anémique précoce*. Le pouls demeure rapide. L'état *typhoïde*, la *diarrhée* ajoutent leur ombre au tableau morbide.

Si la maladie traîne, il convient toujours de signaler le péril des *hémorragies* et du *purpura*. En dehors même de ces accidents, de gros dangers subsistent. Une *endocardite végétante* à forme lente est due au streptocoque. Cela se prolonge trois à six mois et au delà. Le malade ne se plaint pas. A peine a-t-il 37°8 ou 38° de température le soir. Un souffle est perçu, systolique à l'orifice mitral, diastolique à l'orifice aortique. Ce souffle existait souvent préalablement. Une endocardite à streptocoques s'est greffée sur la lésion mitrale ou aortique antérieure. Le diagnostic est bien difficile au début. Il convient de ne point négliger ces légères ascensions thermiques du soir. Le médecin croit à des auto-intoxications digestives, à des paratyphoïdes, à de la fièvre méditerranéenne. Qu'il examine avec soin le cœur et son malade debout. Un souffle diastolique de l'aorte lui révélera la clef du diagnostic. Et cette clef n'ouvre jour que sur des désastres. Nous avons vu guérir deux de ces malades après deux mois et deux mois et demi de fièvre légère. Au bout de ce terme, des embolies se produisent vers la rate, les vaisseaux cérébraux, les reins. Ou bien le malade qui semble se remettre retombe tout à coup. Il a des frissons, la fièvre monte et le cœur se laisse distendre avec une rapidité qui fait contraste avec la tolérance des semaines précédentes. En quelques heures, le drame se clôture par une fin brusque. Et aucun des signes relativement favorables : prolongation du mal, fièvre modérée, bon état général, lenteur relative du pouls aux environs de 90 à 100, n'arrive à conjurer l'issue fatale.

La *congestion pulmonaire*, la *broncho-pneumonie* sont les complications de l'arbre respiratoire. Un malade qui craint de succomber est d'un mauvais augure. Le moral apeuré indique une résistance organique précaire. Une *respiration soufflée*

dans les bases et qui change de place, des râles humides, la
dyspnée, un pouls qui atteint 100 battements et au-dessus
laissent présager une infection forte. A partir de 70 ans surtout, le danger est imminent. Dix à quinze jours de maladie
et c'est la fin. Parfois, cela dure davantage et chez le vieillard,
la broncho-pneumonie streptococcique traîne aussi en longueur. Un affaiblissement progressif de deux à trois mois en
clôture l'évolution.

Des *arthrites*, si celles-ci suppurent offrent une large res-
source au chirurgien. Les abcès de fixation en quelque sorte
spontanés, s'ils ne sont pas trop multiples et que le sujet ne
soit pas trop affaibli, ne doivent pas forcément être considérés
comme de signification désespérée. Tout ce qui se collecte
dans les streptococcémies efface une ombre du tableau : parotidites, abcès sous-cutanés, pleurésies purulentes, phlegmons
périnéphrétiques ne doivent point alarmer outre mesure. Il
faut ouvrir et ne pas attendre. Malheureusement la localisation
suppurative n'est pas unique. D'autres complications se montrent en même temps : accidents *péricardiques, méningés*, et
cela est fort grave.

III. — Le pronostic d'après le traitement. — Dans les

cas de streptococcémie chirurgicale, une intervention précoce
et large a sauvé bien des malades. Si les foyers infectieux sont
multiples, la difficulté grandit.

Les *abcès de fixation* ont été recommandés. Nous avouons
ne jamais en avoir retiré un avantage manifeste. La méthode
semble surtout agir à titre d'élément de pronostic. Si la réaction locale suite de l'injection sous-cutanée de 1 à 2 centimètres cubes d'essence de térébenthine fait défaut, le malade peut
être considéré comme perdu. Avec la production de l'œdème,
de la douleur, de la fluctuation, la situation s'éclaire.

La *sérothérapie* anti-streptococcique demeure bien aléatoire
dans ses résultats (20 à 40 cc.). Dans *l'infection puerpérale* où
des doses énormes ont été injectées (240 cc. en 6 jours), rien
de net n'a été observé (Daniel). Des succès ont été notés dans

les méningites suppurées à streptocoques (Philibert). On pourra recourir à la médication, mais sans en espérer des miracles.

La *vaccinothérapie* même par les auto-vaccins ne donne également pas grand'chose. Nous l'avons employée sans succès dans les endocardites infectantes streptococciques, ces dernières fussent-elles à marche lente. Dans un cas semblable, M. Laubry nous a même dit avoir assisté, suite de la médication, à une aggravation rapide (50 millions par centimètre cube et doubler la dose tous les deux jours).

La méthode sera mise en œuvre avec prudence, l'angoisse de l'entourage se trouvant passagèrement atténuée du fait des manipulations nécessaires et le malade conservant l'espoir dans l'attente d'une médication moderne.

Quant à la thérapeutique symptomatique, contentons-nous de rappeler le gros danger des antipyrétiques médicamenteux. La fièvre est une réaction de défense ; la combattre sans atteindre la cause est la pire des erreurs et les catastrophes ne tardent pas.

XI

Le pronostic des purpuras.

Les purpuras sont des lésions hémorragiques de la peau, en général, d'origine infectieuse ou toxique. Quand la cause morbide demeure reléguée dans l'ombre, on les appelle purpuras primitifs et purpuras secondaires quand ils font suite à une autre maladie. Lorsque le purpura est primitif, il y a chance qu'il puisse demeurer bénin ; complique-t-il une autre maladie, le risque s'aggrave. Mais rien n'est certain ; des purpuras primitifs peuvent tourner mal comme des purpuras secondaires, lorsqu'ils apparaissent au cours d'une intoxication passagère, se terminent par la guérison.

Les purpuras sont comme l'ictère. On ne sait jamais bien comment cela se terminera. Voyons toutefois les éléments qui légitiment une appréciation. Le mode d'origine, les symptômes, le traitement permettent quelque peu de se reconnaître.

I. — Pronostic d'après le mode d'origine. — Le purpura primitif se termine par la guérison, à condition de ne pas s'accompagner d'accidents infectieux graves ; l'âge d'apparition ne renseigne pas. Des enfants très jeunes peuvent se couvrir d'ecchymoses multiples et présenter de la prostration et du collapsus qui entraînent la mort en vingt-quatre heures. Un état de santé antérieur satisfaisant s'oppose en général aux formes graves.

Dans les purpuras secondaires, il en est de fort bénins, comme ceux qui succèdent à de fortes quintes de coqueluche ou à des crises d'épilepsie. Tout aussi insignifiants ceux qui sont de *cause locale :* les purpuras qui se montrent sur les membres comprimés, œdématiés, sous les pansements humides.

Consécutifs aux *intoxications,* il en est également qui guérissent fort vite : le purpura iodique ou d'origine alimentaire. Dans les *infections,* la valeur du signe dépend de la gravité de la maladie.

Une simple exagération de la dilatation congestive qui caractérise les éruptions au début de la scarlatine ou de la rougeole ne signifie pas grand'chose. Mais de larges taches ecchymotiques assombrissent grandement l'horizon. Dans la variole, la fièvre typhoïde, la septicémie puerpérale, il convient de prévenir les familles. L'apparition d'hémorragies cutanées est d'ordinaire d'un mauvais signe.

Les vieux cardiaques, les brightiques, les diabétiques, les tuberculeux, les cancéreux présentent des accidents de même ordre. Ils sont fort redoutables. Ils précèdent la mort d'ordinaire d'une quinzaine. Chez les cardiaques surtout, ce signe est d'importance. Le malade ne semble pas aller plus mal ; mais les taches purpuriques qui se montrent autour des chevilles ou ailleurs sont du plus fâcheux augure. C'est à ces formes que jadis était réservé le nom de *purpura cachectique.*

Les premiers éléments pâlissent, d'autres réapparaissent et

ces reprises n'ont pas une valeur alarmante par elles-mêmes.
Les poussées successives rentrent souvent dans les formes bénignes.

II. — **Pronostic d'après les symptômes.** — a) *Eruptions.*
— Par elle-même, l'éruption n'apprend rien. Elle se montre
de préférence aux membres inférieurs, au voisinage des articulations. Des ecchymoses plus ou moins larges accompagnent
ces taches sanguines. Seule, l'abondance de l'hémorragie
appelle une certaine gravité. Quand tout un membre se prend
et se gonfle sous une infiltration œdémateuse où s'ouvrent des
phyctères à contenu sérosanguinolent, les phénomènes généraux
ne tardent pas. La connaissance se perd, les extrémités se refroidissent et c'est la fin (*purpura fulminans*).

b) *Hémorragies viscérales.* — Les purpuras bénins se bornent
aux hémorragies cutanées. Les saignements par les muqueuses
annoncent des formes à infection plus accentuée. Dans le purpura rhumatoïde bénin, on ne constate guère que l'épistaxis,
en dehors du saignement sous la peau.

Les formes infectieuses saignent dans le poumon, les intes-
tins, les urines, les muscles. Il y a des crachements de sang,
des *melama*, des urines sanglantes, des gonflements douloureux
des membres. Des gangrènes cutanées ou de la bouche se produisent : tout cela est fort impressionnant. Mais ce cortège
sombre n'a pas toujours le temps de se produire. Dans les
formes hypertoxiques, la mort se montre alors qu'il n'avait
coulé que du sang en abondance sous la peau.

c) *Douleurs articulaires.* — Le cou-de-pied, les genoux sont
douloureux, les gaines tendineuses également. Rien de grave
par soi. Mais les articulations gonflées par un épanchement hémorragique peuvent tendre à la suppuration. Celle-ci ne se
produit que dans les formes graves.

d) *Symptômes généraux.* — Dans les types bénins, les troubles digestifs et infectieux sont peu accusés. De même la fièvre

qui atteignant 38° à 38°5 quand cela doit guérir, monte à 39°5 et 40°, si l'état se complique. C'est dans ces purpuras qui simulent parfois la fièvre typhoïde qu'éclatent les symptômes nerveux : délire, agitation, prostration. Une hémorragie précipite la fin (hémorragie cérébrale, méningée). Dans ces formes, la guérison peut néanmoins survenir, en deux ou trois semaines comme dans les purpuras ordinaires. Mais tandis que ces derniers se terminent par la guérison, presque toujours la mortalité est de 60 à 70 °/₀ pour les formes graves. La convalescence est longue et des reprises hémorragiques en coupent fréquemment le cours.

e) *Etat du sang*. — L'irrétractibilité du caillot, la diminution du nombre des plaquettes sanguines ont une valeur fâcheuse. L'amélioration de ces anomalies est favorable. Mais le praticien a assez des signes cliniques. Ils lui suffisent pour lui recommander une grande attention et de la réserve dans le jugement.

III. — **Pronostic d'après le traitement.** — La diététique est celle des maladies infectieuses. Le *chlorure de calcium* est susceptible d'entraîner de bons résultats. Il est prescrit aux doses de 2 à 4 grammes par jour. Continuer quatre jours, interrompre autant et reprendre.

Les *injections de sérum de cheval* sont également recommandables : 20 à 60 centimètres cubes. Commencer par 1 centimètre cube et injecter la dose entière quelques heures plus tard. Le remède peut également être administré en lavements ; en pareil cas, les accidents anaphylactiques ne se montrent pas.

L'injection sous-cutanée de sang réussit de son côté. 20 centimètres cubes de sang sont aspirés dans la veine d'un sujet sain et recueillis dans une seringue qui contient 1 centimètre cube de solution stérilisée de citrate de soude à 5 °/₀. Ainsi préparé, le sang est injecté immédiatement dans la fesse du malade.

La transfusion plus abondante ne sera guère nécessaire. L'*irradiation de la rate* a réussi à quelques-uns (Triboulet et Albert-Weil).

Le praticien ne comptera ni sur l'ergot, ni sur l'adrénaline ou l'émétine.

La *quinine* nous a paru avoir une action favorable (25 centigr. matin et soir).

CHAPITRE V

MALADIES DU POUMON ET DES PLÈVRES

I

Le pronostic dans la tuberculose.

Par le Dr C. Colbert (*de Cambo*).

Aidé par de nombreux facteurs (hérédité, alcoolisme, défaut d'hygiène) le bacille de Koch est l'agent infectant de la tuberculose. Microbe redoutable, il agit par ses toxines solubles, l'une dans l'éther, l'autre dans le chloroforme ; par sa substance protoplasmique (bacillo-caséine de Auclair et Paris), et amène dans l'organisme des perturbations importantes.

Pendant longtemps, la tuberculose a passé pour la plus curable des maladies chroniques (Grancher). Il est curieux de constater qu'un revirement semble se faire malgré les progrès apportés au diagnostic et au traitement.

Au congrès de Bruxelles, Burnand, de Leysin a pu dire que toute tuberculose ouverte, même relativement bénigne, menace d'un péril de mort, à plus ou moins bref délai, l'individu qui en est porteur. Ces paroles sont certainement un peu pessimistes, mais elles mettent bien en relief la gravité de la maladie

Il est difficile d'étudier le pronostic d'une affection aussi polymorphe. Tout médecin a rencontré dans sa vie des tuberculeux atteints depuis de nombreuses années et qui mènent une vie active, des parents ou des grands-parents qui atteignent un âge avancé alors que leurs enfants, contaminés par eux, ont disparu depuis longtemps.

C'est qu'il existe des tuberculoses qui guérissent toutes seules et il en est d'autres qui enlèvent le malade, quel que soit le traitement suivi. D'après Daremberg un tiers des cas sont irrémédiablement perdus. A ces cas appartienent la phtisie galopante survenant chez des personnes vierges de toutes infections antérieures; ces cas sont superposables aux fièvres typhoïdes enlevant, quoi qu'on fasse, de solides campagnards non immunisés. Le pronostic est donc des plus sombres dans les tuberculoses aiguës; à part peut-être la pneumonie caséeuses on ne peut guère qu'être pessimiste dans ses diverses formes, (phtisie galopante, tuberculose ulcéreuse aiguë).

Nous n'aurons donc en vue que la tuberculose chronique et nous ne parlerons que du pronostic immédiat, le pronostic à longue échéance étant à peu près impossible. Ce pronostic obéissant aux lois générales précédemment indiquées par Ch. Fiessinger, varie donc suivant *les symptômes, le traitement, les complications.*

Nous n'avons pas à signaler combien le diagnostic précoce s'impose. Cela va de soi; plus le traitement approprié sera appliqué de bonne heure, plus facilement sera obtenue la guérison. Notons encore que, dans cette maladie si longue, le pronostic ne peut se déduire de un ou deux examens seulement. Une surveillance prolongée est indispensable et doit porter sur quatre ou cinq semaines; la première impression étant souvent trompeuse, le premier mois de cure permettra de mieux juger l'évolution morbide, de mieux comprendre les bruits sthétoscopiques; à la fin de cette période d'observation, on évalue avec plus d'exactitude l'étendue lésionnelle et les forces défensives du malade; on établit plus facilement le pronostic (Kuss).

I. — Les symptomes

a) *La fièvre*. — Dans le cours de ses chapitres sur le pronostic dans les maladies aiguës, Ch. Fiessinger est revenu à maintes reprises sur l'excellente valeur pronostique de la fièvre dans les différentes infections. Il a montré que les grippés dont on respectait la fièvre guérissaient autrement mieux que ceux traités par les antithermiques. Dans la pneumonie, il a indiqué, il y a longtemps, le pronostic favorable des hauts sommets et montré combien la pneumonie hyperfébrile est très souvent moins dangereuse qu'une pneumonie à fièvre plus modérée : « Plus l'infection est forte, et plus la fièvre doit être haute. » Il y a donc intérêt à respecter cette réaction de défense.

Ces remarques ne peuvent s'appliquer aussi strictement dans la tuberculose. La fièvre est bien toujours la réaction de défense ; mais elle n'apparaît que dans l'organisme déjà bien attaqué et elle indique alors un état de déchéance dû à l'imprégnation toxique. Il faut donc craindre la fièvre, même relativement peu élevée, chez de tels malades. Sa valeur pronostique est mauvaise lorsque la température oscille d'une manière régulière, le soir, entre 38° et 39°. Elle indique le ramollissement pulmonaire ou l'intoxication profonde.

S'il s'agit d'une fièvre transitoire qui est arrêtée par un séjour au lit de quelques jours, elle répond plutôt à une fièvre de fatigue et, connue et traitée, elle n'apporte pas une modification au pronostic immédiat.

La fièvre adopte-t-elle un type inversé, le pronostic est des plus mauvais et toute médication sera inefficace. Enfin l'hypothermie des derniers jours est bien connue des médecins, moins connue, heureusement, des malades et des familles.

Pour Daremberg les températures matinales très basses (inférieures à 36°) sont d'un très mauvais pronostic et d'après lui de tels malades sont incurables. Il a observé une jeune fille qui, pendant un mois, avait tous les matins entre 34°6 et 35°2. Il n'hésita pas à la condamner et elle mourut cinq mois après (Daremberg, 1905).

Nous n'avons pas vu suffisamment de cas de ce genre pour donner une opinion. Mais nous avons vu guérir parfaitement une malade du professeur Rénon qui, durant la troisième année de son séjour à Cambo, ne dépassait pas 35° 9.

b) *Le pouls.* — Ce que l'on appelait autrefois prétuberculose n'est en somme que la tuberculose au début. Quand les grands symptômes (fièvre, expectoration, signes d'auscultation) apparaissent, la maladie est déjà installée depuis longtemps. Parmi les signes qui permettent un diagnostic plus précoce, l'étude du pouls et de la tension artérielle occupe une des premières places. Elle a une grosse importance pour le diagnostic.

Le pouls dans la tuberculose est des plus rapides atteignant ou dépassant 100. L'effort l'accélère encore. Dans le cours des poussées évolutives la tachycardie est des plus marquées. Si le nombre de battements est normal l'évolution vers la guérison est probable.

c) *La tension artérielle.* — Le tuberculeux a généralement une tension artérielle systolique ou maxima, qui oscille entre les chiffres de 12-14 au « Pachon ». Marfan trouve que 75 % des malades, avant la période ultime, ont la tension basse. A la période terminale elle est abaissée dans 98 %. Cet abaissement est indépendant du degré de la température et de la fréquence du pouls. La variation de la tension artérielle dans le cours de la maladie peut donner des indications pronostiques très intéressantes. La tension vient-elle à remonter progressivement ? Il y a tout lieu de supposer que les malades font les frais. Vient-elle à descendre d'une manière constante ? L'échéance doit être envisagée en un délai assez court. Il existe des exceptions, rares il est vrai, à cette dernière règle (Marfan).

Bezançon et de Serbonnes ont étudié minutieusement les

variations de la tension artérielle dans le cours des poussées évolutives de la tuberculose pulmonaire. Celles-ci sont nettement caractérisées par une aggravation de l'état local avec augmentation de la température et accélération du pouls : « Au début de la poussée, il y a chute de la pression artérielle qui tombe à 10, quelquefois à 9 ou 8. Cette chute ne paraît pas le plus souvent se faire brusquement, mais lentement, s'accentuant à mesure que progresse la poussée. Pendant toute la période d'acmé, la pression reste basse, puis elle se relève avec une extrême lenteur pendant la convalescence [1]. »

Si donc la tension remonte, un pronostic assez optimiste pourra être porté. Mais si la pression ne se relève pas il faut s'attendre à une nouvelle poussée évolutive qui précipite la maladie. « La mesure de la tension artérielle peut donc donner des éléments permettant de savoir si la poussée a laissé au malade des moyens de défense moins puissants qu'auparavant ou si elle lui a procuré un certain degré d'immunité [2]. »

Il est cependant des tuberculeux, en petit nombre d'ailleurs, qui présentent de l'hypertension artérielle. Il est admis que cette hypertension est d'un pronostic favorable.

S'il s'agit d'une hypertension pure, de celles que nous avons contribué à étudier [3], nous partageons l'opinion classique à condition que l'on n'empêche pas le malade de guérir seul par une thérapeutique illogique. Mais s'il s'agit d'une hypertension due à une maladie associée : diabète, artério-sclérose, néphrite et même syphilis, des réserves sont à faire. En tout cas, ces malades sont sujets à de gros ennuis ; l'hémoptysie les guette et cette hémoptysie n'est pas toujours aussi bénigne

---

1. F. Bezançon et de Serbonnes. La poussée évolutive de la tuberculose pulmonaire, *Paris médical*, 7 janvier 1911.

2. Marfan et Vannieu-Wennuyse. Nouvelles recherches sur la tension artérielle dans la tuberculose pulmonaire, *Annales de médecine*, 1920, t. VII, n° 1, p. 24.

3. Colbert. L'hypertension des tuberculeux. Son traitement, *Journal de médecine et de chirurgie pratiques*, 25 septembre 1919.

Colbert et Bazin. L'émétine et le traitement des hémoptysies, *Journal de médecine et de chirurgie pratiques*, 25 juillet 1919.

que l'on veut bien le croire. Le pronostic sera jugé favorable
si cette hypertension vient à diminuer lentement et progressivement, de 4 à 5 divisions du « Pachon » parfois. Cette
chute de pression, de bon augure dans ce cas, est suspecte
lorsque la tuberculose est accompagnée d'une maladie hypertensive. Amblard a pu observer chez des diabétiques tuberculeux des chutes de pression en rapport avec le développement
rapide des lésions pulmonaires.

d) *Le poids.* — L'amaigrissement est une des caractéristiques du début de la tuberculose. Il est normal que le sujet
reprenne du poids lorsqu'il commence à se reposer. Il est vi-
vement à souhaiter que le poids antérieur soit atteint. Une
augmentation trop importante ne nous paraît pas nécessaire.
Elle est même à éviter chez les hypertendus. Chez eux une
augmentation de poids va souvent de pair avec une élévation
de pression et précède non moins souvent une hémoptysie.

Prenons donc comme règle qu'il est d'un mauvais pronostic
de voir un malade engraisser trop rapidement alors que ses
lésions ne se modifient pas à l'auscultation.

S'il y a amaigrissement, penser à la perte de phosphates ou
à des troubles pancréatiques.

Aux faits précis que nous venons d'exposer, ajouterons-nous
encore quelques impondérables ? L'hérédité n'est plus admise ;
mais nous aimons peu apprendre que les parents de nos tuberculeux ont déjà été touchés eux-mêmes, car les fils ou
petits-fils de tuberculeux nous paraissent résister très mal à
l'infection. Les antécédents personnels ? Marfan a montré que
la présence de cicatrices d'adénites pouvait faire porter un
bon pronostic.

II. — ÉLÉMENTS DE PRONOSTIC DONNÉS PAR LE LABORATOIRE

e) *Recherche et étude des bacilles.* — Si nous plaçons l'étude
et la recherche des bacilles parmi les symptômes, alors qu'il
s'agit d'un signe diagnostique, c'est que, seul élément de cer-

titude, sa présence paraît, à certains, indispensable pour engager le malade à se soigner. Et cependant sa valeur pronostique
nous a paru digne d'être discutée. S'il est extrêmement rare
de voir des malades comme ceux signalés par Fiessinger qui,
à l'occasion d'une pneumonie, eurent des bacilles dans les crachats, mais ne présentèrent jamais d'atteintes tuberculeuses,
s'il faut se méfier de certaines infiltrations compactes et fermées
qui guérissent plus vite que certaines lésions ouvertes, la présence dans les crachats de bacilles devient selon nous un signe
de pronostic digne d'attention. Sa valeur est très discutée. Pour
Bezançon et d'autres auteurs elle n'est que relative. Pour notre
maître, le professeur Sabrazès, elle aurait au contraire une importance considérable et la présence constante de très nombreux
bacilles serait de mauvais augure. Nous avons retiré la même
impression de nos examens dans son laboratoire. Le décès
rapide et imprévu d'un de nos malades florides à nombreux
bacilles est encore venu nous fortifier dans cette idée.

Dans la phtisie galopante, les bacilles se trouvent en nombre,
même si le crachat conserve son aspect muqueux. La plupart
du temps, ils sont en amas (nous avons remarqué que dans
ces cas les microbes associés sont très rares). Au cours des
poussées évolutives, les bacilles qui fourmillent au début de
la poussée deviennent de plus en plus rares au fur et à mesure
qu'elles approchent de leur terminaison (Bezançon et de Jong.).

Si les tuberculoses torpides peuvent conserver pendant longtemps des bacilles, l'absence habituelle de bacilles chez les por-
teurs de lésions fibro-caséeuses ramollies, est un indice favorable;
elle signifie « que les parties nécrosées en voie d'amélioration
sont très pauvres en bacilles ».

On a essayé de tirer une valeur pronostique de la grandeur
et de la forme des bacilles. Il est presque classique d'admettre
que le bacille court à mauvaise réputation, car il se trouve
surtout dans les formes caséeuses. Les bacilles granuleux
seraient d'un pronostic plutôt favorable. Le bacille homogène
se rencontre dans les formes à évolutions très rapides. Acceptons provisoirement ces données, mais sachons admettre qu'il

existe des exceptions. Nous soignons actuellement une jeune
fille en pleine évolution dont l'avenir nous semble menacé et
qui expectore des bacilles granuleux nombreux.

Il n'y a pas grand'chose à demander aux autres méthodes
de laboratoire. La réaction de fixation, l'étude de l'indice opso-
nique, sortent de la pratique. La tuberculino-réaction, elle-
même, n'a pas pour le point qui nous occupe une grosse valeur.
Négative dans les cas graves « elle ne permet pas de mesurer
au degré de son intensité celui de la résistance ou de la défaillance de l'organisme » (Sergent).

Nous ne parlerons pas de la réaction de Moritz-Weill sur la
valeur de laquelle on n'a pu encore se mettre d'accord. Per-
sonnellement elle nous a paru être d'un précieux appoint et
pouvoir permettre, même dans une mesure appréciable, de porter un pronostic éloigné.

f) *Importance anatomique de la lésion.* — Il était classique
autrefois d'appliquer les trois stades de la classification de
Turban. Un stade donné faisait le pronostic. Si cette classification présente l'inconvénient de mettre dans un même groupe
des formes dissemblables tant qu'à leur évolution, il est toujours
vrai que « la gravité de la situation est en raison directe de la
profondeur et de l'étendue des lésions ». Mais il existe en des
proportions appréciables, des surprises malheureuses chez des
malades ayant des signes sthétoscopiques légers. Ils disparaissent « véritablement assommés par la maladie ». La constatation de foyers disséminés, l'apparition de nouveaux foyers
épars permettent de poser un pronostic des plus sombres.

Signes fonctionnels. — Parmi les signes fonctionnels, on
retirera en somme peu d'enseignements : de la toux émétisante
qui apparaît en général dans les formes avancées de la maladie
et est alors une véritable complication ; de l'apparition des
sueurs. Si cependant elles ne sont pas dues à des troubles
gastro-intestinaux, si elles ne cèdent pas à la vie continuelle
au grand air, dans un climat approprié elles sont alors l'indice

d'une infection profonde et sont alors de mauvais augure ; de
la dyspnée, précoce, elle n'est pas forcément fâcheuse. Elle
est de pathogénie complexe : les mauvaises digestions, l'adénopathie chronique, l'anémie peuvent la produire, mais elle est
surtout d'origine nerveuse (Grancher et Barbier). Si une complication cardiaque est en jeu, elle est très grave. Tardive, elle
n'ajoute rien au pronostic déjà posé.

Tout dernièrement, Binet et Bourgeois ont repris les anciennes expériences de Sabrazès (1902) sur l'étude de la durée
maxima de la pause apnéïque volontaire. Sabrazès en avait
déjà signalé [1] toute la valeur pronostique. Mais alors que
d'après lui l'apnée volontaire se maintient sensiblement normale chez le tuberculeux même avancé, les auteurs parisiens
sont d'un avis différent. Il est vrai qu'ils calculent sa durée
après une inspiration forte tandis que Sabrazès la calcule après
une expiration ordinaire.

L'âge. — Nous noterons rapidement l'influence de l'âge sur
l'évolution de la maladie : il est admis en général que l'ado-
lescent résiste moins bien à la tuberculose pulmonaire que les
malades d'un âge plus avancé.

III. — Le pronostic d'après les complications

Les complications peuvent survenir nombreuses chez les tuberculeux ; elles ont une action trop souvent funeste sur le
cours de la maladie. Nous n'examinerons ici que les plus fréquentes :

L'hémoptysie du début est très généralement bénigne ; elle
impose le diagnostié et par suite, oblige le malade, impres-
sionné, à se soigner sévèrement. Cette bénignité est souvent telle
que les anciens en avaient retiré une règle thérapeutique.
Sydenham recommandait la saignée au début de la tuberculose
pulmonaire. Accident autrement redoutable lorsqu'elle apparaît

---

1. Sabrazès. *Gazette des sciences médicales de Bordeaux*, 12 février 1902.

dans le cours de l'évolution, elle retiendra d'autant plus l'attention du médecin qu'elle sera accompagnée de fièvre et d'amaigrissement. Suivie de fièvre et de signes sthétoscopiques à la base du poumon, elle pourra éveiller la crainte d'une inoculation bacillaire dans une zone pulmonaire jusque-là saine et d'une broncho-pneumonie tuberculeuse consécutive (Grancher). Tant que le pouls est accéléré, se méfier du retour probable et rapide des rejets de sang

L'effet de la rupture d'un vaisseau chez un caverneux est fatal en quelques minutes.

Enfin l'hémoptysie due à la suralimentation (Sabourin) n'est pas dangereuse dès que la cause en a été trouvée. Aucun ennui à craindre dans l'hémoptysie de l'hypertendu si elle est traitée logiquement.

Le pneumothorax est une complication rare de la tuberculose pulmonaire (2 %, environ). Nous n'avons en vue que le pneumothorax total. Quoique grave le pronostic n'est pas forcément fatal. Il est commandé par l'état du poumon opposé, le premier effet de la formation de la poche gazeuse de la plèvre étant de comprimer brutalement le poumon malade, diminuant ainsi le champ de l'hématose. Le poumon opposé fait un travail supplémentaire. Si ce poumon est très atteint, la dyspnée suit immédiatement la douleur de la perforation, son intensité croît d'heure en heure et la mort pas asphysie mécanique peut s'en suivre.

Si le poumon opposé est atteint d'une lésion autre que la tuberculose, le pronostic immédiat est aussi à réserver. Un grand emphysémateux est voué à une mort presque certaine. Le pneumothorax bilatéral ne pardonne pas.

L'état du cœur est aussi très important et pour certains auteurs (Cazamian, *thèse Bordeaux*) : « Le danger est au cœur. » Dans de nombreuses observations on révèle la mort par syncope cardiaque. Dans le pneumothorax chirurgical, les troubles circulatoires sont toujours intenses.

La fistule étant fermée, la période du shock, toujours redoutable, étant passée, le pronostic du pneumothorax est beaucoup moins sombre. Au bout d'un laps de temps que l'on peut évaluer en moyenne à trois semaines, le malade semble être adapté à la mécanique nouvelle que crée l'irruption de l'air. Mis dans des conditions de climat approprié, traité selon la méthode de Forlanini, il peut fort bien guérir. Il survient une atténuation des symptômes, un relèvement vraiment inespéré de l'état général : c'est le « pneumothorax providentiel ».

Un des gros ennuis est la formation de l'épanchement dans la plèvre ; il est parfois impossible de le tarir. Nous avons suivi pendant 26 mois un malade auquel nous avons injecté électrargol, huile goménolée, azote goménolée sans pouvoir arriver à le faire disparaître. Nous luttons depuis près d'un an chez deux autres pneumothorax, sans plus de résultat.

Si une perforation nouvelle vient à se faire, la plèvre s'ensemençant continuellement, le malade ne peut guère résister.

L'apparition d'une *laryngite* est un sujet d'inquiétude pour médecin et malade. Si elle s'accompagne de dysphagie et si celle-ci s'installe progressivement, empêchant l'alimentation, le pronostic est fatal. Si les lésions attaquent le pharynx et les amygdales, il faut prévoir une fin rapide.

L'entérite à l'état aigu emporte rapidement le malade. Nous en avons perdu un après 17 jours de diarrhée. A l'état chronique, caractérisée par de vagues douleurs et deux ou trois selles plus ou moins liquides, elle est moins dangereuse et nous a paru nettement améliorée par l'héliothérapie.

La méningite est toujours terminale chez l'adulte. Notons simplement qu'elle a un début insidieux, une évolution lente qui laisse pendant longtemps le diagnostic hésitant.

IV. — Le pronostic d'après les associations

L'albuminurie se rencontre fréquemment chez les tuberculeux surtout chez les tuberculeux peu âgés ; elle ne nécessite même pas un régime alimentaire particulier, cependant la suralimentation est contre-indiquée.

L'association *diabète* et *tuberculose* est heureusement fort rare, car le résultat est fâcheux : il est, en effet, assez difficile de traiter une de ces deux maladies sans nuire à l'autre.

Le paludisme peut être compté parmi les maladies nettement aggravantes de la tuberculose.

L'insuffisance surrénale et même la tuberculisation des surrénales atteignent fréquemment le tuberculeux. Survenant brusquement et se caractérisant alors, outre l'hypotension et l'asthénie, par des troubles digestifs d'une extrême gravité, il est impossible d'intervenir d'une manière heureuse. Si l'insuffisance s'installe lentement, un traitement adrénalinique permet de suppléer au fonctionnement des surrénales. Mais il faut se rappeler l'influence désastreuse de la fatigue chez ces malades, le pronostic pouvant être changé du tout au tout par un surmenage intempestif.

La syphilis a un pouvoir curieux sur l'évolution de la tuberculose pulmonaire selon le moment de la contamination. Cette association après avoir été niée (Hunter), a eu bien mauvaise réputation. Depuis les importants travaux de Sergent on admet que le pronostic peut varier selon que la syphilis survient chez un tuberculeux, ou selon que le syphilitique devient tuberculeux.

Dans le premier cas si les lésions sont avancées au moment de la contamination, le pronostic est considérablement aggravé. Si le sujet est encore solide, « le seul moment dangereux est celui où les deux affections prennent en quelque sorte contact et où l'association se forme. Ce cas doublé, la tuberculose peut se comporter comme si elle ignorait la présence de la syphilis » (Sergent). Notons cependant que cette nouvelle maladie, grave en elle-même, affectant le moral des plus robustes, peut être une source de préoccupations et d'inquiétudes. Donc, ce seul fait défavorable donne une valeur incertaine à tout pronostic.

Dans le second cas si l'infection bacillaire apparaît au début de la syphilis, le pronostic est souvent sombre et maintes phtisies galopantes ont une telle étiologie.

Si la tuberculose apparaît deux ou trois ans après la contamination, elle peut être améliorée par cette association. L'action sclérosante de la syphilis joue son rôle et peut arriver à
donner à l'infection tuberculeuse une évolution fibreuse aisément curable.

V. — LE PRONOSTIC D'APRÈS LE TRAITEMENT

S'il est une maladie où le médecin peut être nuisible à son
patient, c'est bien la tuberculose pulmonaire. Si les effets de
mauvaises prescriptions ne sont généralement pas contrôlables
dès leur application, ils peuvent grever lourdement l'évolution.
On connaît les méfaits de la suralimentation. On se souvient
moins des dangers de la créosote qui, si elle a incontestablement de beaux résultats à son actif, a provoqué bien des hémoptysies. Ses dérivés sont très souvent difficiles à manier.
L'arsenic est plus facilement toléré, mais chez les fiévreux il
augmente généralement la température ; il peut provoquer de
la diarrhée.

L'action des climats n'est plus discutable. Combien de malades auraient obtenu la guérison par l'envoi *précoce* dans un
climat approprié ? Nous disons approprié, car on ne doit pas
envoyer à la montagne les éréthiques, les congestifs et les hémoptoïques.

En dehors de la cure hygiéno-diététique, il n'existe pas encore de traitement spécifique de la tuberculose. Seule la méthode de Forlanini dans les formes aiguës et unilatérales, a
amené de véritables résurrections. Une extension de cette méthode nous assure des succès journaliers. A Paris, en province,
les médecins s'y mettent, et, le Dr Bosc (de Tours) (*Journal des Praticiens*, 1921, n° 6) publiant ses résultats, pouvait qualifier la méthode de miracle thérapeutique.

Conclusion

De cette longue étude se dégage l'impossibilité de poser un pronostic d'avenir. Le pronostic immédiat est, lui-même, établi sur des bases bien fragiles. L'une ou l'autre de ces nombreuses complications est bien difficile à éviter. Malades et médecins doivent s'armer de patience et de confiance.

Aussi est-il bon, dans une maladie présentant de tels caractères de gravité de se garder autant d'un optimisme béat que d'un pessimisme outrancier. La lutte engagée est difficile et le fléau a des retours décevants. Trop souvent le médecin traitant a une tendance à laisser influencer son diagnostic par la formule de Grancher : « La plus curable des maladies chroniques » et à permettre ainsi, par une sorte de confiance un peu trop sereine, que la maladie développe ses conséquences les plus graves et parfois les plus irréparables.

C'est surtout au début du mal et dès l'apparition des premiers symptômes, que le médecin doit faire preuve de décision et de fermeté et il ne doit pas craindre de jouer auprès de son client son rôle d'éducateur, rôle qui consiste à faire entrevoir au tuberculeux avéré ou présumé, l'influence que pourrait avoir pour sa santé une négligence trop confiante.

Pour conclure, nous nous résumerons ainsi : pessimisme au moment du diagnostic positif et confiance dans les cures climatiques, dans les quelques médicaments qui ne nous laissent pas, malgré tout, désarmés devant le terrible fléau.

II

Le pronostic de la pleurésie séro-fibrineuse.

Dans un mémoire que nous publions en 1895, dans la *Gazette médicale de Paris* (16 juin), nous relevions l'histoire de 33 pleurésies séro-fibrineuses. Sur six malades qui avaient

subi la thoracentèse, deux succombèrent à la tuberculose pulmonaire, l'un au bout de deux mois à une forme aiguë ; un troisième prit une arthrite tuberculeuse suppurée du genou. Il
mourut au bout de trois ans.

Des 27 pleurésies non ponctionnées, 13 finirent également
par la tuberculose, soit une proportion de 48°/₀. Les malades
ponctionnés avaient donné un nombre de 50 °/₀ de tuberculoses
ultérieures. Depuis l'époque lointaine où nous recueillions ces
chiffres, ils se sont trouvés et d'une façon plus formelle con-
firmés par les observations ultérieures. La tuberculose semble
frapper un peu plus souvent les sujets ponctionnés que ceux
qui ne l'avaient pas été. D'où ce résultat pratique adopté du
reste généralement aujourd'hui. Ne pas ponctionner à moins
d'urgence et l'urgence n'est point commandée par une simple
et légère déviation du cœur. Celle-ci se remet peu à peu et
persistât-elle à un faible degré, elle n'entraîne aucun inconvénient.

Pour avoir le droit de ponctionner, d'autres éléments d'appréciation (pouls rapide, extrasystoles, dyspnée, cyanose), doivent entrer en ligne de compte. Aussi bien le pronostic sera
bien différent suivant les sujets. La cause du mal, les symptômes, l'étendue de l'épanchement, la tuberculose pulmonaire
surajoutée, le traitement, ouvrent bien des portes différentes
sur l'avenir.

I. — **Pronostic suivant la cause**. — La pleurésie qui
disparaît le plus vite est celle des *rhumatisants* ; en quelques
jours, avec le salicylate et le régime lacté, l'épanchement s'est
résorbé. Sauf à se reproduire du côté opposé. La pleurésie des
cardiaques nécessite souvent la ponction ; l'évacuation du
liquide effectuée, les systoles cardiaques reprennent leur amplitude, la diurèse reparaît. La gravité de la pleurésie est subordonnée à celle de l'état cardiaque. On sait que *l'hydrothorax*
des asystoliques est le plus souvent bilatéral ; là encore, si le
régime diététique et les cardio-toniques ne provoquent pas la
diurèse, le médecin peut être appelé à pratiquer une ponction

du côté le plus malade. Chez les *syphilitiques*, au cours de la période secondaire, il se produit des épanchements dont les malades sont guéris assez rapidement par la médication. Les pleurésies tardives des *syphilitiques* ne seraient que des manifestations tuberculeuses atténuées (Sergent).

La pleurésie qui suit les maladies infectieuses est en général minime et de courte durée. L'épanchement qui accompagne la pneumonie demeure souvent insignifiant. Dans la grippe, là pleurésie séro-fibrineuse se termine communément en quinze jours ou trois semaines. Reste maintenant le grand chapitre des *pleurésies tuberculeuses* qui groupe environ la moitié des malades. Cela dure plus longtemps et expose à la tuberculose ultérieure.

II. — Pronostic suivant les symptômes. — La *fièvre* et les *symptômes généraux* n'apprennent pas grand' chose. Parfois même des malades promènent des épanchements considérables sans autre malaise qu'une fatigue plus accentuée. Ils font des kilomètres à pied pour aller trouver le médecin tout étonné de constater un épanchement pleural formidable. Dans les signes qui permettent de se prononcer sur l'avenir, il en est deux prédominants : 1° l'épanchement ; 2° la dyspnée.

a) L'épanchement peut amener un déplacement des organes et c'est le cœur surtout qui est dévié. Dans la pleurésie gauche, le cœur est repoussé à droite du sternum et jusque sous le mamelon droit. Si le malade a une température élevée, plus de 39°, il ne faut pas se presser de ponctionner. Le liquide se reproduirait très vite et l'opération serait à recommencer. Une fièvre entre 38° et 38°5, qui n'a pas de tendance à baisser, force au contraire la main. De même un épanchement qui ne se résorbe pas, une fois la fièvre tombée. Ajoutons que si le cœur bat derrière le sternum, c'est-à-dire si sa déviation est minime, il semble plus sage d'attendre et de se contenter du traitement médical. Toutefois un pouls rapide, coupé d'extra-systoles, une cyanose légère ne permettent pas de retarder l'évacuation.

Le médecin, en général, peut annoncer la résorption de l'épanchement vers la troisième ou quatrième semaine. Le liquide baisse progressivement de niveau, la température elle-même ne s'élevant guère au-dessus de 38° le soir.

La guérison chez chacun ne s'obtient pas aussi aisément. La fièvre est tombée et l'épanchement demeure stationnaire. Dans l'espèce, il s'agit d'une pachypleurite qui cède à la longue. Mais l'épanchement peut aussi prendre une teinte hémorragique et se transformer peu à peu en pleurésie purulente.

Une fois l'épanchement disparu, l'*examen radioscopique* n'apprendra pas grand'chose sur l'état du poumon sous-jacent, car des ombres légères obscurcissent les sommets et disparaissent par la suite. Si elles se fixent sur place, c'est autre chose. L'avenir pourrait être plus noir. Mais avec la radiographie, les certitudes ne trouvent jamais place. Pour l'ordinaire, des doutes entourent l'énoncé de ses interprétations.

b) La dyspnée dans la pleurésie n'est point un signe négligeable. D'où vient-elle ? De l'état du poumon sous-jacent ou de l'épanchement lui-même ? Ou bien le cœur serait-il en jeu ? La dyspnée plus que l'abondance de l'épanchement nous semble régler l'urgence d'une thoracocentèse. Après avoir ponctionné, le médecin verra plus clair dans la cause de l'oppression et organisera mieux son traitement. Dans la *pleurésie double*, il devra intervenir plus fréquemment, car la dyspnée est vive et la ponction sera pratiquée du côté le plus chargé de liquide. Si l'intervention tarde, la mort pourrait survenir par asphyxie progressive. On a même signalé des morts subites.

III. — **Pronostic d'après la tuberculose associée.** — Si la pleurésie est la manifestation d'une *localisation bacillaire* peu étendue du poumon, la dyspnée est plus accentuée, la toux est incessante, l'épanchement moins abondant et plus tenace. La convalescence traîne, le malade, malgré la disparition de l'épanchement ne reprend pas ses forces. Une nouvelle poussée pleurale se reproduit fréquemment, tandis que de leur côté, les lésions bacillaires du poumon se mettent à évoluer. Ajoutons que la plèvre peut s'assécher alors que les lésions bacillaires ne guérissent pas. Il se produit alors une tuberculose *pleurale à type fibro-caséeux*. La symphyse pleurale en est la conséquence avec matité, diminution des vibrations thoraciques. Chez ces malades, le danger est au cœur et le pronostic est réservé.

Une *poussée pulmonaire aiguë* se complique d'épanchement pleural ; la dyspnée vive nécessite la ponction. Mais le liquide se reproduit et s'il se résorbe peu à peu par la suite, les signes pulmonaires s'aggravent et du souffle apparaît avec râles muqueux et gargouillement.

Dans la *tuberculose pulmonaire chronique*, la pleurésie peut revêtir une allure aiguë ou subaiguë ; parfois elle est latente. L'action sur les lésions bacillaires se montre favorable. C'est la *pleurésie bienfaisante* (Sabourin). Il convient de ne pas ponctionner ces épanchements. Une poussée aiguë a plus d'une fois suivi une thoracentèse et puis le liquide pleural est sans inconvénient. Le malade le garde sans en être autrement incommodé.

IV. — **Pronostic d'après le traitement.** — Le malade étant soumis au repos absolu au lit et au régime lacté (de un litre à un litre et demi de lait), l'essentiel sera fait pour la guérison. Les médicaments ont peu d'action. Le *salicylate de soude* est prescrit ; mais s'il réussit dans la pleurésie rhumatismale, son action est bien précaire dans la pleurésie ordinaire. Nous avons vu les indications de la thoracentèse, celle-ci justifiée par la rapidité du pouls, la dyspnée ou la persistance d'un épanchement abondant, une fois que la fièvre est tombée. Mais nous savons qu'il ne convient pas de ponctionner à la légère. Nous ne connaissons jamais parfaitement le degré de bienfaisance que l'épanchement pleural exerce vis-à-vis du poumon sous-jacent.

Si la ponction est décidée, pour se mettre à l'abri du retour de l'épanchement, mieux vaut injecter après évacuation, une certaine quantité d'air dans la plèvre (150 c. c. soit 3 coups de piston de la pompe de Potain pour 500 gr. de liquide). Il suffit pour stériliser l'air d'introduire un tampon d'ouate dans le tube de verre intercalé sur le trajet du tube en caoutchouc. Certaines pleurésies des cardiaques à allure récidivante ne cèdent qu'à la faveur de cette petite manœuvre.

Et puis même, chez les tuberculeux, elle exerce des effets utiles en s'opposant jusqu'à un certain point à l'extension des lésions pulmonaires.

Il est très difficile de décider de l'époque où les accidents pulmonaires ne sont plus à craindre. Parmi nos malades, quelques-uns ont résisté jusqu'à huit ans. L'invasion d'une grippe, la venue d'une grossesse s'inscrivent à l'occasion comme des complications qui ouvrent toute grande la porte à la tuberculose pulmonaire.

Si, d'autre part, la tuberculose coexiste, le pronostic dépend à la fois de cette lésion et de son degré d'activité. Et puis n'oublions pas l'influence heureuse, possible de l'épanchement.

Au cours de la convalescence, une cure hydrominérale aux eaux arsenicales (La Bourboule), le séjour à la campagne sont indiqués. Le bord de la mer sera évité si la pleurésie est récente, de même l'héliothérapie. Une poussée aiguë pourrait faire suite.

III

Le pronostic des pleurésies purulentes.

Au point de vue pratique, une grosse différence sépare les pleurésies purulentes *tuberculeuses* des autres variétés de suppuration pleurale. Les premières sont plus graves et guérissent parfois. Les autres — mettons pleurésies à *pneumo-coques, streptocoques, staphylocoques* ou autres pyogènes — sont moins graves à condition d'être traitées à temps. Au surplus et à moins d'état général trop compromis, elles guérissent à peu près toujours. Surtout la pleurésie à pneumocoques. C'est l'aubaine pour le praticien. Une simple ponction évacuatrice peut suffire et si le pus se reforme, une large incision entre les côtes au point déclive. Introduction de drains aussi volumineux que le permet l'écartement costal. Une résection costale est d'ordinaire inutile et la guérison s'opère en quelques semaines.

La *pleurésie purulente à streptocoques* s'accompagne fréquemment de râles humides au sommet, surtout en avant et vers le creux sous-claviculaire. On croit à de la tuberculose pulmonaire, d'autant que l'état général est mauvais. Pas de bacilles dans les crachats ; à plusieurs reprises l'analyse est négative. D'autre part ces râles ne se fixent pas, ils se produisent et disparaissent sans raison apparente. Résultat de la compression du poumon par l'épanchement, ils traduisent la présence de congestions plus ou moins passagères et l'épine tuberculeuse fait défaut. Le liquide purulent renferme des streptocoques plus ou moins à l'état de pureté.

Tous les signes peuvent plaider en faveur de la tuberculose et cependant celle-ci n'est point en cause. Un malade que nous avons vu entre autres avec le professeur L. Rénon avait une pleurésie séro-fibrineuse du côté gauche. Râles humides dans le creux sous-claviculaire gauche. Cœur fortement dévié. Au bout d'un mois environ, l'épanchement se résorbe et la fièvre tombe. Mais l'état général ne se relève pas. La fièvre s'élève de temps à autre le soir. Saison à La Bourboule en juillet sans résultat. En septembre la fièvre remonte. L'épanchement se reproduit peu après, mais la base est libre. C'est à quatre travers de doigt au-dessus de la base que le liquide commence à être perçu. Il s'agit d'une pleurésie enkystée. En quelques jours une double saillie s'opère dans le creux sous-claviculaire et le côté malade. Une ponction exploratrice ramène du pus et celui-ci renferme du streptocoque pur [1]. Le Dr J. Laurence

---

1. Examen pratiqué dans un laboratoire de bactériologie.

opère, le 3 novembre, le malade qui habitait la campagne étant
amené d'urgence à Paris. Un large drainage est pratiqué après
résection costale. Guérison rapide. Au commencement de décembre, tout est terminé et le malade s'apprête à partir pour
le Midi. Donc une pleurésie suppurée en octobre à la suite
d'une pleurésie séro-fibrineuse en avril. Aucune ponction
exploratrice entre avril et octobre qui pût être invoquée comme
coupable de l'infection. L'aspect et l'évolution morbide plai-
daient en faveur de la tuberculose. Il ne s'agissait que de
streptocoques. Du moins très probablement, car les pneumocoques peuvent simuler les chaînettes streptococciques. Et nous
avouons que pour nos malades les cultures n'avaient point été
faites.

Le praticien n'est pas toujours aussi heureux. Bien des con-
trariétés surgissent en cours de route. Lesquelles ? Le pronostic
va nous l'apprendre. Nous lui réserverons deux parties : celles
des pleurésies suppurées non tuberculeuses et celles des pleurésies suppurées tuberculeuses. Les symptômes et le traitement institué valent bien des modifications de jugement et
de gravité : ·

I. — **Pleurésies suppurées non tuberculeuses** : 1° La
nature bactériologique ouvre quelques lumières. La pleurésie à
staphylocoques évolue lentement ; la fièvre au début fait défaut,
l'état général reste satisfaisant. Il ne convient pas de se fier à
cette accalmie. Si le liquide se reproduit après les ponctions,
mieux vaut pratiquer l'empyème et pas trop tard. Quelques
faits isolés de guérison après ponction et lavages ne suffisent
pas à infirmer cette règle. Après la pleurésie à staphylocoques,
il ne reste guère que la *pleurésie à streptocoques*, auprès de
laquelle se rangent les pleurésies à *colibacilles* ou à *bacilles
de Pfeiffer*. Tous ces types morbides évoluent avec une fièvre
qui le soir atteint 39 à 40°. Après ponction exploratrice, ouverture large d'un espace intercostal au point déclive, résection
d'un fragment costal et introduction de deux larges drains.
La fièvre tombe, les lavages sont inutiles. Les injections mé-

dicamenteuses ne conviennent guère qu'aux sujets pour lesquels l'empyème est rejeté. Le *naphtol camphré* (1/2 à 3 c. c.), la liqueur de *Van Swieten* (2 à 3 c. c.) sont injectés dans l'orifice après la ponction. Certaines pleurésies tuberculeuses ont été guéries grâce à cette médication. De très vieilles pleurésies à pneumocoques peuvent également guérir de la sorte. C'est ainsi que nous avons jadis conté l'histoire d'un jeune homme âgé de 21 ans (*Clin. Thér. Praticien*, Huchard et Ch. Fiessinger, 1912, 3ᵉ édit., p. 597). Depuis neuf mois il toussait et était considéré comme tuberculeux. Des râles humides occupaient le sommet gauche, mais la base était mate. Amaigrissement extrême. Pas de fièvre. La maladie avait fait suite à une grippe. Une ponction exploratrice ramena du pus. Thoracentèse, écoulement de 1 litre de pus, et injection de 2 centimètres cubes de liqueur de Van Swieten dans la cavité. Quatre thoracentèses furent ainsi pratiquées de quinze jours en quinze jours ; chaque fois la quantité de pus diminua et 2 centimètres cubes de liqueur de Van Swieten étaient injectés dans la cavité. Guérison. L'examen du pus avait montré des chaînettes microbiennes qui semblaient être des streptocoques, mais pouvaient aussi bien être des pneumocoques.

Le praticien ne comptera guère sur de pareilles aubaines.

Même dans la *pleurésie à pneumocoques*, la moins grave, l'ouverture large constitue la meilleure méthode. La suppuration peut tarir après une simple ponction. La chance se montre parfois favorable. Elle ne se réalise guère que dans 1/3 à 1/4 des cas.

Dans les *pleurésies putrides primitives* ou *secondaires* à une lésion du poumon, l'hésitation n'a point droit de se faire jour. Il faut ouvrir, réséquer une ou plusieurs côtes, et drainer largement. Quelques lavages au permanganate à 1 °/₀₀₀ seront nécessaires si la fétidité ne cède pas.

2° *La durée*. — Si une pleurésie suppurée date de plus de quelques semaines, les chances de guérison diminuent. La pleurotomie réussit moins bien. Les feuillets pleuraux ont plus de peine à se rejoindre. Si l'état du sujet le permet, de larges résections costales sont nécessaires, sinon on se contentera de ponctions répétées suivies d'injections modificatrices.

3° La *fièvre*, température élevée et fréquence du pouls ne sont graves que s'ils persistent après ouverture large du foyer. Il faudra vérifier si le liquide s'écoule bien. En pareil cas, si le drainage est bien établi, le praticien pourra tenter quelques lavages au *chlorure de zinc* (de 1 à 4 $°/_{oo}$), à *l'eau oxygénée* (diluée depuis la moitié jusqu'à 1/20), *d'acide salicylique* à 2 $°/_{oo}$. Le chlorure de zinc nous a réussi chez plusieurs sujets. Mais quelle prudence indispensable ! Il faut procéder doucement et l'injection ne sera poussée qu'avec lenteur. Sinon des syncopes peuvent se produire et mortelles, ce qui n'est pas drôle.

4° *L'âge*. — A tout âge, une pleurésie suppurée non ouverte largement est susceptible d'entraîner la mort. Un jour nous fûmes mandé auprès d'un garçon de 20 ans considéré comme tuberculeux depuis un an. En fait, un empyème de nécessité s'ouvrait sous la clavicule gauche et le côté bombait fortement. Une double ouverture avec large drainage et lavages n'empêcha pas la mort de survenir au bout de plusieurs mois. Il s'agissait d'une pleurésie à streptocoques. A partir de 50 ans, la maladie est plus grave. Plus tard l'état général compromis assombrit singulièrement l'avenir. Mais toujours sous cette condition fâcheuse d'une intervention trop tardive parce que le diagnostic n'avait point été posé à temps.

5° Les *pleurésies circonscrites* sont de meilleur augure que celles qui occupent toute la cavité pleurale. La *pleurésie interlobaire* guérit d'ordinaire par vomique et la fièvre tombe sans qu'une intervention soit nécessaire. Toutefois la fièvre peut se prolonger de longues semaines. Un de nos malades a jadis fait une névrite périphérique à la suite de sa suppuration pleurale. En 1892, nous avons publié son histoire et celle d'un autre malade (*Revue de Médecine*). *Les névrites périphériques consécutives aux suppurations pulmonaires et pleurales*). En dépit de la fièvre qui peut durer plusieurs semaines, malgré l'odeur fétide que revêt l'haleine et qui pourrait faire croire à de la gangrène pulmonaire, la guérison est habituelle.

De même pour les *pleurésies diaphragmatiques* et *médiastines*. La guérison survient souvent par vomique. Mais celle-ci peut être tardive. Dans une pleurésie médiastine nous l'avons vue survenir au bout de trois mois. Et la malade, une jeune femme, présentant les signes d'une broncho-pneumonie généralisée avait été considérée comme tuberculeuse, parce qu'une erreur de technique avait fait voir sur les lamelles de préparation, quelques bacilles de Koch. L'examen du sang, en montrant une leucocytose considérable, nous avait fait réformer le diagnostic et soupçonner une suppuration pleurale profonde. C'était en 1914. La malade a guéri et a depuis eu plusieurs enfants.

Tous ces sujets pourront être montrés au chirurgien. Mais dans la pleurésie médiastine, alors même que le diagnostic est posé, les risques opératoires sont bien grands. Mieux vaut, ce semble, compter sur les réactions curatives naturelles.

II. — Pleurésies suppurées tuberculeuses. — Le tableau clinique seul permet déjà de pencher vers l'existence d'une pleurésie tuberculeuse. La plèvre contient du pus et il n'y a pas de fièvre. Cette absence de fièvre toutefois ne constitue pas un signe essentiel. Nous avons vu précédemment pour les pleurésies à staphylocoques et à streptocoques la possibilité d'une évolution non fébrile. La marche est latente et torpide, c'est quelque chose. Mais surtout le liquide séro-purulent demeure stérile ; il ne laisse pousser aucun micro-organisme sur les milieux de culture ordinaires. Ajoutons l'inoculation aux cobayes. Il faut 10 centimètres cubes de pus. Mais l'expérience n'est pas concluante. Un pus peut être tuberculeux sans tuberculiser le cobaye. En matière de tuberculose rénale, le même fait se reproduit. Des urines peuvent contenir des bacilles sans tuberculiser le cobaye. Ce sont faits sur lesquels a insisté M. Marion.

Un point important en matière de pleurésie tuberculeuse est de connaître l'état du poumon sous-jacent. L'examen clinique, l'analyse des crachats, l'exploration aux rayons X permettent de s'orienter quelque peu. Mais rien n'est sûr et maintes fois la sagesse consiste à laisser planer quelques doutes.

Au point de vue pratique, il serait toutefois bon d'être renseigné. Car si le pronostic est grave dans les deux cas, il l'est plus immédiatement quand la pleurésie évolue avec des lésions pulmonaires en activité. Nous distinguerons donc le pronostic : 1° dans la pleurésie suppurée primitive en apparence ; 2° dans la pleurésie suppurée secondaire ; 3° il existe enfin des pleurésies enkystées, moins sérieuses et qui sont souvent des trouvailles de radiographie.

1° *Pleurésie suppurée primitive* (abcès froid pleural). La pleurésie suppurée fait suite à un épanchement séro-fibrineux ou bien elle est purulente d'emblée. Le plus souvent la marche en est fort longue, quel que soit le mode de début. Les ponctions répétées n'épuisent pas la reproduction du liquide. L'injection de substances médicamenteuses est indiquée. Parfois inefficace elle se montre en tous cas inoffensive. On sait que l'opération de l'empyème est dangereuse. Elle ne sera jamais pratiquée.

Du reste la guérison peut survenir. M. Marfan a publié l'observation d'un garçon de 13 ans. Au bout de dix-huit mois, la plèvre s'est tarie. Vingt ponctions avaient été pratiquées. Il arrive que le pus ne conserve pas jusqu'à la fin le caractère purulent. Il peut devenir chyleux. Signe d'atténuation ; les lésions caséeuses pleurales tendent à régresser.

La fin la plus fréquente est l'amaigrissement progressif avec diarrhée et urines chargées de flots d'albumine. Le malade fait de la dégénérescence amyloïde. Il est perdu.

Comme complications, l'une d'elles appelle l'attention : l'*empyème de nécessité*. Il est fort rare, montre l'aspect d'un abcès froid thoracique s'ouvrant à l'extérieur. Les ponctions répétées suivies d'injections modificatrices sont le meilleur traitement. Toutefois si le pus tuberculeux était infecté par des microbes pyogènes, la question d'une ouverture plus large pourrait se poser.

2° *Pleurésie suppurée secondaire.* — Celle-ci fait suite à des lésions caséeuses ouvertes dans la plèvre. Le pyopneumotho-rax est habituel, non constant toutefois. En dépit des signes locaux très accusés, l'état général ne s'aggrave pas tout de suite. Le liquide peut même diminuer, se tarir, le malade va mieux. Cette éventualité heureuse ne se prolonge pas tou-jours. Une vomique survient, suivie de fièvre rémittente avec sueurs et diarrhée. Le malade est perdu. Rien de grave comme ces fistules pleurobronchiques (Chauffard).

3° *Pleurésies enkystées.* — Celles-ci surviennent d'emblée et font suite à une pleurésie séro-fibrineuse. Elles se locali-sent en avant et à la base du thorax, à la partie postérieure, dans la région axillaire. Ces pleurésies passent souvent ina-perçues, effacées derrière les grands signes des lésions pulmo-naires. Le pronostic dépend de l'étendue de la poche et de l'évolution tuberculeuse sous-jacente. Pronostic moins sérieux que celui des pleurésies de la grande cavité. A réserver tou-tefois et ne pas se hâter d'annoncer une guérison toujours lon-gue à venir, même dans les formes en apparence favorables.

IV

Le pronostic des asthmes.

En matière d'asthme, les découvertes modernes ont jeté quelque clarté dans ses causes, mais le diagnostic n'a point retiré un bénéfice marqué de ces lumières neuves. Non davan-tage le pronostic et le traitement. Les asthmes qui survien-nent vers la soixantaine sont maintenant trop aisément consid.érés comme asthmes d'origine anaphylactique, alors qu'il s'agit de dyspnées urémiques ou d'insuffisances du ventricule gauche.

Le pronostic varie naturellement suivant la cause. Nous rangerons celles-ci en deux groupes : 1° les causes irritatives viscérales ; 2° le choc humoral, le rôle de l'émotion jouant un grand rôle dans la production de ce dernier.

Les symptômes étant les mêmes, le pronostic dépendra surtout de la variété d'asthme en jeu, les asthmes par cause irritative viscérale pouvant être suivis de mort, les autres se terminant en général par le retour à la santé. Le pronostic suivant le traitement sera étudié en fin de chapitre. Ajoutons que les asthmes infantiles guérissent mieux que les crises chez les sujets d'âge mûr.

1° *Pronostic des asthmes par cause irritative viscérale.* — Certains de ces asthmes sont un avertissement sévère ; d'autres n'ouvrent jour qu'à des accès de peu d'importance. Parmi ces derniers, signalons l'asthme *nasal* ou *digestif*. Cela guérit avec ablation d'un polype, cautérisation d'un cornet, traitement anti-dyspeptique coutumier. Chez les enfants malingres, il faut se méfier d'un *asthme ganglionnaire*. La concomitance d'un état subfébrile fera pencher la balance vers la crainte d'une tuberculose, à moins que la *syphilis* soit en jeu, ce qu'il ne faut jamais négliger de chercher. Certains sujets ne peuvent faire une *bronchite* sans y superposer une crise d'asthme. D'autres fois, l'asthme est *tuberculeux* et la tuberculose en pareil cas est le plus souvent à marche lente et sclérosante. Le médecin pourra donc rassurer le malade tout en cherchant les causes secondaires qui, s'adjoignant à sa tuberculose, peuvent déclancher la crise (dyspepsie, lésion nasale, etc.).

Deux grandes variétés se partagent les types graves : les asthmes d'origine cardiaque, les asthmes d'origine rénale.

L'*asthme cardiaque* est maintes fois méconnu. Non quand il accompagne les *distensions ventriculaires droites*. Celles-ci avec leur cortège impressionnant de gros foie, d'œdème, d'albumine, ne laissent guère prise au doute. Mais les *insuffisances gauches ventriculaires* hier encore, passaient maintes fois méconnues. Le mâlade était pris d'angoisse, de dyspnée subite dans la nuit, de douleurs précordiales. Nous avons vu ces accidents mis sur le compte d'asthme nerveux ou anaphylactique. Or, chez un sujet qui commence à faire des crises d'asthme vers la cinquantaine, il ne faut pas s'empresser de dire : « cela n'est rien ». La tension artérielle est souvent élevée chez des malades de cet ordre, ils n'ont point encore de galop cardiaque, mais le cœur s'accélère après la moindre marche et met bien du temps à retomber à son rythme normal. L'asthme décrit sous le nom d'*asthme aortique* ne semble le plus souvent qu'un asthme par *insuffisance ventriculaire gauche*. Ce qui a fait commettre l'erreur, c'est qu'en effet l'aorte, chez ces malades, n'est point saine. Elle est dilatée, comme il arrive d'ordinaire vers la cinquantaine et en plus les valvules étant épaissies laisse entendre un souffle systolique à la base. L'asthme par insuffisance ventriculaire gauche est toujours alarmant. Plus encore que dans les insuffisances ventriculaires droites, il risque de se terminer par une mort subite. Surtout quand une crise d'œdème du poumon s'est produite antérieurement.

L'*asthme rénal* est parfois de différenciation fort malaisée d'avec l'asthme par insuffisance ventriculaire gauche. L'albumine et l'hypertension peuvent exister dans les deux cas ; le dosage de l'urée sanguine ouvre parfois quelque lumière. Il dépasse 0,50 dans l'asthme rénal, n'atteint souvent pas ce chiffre dans l'insuffisance ventriculaire gauche. Quand un bruit de galop complique la lésion rénale, mieux vaut ne point vouloir faire une part trop absolue de ce qui revient au cœur ou au rein ; en général on reste dans la vérité clinique et aussi thérapeutique en attachant l'importance la plus large au facteur cardiaque. Au point de vue pronostique et quand le cœur est sain, il semble que l'asthme rénal est de signification moins sombre que l'asthme cardiaque. La dyspnée urémique ne fait pas forcément suite à des atteintes rénales très étendues ; une lésion parcellaire peut s'accompagner de congestions subites qui entravent le fonctionnement du filtre. Une fois la congestion disparue, l'organe reprend ses fonctions. Il n'en va pas de même pour le cœur. Qu'elle soit droite ou gauche, toute distension ventriculaire est un prélude qui laisse entrevoir d'autres dangers.

2° *Pronostic des asthmes par choc humoral et cause émotive.* — Les asthmatiques par choc humoral sont tous des émotifs. Cette constatation primordiale laisse planer quelque doute sur la valeur de certains faits expérimentaux récemment invoqués. Dans le choc hémoclasique quelle est la valeur de la substance employée ? Le froid, la fatigue se mettent du reste de la partie pour renforcer à l'occasion les effets de l'émotion. Si bien que le système nerveux de l'asthmatique demeure le réactif hypersensible que mettent en œuvre toutes sortes de protéines ou de poussières diverses. Et comme ces protéines et ces poussières, il est souvent difficile d'en démêler la nature, le choc humoral pour le médecin réside avant tout dans l'hypersensibilité du pneumogastrique et du sympathique.

Le pronostic de ces asthmes, favorable quant à la vie, est plus fâcheux quant à la répétition des accès. Ils reviennent aisément. D'autant que leur nature n'est point toujours strictement limitée. D'autres éléments peuvent entrer en jeu ; la tuberculose ou la syphilis règnent souvent à l'origine, l'obésité, les troubles étiquetés d'une façon vague sous le nom de neuro-arthritisme. L'asthme par choc humoral est encore un asthme où d'autres conditions préalables favorisent la production des chocs. Et le traitement de ces conditions associées n'assure point toujours la guérison.

Les malades changent de médecin et souvent. Plus encore depuis l'établissement des nouveaux cadres morbides. Les traitements se multiplient et parmi ceux-là, ce sont encore les médications anciennes qui semblent les plus efficaces.

C'est pourquoi l'insuccès des médications neuves a eu pour effet d'augmenter l'instabilité des malades. Pas toujours cependant. Il en est qui sont morts. Des injection de sérum de cheval ont été suivies de crises de suffocation terribles. L'injection de sérum de Roux aurait même produit une mort (Ségard). Nous n'avons, quant à notre part, constaté que des aggravations qui laissaient un souvenir de terreur dans l'esprit des pauvres malades. Tant il est vrai que les pathogénies de laboratoire ne se montrent pas toujours transportables dans des réalisations pratiques. Il faut attendre et ne pas se bousculer. Les malades, trop souvent paient, à leurs dépens, les fièvres d'innovation par où se satisfait l'amour-propre des manipulateurs d'expériences.

3° *Pronostic d'après le traitement.* — Il est certain que si des cardiaques asystoliques ou des rénaux sont envoyés au Mont-Dore pour guérir un asthme dépendant de leur maladie, rien n'est à espérer. Et les pauvres malades rentreront très aggravés. Le Mont-Dore soulage les asthmes bronchitiques ou tuberculeux, des stations sulfureuses peuvent convenir à d'autres. La vaccination avec les microbes des crachats ne nous a valu que des insuccès répétés. Peut-être, parce que notre doute dans la valeur de la médication avait d'avance, chez le malade, annihilé le choc de confiance indispensable.

Entre les crises, le traitement causal sera institué. Pendant la crise elle-même, les vieux médicaments, morphine et belladone, conservent leur faveur. Les médicaments nouveaux, adrénaline et hypophyse, ont une action plus incertaine ; ils réussissent auprès des uns, échouent auprès des autres.

Dans les asthénies par choc humoral, une constatation devra rabattre l'enthousiasme qui salue les médications neuves. Ces formes d'asthme sont maintes fois soulagées par l'homéopathie. Choc émotif alors ? Dans l'étude consciencieuse que nous avons fait jadis de l'homéopathie, nous n'avons pas trouvé autre chose.

A telle fin que le pronostic dans l'asthme dépend d'abord du bon jugement qui ne permet point une erreur sur la cause du mal. Et ensuite de la dose de confiance que le malade attache à l'efficacité du remède. Quand on voit des sujets faire des crises d'asthme à Versailles et non à Paris, d'autres à Paris et non à Versailles, les uns dans une rue et les autres pas dans la rue à côté, les uns quand ils habitent avec leur femme et non quand ils sont seuls, quand ils restent à la maison et non quand ils voyagent, vraiment, à noter toutes ces bizarreries d'apparition. le médecin est bien obligé de les rattacher à des troubles d'émotivité dépendant moins des circonstances extérieures que du sujet lui-même. En matière de résidence, il est toutefois une règle qui souffre peu d'exceptions : les endroits humides, et le bord de la mer sont en général mal supportés.

Relativement à l'âge une grande clarté pour le pronostic chez l'enfant. L'asthme infantile guérit pour l'ordinaire vers la quinzième ou vingtième année et la médication ferrugineuse s'y montre d'un grand secours, comme nous l'avons dit ailleurs.

CHAPITRE VI

PRONOSTIC DANS LES MALADIES
DE NUTRITION

Le Pronostic du Diabète.

Dans ses vues sur le diabète, le médecin se heurte à plusieurs dangers. Tout d'abord considérer comme du diabète ce qui n'en est pas. Une glycosurie alimentaire ou toxique ou infectieuse disparaît du jour au lendemain. Des enfants montrent parfois de cinq à six grammes de sucre ; n'alarmons point les familles. Si le diabète infantile est fort grave, une glycosurie légère ne signifie pas autre chose qu'une faiblesse héréditaire du foie. Chez l'adulte, d'autre part, il ne convient pas de trop compter sur l'aspect floride. Une mine superbe peut s'allier à une tuberculose du poumon. Il faut examiner, s'enquérir, surveiller et ne pas traiter la chose à la légère.

L'âge, les symptômes, les complications, les formes, le traitement nous serviront de fil conducteur.

I. — **Pronostic suivant l'âge.** — Les diabètes à évolution rapide et grave appartiennent à l'enfance et à l'adolescence. La terminaison par coma est habituelle ; la durée de la maladie varie de quelques mois à trois ans.

Au contraire du vieillard où l'évolution est fort lente ; on peut presque dire que le diabète est d'autant moins grave que le sujet est plus âgé.

II.—Pronostic d'après les symptômes. — a) *La glycosurie.* — M. Rathery [1] a raison de poser en principe que le taux de *glycose éliminé n'est pas fonction de la gravité de la maladie.* Ce qui importe, c'est la comparaison entre la quantité d'hydrates de carbone ingérée et le chiffre de glycose éliminé. Un diabétique gros mangeur, urine 500 grammes de sucre. Mettez-le au régime, cette quantité disparaîtra très vite. Un autre au contraire n'a que 15 à 20 grammes de sucre mais la diététique la plus sévère ne l'améliorera pas. Les sujets qui urinent des quantités considérables de sucre : 500 grammes à 1 kilogramme sont le plus souvent de gros consommateurs de féculents.

Une glycosurie intermittente est moins sérieuse. Celle qui suit les repas est la plus négligeable.

La diminution de sucre s'observe dans les troubles intestinaux qui entravent l'absorption alimentaire, les maladies infectieuses, la tuberculose, le cancer. C'est dire que l'amélioration de l'urine ne correspond point à une amélioration de l'organisme.

b) *L'amaigrissement.* — Si le diabétique maigrit parce qu'il mange moins, aucun danger. Mais il est des formes sérieuses où la consomption est rapide et la fatigue constante. Un diabétique peu atteint reprend ses forces aussitôt qu'il suit son régime. S'il maigrit en dépit de la diététique et se sent chaque jour plus las, le pronostic est sérieux. Jadis le diabète maigre était dénommé pancréatique. Mais le pancréas ne semble pas toujours touché et la glycosurie n'est pas forcément très abondante. Sans compter la tuberculose concomitante qui par elle-même devient un facteur d'amaigrissement.

c) *Polydypsie et vulnérabilité des tissus.* — La soif disparaît chez les diabétiques simples; elle persiste avec une grande ardeur dans les diabètes consomptifs. On sait avec quelle facilité

1. F. Rathery. *Le diabète sucré*, 1921. Flammarion, éditeur.

les tissus s'infectent chez les diabétiques. Cette prédisposition cède avec l'amélioration générale. Des opérations sérieuses peuvent être tentées avec les précautions requises. Les chirurgiens demandent en général que la quantité de glycose ne dépasse point 40 à 50 grammes par litre. En cas d'acidose, éviter le régime carné. Prescrire les légumes secs et le lait avant l'intervention.

d) *Manifestations cutanées.* — Le prurit si pénible cède d'ordinaire avec la glycosurie. Généralisé, il accompagne souvent le diabète consomptif. Les jeunes sujets en sont atteints plus rarement. Chez la femme, le prurit vulgaire est particulièrement pénible ; il concourt à l'amaigrissement et à l'affaiblissement du sujet. Les autres symptômes cutanés seront touchés au chapitre des complications.

III. — Pronostic des complications. — a) *Tube digestif*.
— *Stomatite, carie dentaire, gingivite expulsive* sont plutôt un signe du diabète qu'une complication.

Les *crises gastriques diabétiques* avec crampes douloureuses et vomissements doivent être surveillées de près. Elle sont souvent le premier indice d'une *acidose* insoupçonnée. Le coma est proche. Il convient toujours de se méfier des vomissements survenant sans cause apparente. Les crises intestinales avec diarrhée ont parfois la même signification que les crises gastriques.

b) *Système nerveux.* — Les crampes très douloureuses apparaissent comme une signature parfois tenace du mal.

Des *mononévrites* (sciatique, crural, obturateur, cubital, médian, plexus brachial) offrent souvent plus de tendances à l'amélioration qu'une névrite d'une autre cause. En quelques semaines elles guérissent.

De même la *paralysie faciale* survenant d'emblée, et sans névralgie antérieure; mais la curabilité traîne toutefois dans certains cas.

Les *nerfs moteurs* oculaires sont souvent touchés ; la 6ᵉ paire d'ordinaire ; plus rarement, la 3ᵉ et la 4ᵉ. Le pronostic est bénin et cela guérit sans laisser de traces.

Les *polynévrites* à type de la paralysie alcoolique sont bien tenaces ; la disparition de la glycosurie n'assure point la guérison. De même pour le pseudo-tabès, il faut compter avec de longs mois. Les malades s'impatientent. Et pourtant en dehors du régime diététique, il n'y a pas grand chose à tenter. On peut promettre une atténuation progressive et c'est déjà beaucoup.

c) *Troubles trophiques.* — La peau des diabétiques est très vulnérable ; les lésions unguéales avec chute spontanée des ongles, les périonyxis sont parfois révélateurs du mal. Mais la grande complication de cet ordre est le mal perforant. Son évolution est lente et se termine par la guérison au bout de trois à cinq mois.

d) *Accidents oculaires.* — Une amblyopie passagère et bénigne se produit aux premières périodes. Les amblyopies tardives se montrent bien plus tenaces. Elles relèvent soit d'hémorragies de la rétine, soit d'une atrophie de la papille et d'une névrite optique, soit du diabète accompagné d'hypertension ou d'azotémie.

La *cataracte* des jeunes sujets est marquée par une évolution rapide. Pronostic grave. La *cataracte* des vieillards relève souvent d'autres causes : c'est une lésion sénile à noyau dur. La *cataracte de l'adulte* est sérieuse. Elle complique souvent les diabètes à glycosurie abondante ; des lésions de l'iris sont souvent surajoutées. Dans des cas exceptionnels, un traitement antidiabétique aurait amené une diminution de l'opacité cristallinienne. L'opération peut être conseillée chez l'adulte après traitement. Elle ne réussit pas dans le diabète infantile et consomptif (de Lapersonne).

e) *Peau et muqueuses.* — Les *lymphangites* sont sérieuses. Peu douloureuses, elles offrent une tendance à l'extension et au sphacèle. Une suppuration interminable peut tarir aussitôt qu'est appliqué le régime approprié.

Si le *furoncle* demeure bénin, il n'en est pas de même de l'anthrax; par lui-même il peut entraîner la mort, il s'étend et se complique de *gangrène*.

La *gangrène* est *sèche*, la marche est lente. La cicatrisation peut se produire. D'autres fois, la complication est traversée de poussées successives et la gangrène s'étend.

La *gangrène* humide, qu'elle succède à la forme sèche ou éclate d'emblée, évolue au contraire bien plus rapidement ; en quelques jours des foyers sphacéliques s'étendent et la mort survient (*forme foudroyante*).

Une forme moins rapide permet parfois au chirurgien d'intervenir. Ce sera à voir. Il ne faut pas trop compter sur cette heureuse éventualité.

Il existe parfois une *forme abortive* où la gangrène humide se cantonne à un ou deux orteils. Le régime a pouvoir d'amener la guérison sans intervention chirurgicale.

Les *gangrènes cutanées* se composent de taches noirâtres disséminées sur la peau et laissant après leur chute, des ulcérations qui se cicatrisent lentement. Le traitement guérit, mais cela se reproduit. Il est rare que la variété affecte une forme bulleuse et serpigineuse qui se termine par la mort. Ajoutons la *gangrène symétrique* des extrémités. Elle est rare et une intervention est le plus souvent nécessaire.

Les *gangrènes* des muqueuses sont suivies de petites hémorragies. Leur gravité est variable suivant l'étendue. Et puis, il peut se produire une *gangrène de la bouche*, des *amygdales*, de la *parotide*. Les *gangrènes* de la *verge* sont fréquemment suivies de récidives.

f) *Poumon.* — La *gangrène du poumon* est rapide et ne dépasse parfois pas une semaine. Chez les sujets âgés cela peut marcher lentement. Un catarrhe bronchique avec fièvre, hémoptysie, odeur fétide de l'haleine s'installe. Des mois, des années se passent. Une hémoptysie ou l'affaiblissement progressif emportent le malade ; mais des guérisons ont été signalées.

La *tuberculose pulmonaire* atteint les jeunes diabétiques aussi bien que les adultes et les vieillards. Elle ne survient guère au début, mais surtout au bout de un à deux ans. Des diabètes bénins ou consomptifs peuvent lui donner naissance. La maladie est rapide, affecte les types de la pneumonie ou de la broncho-pneumonie caséeuse, ou traîne en longueur. Des diabétiques d'aspect satisfaisant montrent souvent des lésions pulmonaires dont la profondeur étonne. Un traitement anti-diabétique rend grand service. Les formes hémoptoïques évoluent souvent avec lenteur (L. Rénon). La tuberculose des diabétiques offre peu de tendance à l'envahissement des séreuses.

Pneumonie et broncho-pneumonie. — Chez un sujet qui se soigne, une pneumonie peut évoluer normalement ; elle est parfois foudroyante chez ceux qui suivent mal leur régime.

Si le malade guérit, les récidives sont fréquentes.

La *broncho-pneumonie* est tout aussi alarmante et sa marche fréquente vers la gangrène jette une note bien sombre dans le tableau.

g) *Cœur. Collapsus cardiaque*. — Le collapsus cardiaque a été confondu avec le coma diabétique ; des palpitations, une haleine courte, des vomissements ouvrent la scène. Le pouls est petit, les bruits du cœur faibles, la température basse. L'état d'anéantissement général fait place au coma. La mort ne tarde pas. Dans les urines, ni acétone ni réaction de Gerhardt. La digitaline, l'ouabaïne réclament quelques succès à leur actif ; sous leur influence, le malade a pu guérir.

h) *Coma diabétique*. — Surtout fréquent dans le diabète infantile, le coma diabétique peut néanmoins atteindre des sujets qui ne présentent que peu de glycose dans les urines. Le diabète consomptif lui ouvre plus souvent la voie que le diabète simple. On connaît la valeur en tant que phénomènes prodromiques, de l'odeur spéciale de l'haleine et de la présence des corps acétonémiques dans les urines. La présence de l'acétone toutefois n'a aucune valeur ; seule importe la présence de l'acide diacétique. On connaît la façon de le déceler (réaction de Gerhardt avec le perchlorure de fer, coloration rouge vin de Porto). Les prodromes avec changement de caractère, asthénie, troubles gastro-intestinaux, respiratoires et dyspnéiques sont curables, alors qu'ils ne sont pas trop prononcés. Et puis ils peuvent se prolonger plusieurs mois avant d'aboutir au coma confirmé. Quand celui-ci s'est installé, la durée est courte. Quelques heures, parfois deux ou trois jours. Toutefois quelques guérisons ont encore été recueillies. A la suite de l'injection intra-veineuse alcaline, une amélioration peut se produire qui ne dure pas. L'espoir était prématuré et la mort survient tout de même après vingt-quatre heures.

Ajoutons que le coma chez un diabétique peut être lié à une autre cause : urémie, collapsus cardiaque, lésion cérébrale. Au médecin d'établir son pronostic d'après la nature de l'accident. Qu'il ne compte pas trop sur l'acidose pour le tirer d'affaire. Car les corps acétonémiques de l'urine se rencontrent dans tous les états d'inanition, les affections digestives graves, certaines intoxications. Il importé de se munir de tous les éléments d'information. Et puis, disons-nous que le sucre peut aussi faire suite à une hémorragie cérébrale. La difficulté est parfois grande. Ne prononçons donc pas le mot de coma diabétique et n'affirmons pas un pronostic fatal dès la première heure. On reviendra dans la journée. On verra. Rien de fâcheux pour une réputation médicale comme l'annonce d'une mort prochaine que dément la guérison.

i) *Maladies associées.* — La *grippe* et la *fièvre typhoïde* sont fort graves. Comme dans les autres maladies infectieuses, la glycosurie baisse Le *cancer* évolue rapidement. La *néphrite hypertensive* n'aggrave pas forcément. Les sujets gras s'améliorent souvent en maigrissant ; la *néphrite azotémique* est bien plus noire. Quant à l'albuminurie simple, souvent intermittente, rien à craindre. Elle n'assombrit nullement le pronostic.

IV. — **Pronostic d'après les formes.** — a) *Le diabète traumatique.* — Si le diabète survient dans les premiers jours après l'accident, les symptômes s'amendent assez vite. Dans l'intervalle de deux à trois mois, la guérison est obtenue. Si la maladie se prolonge au delà de six mois, la guérison apparaît bien aléatoire.

Le diabète qui tarde davantage et s'installe insidieusement après le traumatisme) a une marche longue. Il réduirait environ des deux-tiers la capacité de travail (Forgue et Jeanbrau).

b) *Le diabète syphilitique.* — Chez un sujet syphilitique qui prend le diabète, il est toujours bon d'organiser le traitement. Le mercure et l'arsenic agissent sur des diabètes non syphilitiques ; mais s'ils guérissent complètement et d'une manière rapide, on est en droit de conclure à l'origine syphilitique. Parfois le pancréas est en cause. Une pancréatite scléro-gommeuse s'était installée (Carnot et Harvier).

c) *Le diabète hépatique.* — Certaines cirrhoses hypertrophiques sont suivies de diabète, d'autres fois, il s'agit d'une cirrhose atrophique. Le pronostic est déterminé par les moyens d'action susceptibles d'influencer la lésion initiale. On connaît le pronostic grave du *diabète bronzé* où les trois caractères prédominants : mélanodermie, hypertrophie du foie, diabète, plus ou moins dissociés, se réunissent pour dessiner la fatalité du pronostic. La mort survient habituellement du sixième au dixième mois et par coma terminal.

d) *Le diabète pancréatique* n'évolue pas forcément à la façon du diabète consomptif. Un diabète simple peut éclater au cours d'une affection du pancréas (lithiase, kyste, pancréatite).

e) *Le diabète hypophysaire* se signale par les quantités considérables de sucre. Il n'offre rien de spécial. En cas d'hémianopsie temporale et de gigantisme associés, le médecin pourra demander une radiographie. Une tumeur hypophysaire parfois entrevue lui permettra le diagnostic.

V. — Pronostic suivant le traitement.

— Les médecins connaissent la thérapeutique et la diététique classiques. L'absence de traitement peut être l'ouverture sur les pires complications. Dans le diabète consomptif, la suppression des féculents est suivie d'un coma rapide. Dans le diabète simple, les féculents seront autorisés dans la mesure de leur assimilation possible. Si le coefficient de cette assimilation est très élevé, on peut presque considérer le sujet comme étant à l'abri de l'acidose. Le degré de cette assimilation sera fixé par le taux de glycosurie. Le sujet sera rendu aglycosurique passagèrement et l'on calculera le chiffre d'hydrates de carbone qu'il peut ingérer sans présenter de la glycosurie.

On sait que la modération dans la quantité de viandes ou d'autres aliments azotés est une précaution de la plus haute importance, de même la discrétion dans l'emploi des graisses, sinon l'acidose est toujours à craindre.

La réaction de Gerhardt se produit-elle dans les urines, les féculents seront prescrits, quitte à augmenter passagèrement la glycosurie.

La cure de jeûne absolu avec diète hydrique ne peut guère être conseillée que chez des sujets vigoureux qui tiennent à faire disparaître leur sucre pour quelques jours et effacer de la sorte la signature de leur mal. Car l'alimentation insuffisante n'est pas sans danger. Rathery a vu la cure de jeûne déterminer le coma diabétique.

Le traitement hydrominéral: Vichy, Brides, pourra être adjoint au régime. Il ne le remplace pas. Surtout pas de fatigues aux diabètes consomptifs. A deux reprises, nous avons vu chez ces derniers le coma diabétique suivre une saison à Vichy, entreprise sans l'autorisation du médecin.

Au point de vue des *complications*, on n'oubliera pas que la plupart guérissent sous l'effet d'une cure diététique. La *gangrène* expose le médecin à bien des hésitations. Il ne s'agit d'opérer ni trop tôt, ni trop tard. Si la décision est prise, il ne faut point craindre d'intervenir bien au-dessus des points perdus. Et l'inoculation des vaccins anti-gangréneux sera tentée à l'occasion et pour la gangrène pulmonaire.

Le *coma diabétique* dans ses prodromes se trouvera bien du régime lacté et du repos. Laxatifs légers. Le sucre est indiqué sous forme de levulose ou de glycérine.

L'alcool, deux à trois petits verres de cognac combattront l'anéantissement. Comme médicaments, il n'y a à retenir que les alcalins à haute dose, 100 à 200 grammes de *bicarbonate de soude* ou injections intra-veineuses (100 à 500 gr. une à deux fois par jour) d'une solution de *bicarbonate de soude* à 3 %, dans du sérum salé à 6 grammes de sel par litre. Dans le coma confirmé, cette médication demeure d'efficacité bien douteuse. Quelques-uns affirment même qu'elle n'est point exempte d'inconvénients. Bouchardat a jadis insisté sur le danger des alcalins à haute dose.

CHAPITRE VII

MALADIES DE CŒUR ET DES REINS

I

Le pronostic dans les maladies de cœur.

Il n'est guère de quartier parisien où ne se promènent, allègres et sans l'ombre d'appréhension, un certain nombre de cardiaques qui se croyaient perdus il y a dix et quinze ans. Le pronostic fatal avait été rapporté à leur entourage, le malade lui-même avait fait le sacrifice, il n'espérait plus rien. Puis peu à peu, les choses s'arrangent ; la dyspnée et la douleur disparaissent ; le retour à un état à peu près normal est opéré et se maintient.

Le pronostic dans les maladies de cœur est tiré de quatre éléments : 1° la cause de la maladie ; 2° la nature de la maladie ; 3° l'âge du sujet et de la maladie ; 4° les doses médicamenteuses antérieurement prescrites.

1° LA CAUSE DE LA MALADIE. — Ce sont des causes infectieuses et toxiques ou c'est le traumatisme. Les causes infectieuses et toxiques agissent directement sur le cœur ou atteignent préalablement un autre organe tel que le rein. Les valvules du cœur, les vaisseaux du cœur sont touchés aussi bien que le myocarde.

Le traumatisme (efforts violents, chute, contusions) exerce ses effets de préférence sur les valvules ou l'aorte.

Le pronostic varie suivant l'élément causal et la nature de l'organe plus ou moins profondément touché.

L'élément causal peut être aboli quand il est de nature infectieuse, par un traitement spécifique possible : le salicylate de soude dans le *rhumatisme articulaire aigu*, la quinine dans les *myocardites paludéennes* ; mais ces médicaments à dose active exerçant une action déprimante sur le myocarde, c'est le traitement de l'élément cardiaque qui sera entrepris avec plus de succès. Dans la *grippe*, la *fièvre typhoïde*, la *scarlatine*, la *variole*, etc., il en sera de même : traitement de la myocardite ou de l'endocardite suivant les méthodes connues : renoncer à atteindre le germe nocif.

Le praticien pourra avoir la chance de tomber sur une de ces *myocardites atténuées* et *curables* que nous avons décrites (*Journ. des Pratic.*, 1908 et *Acad. de Méd.*, avril 1912) et qui après des signes d'asystolie plus ou moins prononcés conduisent à une guérison prolongée.

Si en dépit du traitement employé (repos au lit, régime lacto-hydrique de réduction, digitaline à 1/10 de milligr. par série de 10 jours, séparées par 2 ou 3 d'intervalle), les accidents se reproduisent, il sera toujours temps d'informer la famille.

Dans *les endocardites*, de même ; ne point conclure d'un mouvement fébrile modéré qui se prolonge 15 à 30 jours à la gravité forcée. On a du temps devant soi. Ne point se hâter de prononcer le nom d'endocardite infectante et surtout ne point conclure d'une injection intraveineuse de collargol ou d'or colloïdal que la médication a guéri le mal. Ce sont là d'excellents remèdes : on les prescrira puisque des succès leur ont été attribués ; quant à des arrêts de la maladie nettement produits par leur action, nous avouons demeurer sceptique.

Si une endocardite fébrile peut rétrocéder avec le traitement habituel en quelques semaines, il est une forme de diagnostic plus malaisé et dont la gravité semble à peu près constante : nous voulons dire les endocardites infectantes qui se greffent sur une lésion valvulaire ancienne. Nous avons cité de ces faits [1]. Depuis, nous en avons vu plusieurs autres et leur fréquence semble s'accentuer depuis la guerre.

Méfions-nous des mouvements fébriles même légers qui s'éternisent chez des sujets atteints d'une lésion valvulaire. Ils dénoncent maintes fois la signature d'une endocardite infectante qui évolue sourdement et se dénouera par une issue fatale au bout de quelques mois.

L'élément infectieux, au point de vue thérapeutique le plus aisé à réduire, est l'*élément syphilitique*. Un Wassermann positif permettra, à l'occasion, d'instituer un traitement préventif efficace. Chez tout sujet de trente à soixante ans, suspect de syphilis ancienne, une médication dirigée dans ce sens aura chance d'éviter l'aortite, la coronarite, l'anévrysme ou la myocardite spécifique.

Une fois constituée, l'*aortite* sera amendée dans ses signes fonctionnels, douloureux et dyspnéiques avec le concours des injections mercurielles.

La *coronarite* avec son syndrome angineux pourra se dissiper complètement. L'*anévrysme* en recevra un soulagement moins marqué ; néanmoins sa durée pourra se poursuivre sur un grand nombre d'années, si un repos au lit de longs mois, aidé du régime de réduction et du traitement spécifique, a été minutieusement observé.

Que si maintenant une tension artérielle élevée se surajoute à la lésion cardiaque, le pronostic s'aggrave du fait des rechutes plus fréquentes ; encore que pour parler d'hypertension, il convienne que le Pachon donne au moins de 23 à 24 (maxima permanent). A ce moment, une lésion rénale complique le plus souvent la lésion cardiaque.

L'*élément toxique* sera combattu par la suppression des poisons d'origine externe (alcool, plomb, tabac). Les lésions constituées produisent le plus souvent, qu'elles dépendent de

---

1. *Traitement des maladies du cœur et de l'aorte,* 3ᵉ édition.

poisons extérieurs ou d'auto-intoxication, de l'athérome dans les vaisseaux ou des lésions du myocarde.

L'aortite athéromateuse avec souffle systolique de l'aorte est, d'ordinaire, plus une lésion anatomique qu'une maladie ; les sujets n'en souffrent pas. Si le manque d'élasticité des vaisseaux se double d'hypertension, alors que même le rein est sain il convient de se méfier ; au-dessus de 24 à 25 (au Pachon) les ruptures des vaisseaux cérébraux sont fréquentes.

Une forme de myocardite, vraisemblablement auto-toxique, qui doit attirer l'attention, est la *myocardite dite sénile* ; le plus souvent, il existe de l'arythmie, de la tachy-arythmie ; alors même que les ventricules ont fléchi et qu'il s'est produit des phénomènes asystoliques, le traitement médicamenteux par la digitaline à faibles doses subcontinues et le strophantus, alternés, a pouvoir de remettre les malades pour de longues années. Un asystolique de 75 ans peut aller jusqu'à 85 ans. Nous avons connu un général qui, devenu asystolique par myocardite sénile à 73 ans, est mort à 86 ans passés.

Sur les *cœurs gras des obèses,* autre forme de myocardite auto-toxique, la thérapeutique a également une prise efficace. On fait maigrir le sujet, le cœur est soutenu par la digitaline. Pendant de très longues années, la guérison se maintient. Une réserve toutefois. Les obèses dont le cœur a été dilaté, alors qu'ils se croient complètement guéris peuvent succomber dans une mort subite ; c'est rare, environ une fois sur quinze, mais cela se produit. Cette question de la mort subite dans les maladies du cœur est, du reste, un sujet qui a besoin d'être traité en détail ; nous y reviendrons.

Les obèses n'ont point seulement le cœur gras, ils souffrent de crises angineuses. Le pronostic en est excellent et la guérison, avec l'emploi de la théobromine et du régime d'amaigrissement, souvent définitive.

Le *traumatisme* améliore dans des conditions rares ; il ouvre jour à des éventualités graves pour l'ordinaire. Il améliore quand, suite d'un effort, d'une course, voire d'une émo-

tion, il provoque une rupture valvulaire chez un hypertendu :
ce dernier, s'il avait des crises angineuses, les voit rétrocéder
sous l'effet d'une insuffisance mitrale qui se déclare brusquement, par suite de la rupture. Si le sujet n'est pas hypertendu
préalablement, le risque est très sérieux, qu'il affecte une valvule ou le myocarde ; seulement, ce risque n'est possible qu'à
la condition d'une altération préalable des tissus. Un élément
infectieux, une altération antérieure latente sont en jeu. Nous
avons noté une rupture de la valvule aortique chez un jeune
homme qui, convalescent de grippe, courait, à la chasse, après
un lièvre blessé ; d'autres fois, le cœur se dilate, mais cette
dilatation par effort sans altération préalable, ce cœur forcé et
sain antérieurement semble dans les cas où l'observation en a
été publiée, l'effet d'une erreur dans l'interprétation. On mettait sur le compte d'un accident ce qui apparaissait comme
la signature visible d'une altération latente. Dans tous ces
cas, le pronostic est celui des affections valvulaires ou myocardites habituelles.

Que le traumatisme par effort puisse produire une rupture
des tuniques de l'aorte et aboutir à un anévrysme, la chose
semble hors de doute. Nous en avons signalé plusieurs cas où
la syphilis semblait hors de cause et nous avons fait allusion
à l'histoire de cette malheureuse femme des environs de Vil-
lers-Cauterets qui, étranglée et piétinée par les Allemands
lors de l'invasion d'août 1914, présente depuis cette époque
un anévrysme de la crosse de l'aorte. Le pronostic dans l'anévrysme traumatique est parfois plus grave que dans l'anévrysme d'origine infectieuse. Cette particularité se comprend,
le traumatisme agissant d'une façon plus brutale et réalisant
parfois en une seconde des lésions qu'un état infectieux met
des semaines à parachever.

2° LA NATURE DE LA MALADIE. — Le pronostic découle néces-
sairement du diagnostic et celui-ci, pour être affirmé, nécessite de longs développements que nous avons exposés ailleurs.

Contentons-nous des cas où la sagacité du praticien risque le plus aisément d'être déroutée.

Tout d'abord, il se dira que la plupart des symptômes cardiaques peuvent être simulés par de simples troubles nerveux, qu'aucune maladie organique ne réclame à son actif des signatures fonctionnelles caractéristiques. Les *tachycardies*, les *pouls lents permanents*, toutes les formes d'*arythmies* peuvent être liées à de simples manifestations fonctionnelles, sans lésion concomitante. L'âge ne fait rien. Nous avons cité l'exemple de ce confrère de 64 ans qui fit, suite d'une émotion, une tachy-arythmie qui dura deux ans. Considérée comme organique et résistant à tous les traitements, elle cessa brusquement un jour que notre confrère était à la chasse. Même en matière d'*asystolie*, s'il s'agit d'une femme au retour d'âge, il ne convient pas de brusquer une décision. Nos lecteurs connaissent également l'histoire de cette femme âgée de 49 ans, très nerveuse et asystolique, avec dyspnée, foie gros et jambes enflées en 1889. Potain estimait qu'elle ne passerait pas l'année. Peu à peu les choses se rétablirent, le cœur se remit d'aplomb, et la malade mourut en 1915, soit vingt-six ans après le pronostic de Potain. Elle succomba à son cœur? Non pas. A un cancer de l'utérus.

S'agit-il d'un *galop cardiaque?* En pareil cas, la gravité est réelle, plus accusée toutefois dans le cœur rénal, avec forte hypertension artérielle, que dans les lésions valvulaires ou myocardiques. Seulement, le régime de réduction, associé à de faibles doses de digitaline et à la théobromine, a pouvoir de remettre les malades sur pied pour de longues années, et maintes fois de faire disparaître le galop tout à fait. Nous ne parlons pas des *dédoublements* qui, par eux-mêmes, n'offrent aucune gravité, qu'ils occupent le premier ou le second bruit et qui, surtout lorsqu'ils se localisent au premier bruit, ne signifient souvent qu'un simple désordre nerveux.

Dans les *affections congénitales du cœur*, une grosse différence de pronostic sépare le rétrécissement de l'artère pulmo-

naire de la maladie de Roger (inocclusion du septum interven-
triculaire).

Le *rétrécissement de l'artère pulmonaire* se caractérise par
un frémissement cataire et un souffle systolique dans le
deuxième espace intercostal gauche. La cyanose est habituelle
et la dyspnée précoce. Il est rare que la vie dépasse la quinzième ou vingtième année. La broncho-pneumonie, la tuberculose pulmonaire ouvrent jour à des éventualités fréquentes.
Gardons-nous d'en informer les parents. Laissons-leur une
illusion que des soins attentifs au malade permettront de conserver longtemps ; méfions-nous aussi des erreurs de diagnostic. Nous avons vu un rétrécissement mitral d'origine congénitale confondu avec un rétrécissement de l'artère pulmonaire.
La jeune fille qui en était atteinte devait succomber vers la
quinzième année ; elle en a vingt-deux aujourd'hui et, tout en
restant un peu frêle, est si peu dyspnéique qu'elle demandait
dernièrement si elle pouvait jouer au tennis.

La *maladie de Roger*, maintes fois étiquetée insuffisance
mitrale, se traduit par l'existence d'un souffle systolique
râpeux, occupant la partie moyenne de la région précordiale.
La cyanose est exceptionnelle et la survie très longue. Pour
les quelques cas que nous avons observés, le pronostic nous
a semblé celui de l'insuffisance mitrale ordinaire ; une femme
de 30 ans, que nous avions vue avec le Dr J. Weil, avait eu
une grossesse sans le moindre incident. Elle a depuis succombé à une néphrite chronique avec anasarque.

Dans les *affections valvulaires*, une différence de pronostic
considérable sépare *l'insuffisance mitrale* de *l'insuffisance
aortique*. La guerre actuelle nous en a offert un nouvel exemple
Les mitraux résistent à la fatigue bien mieux que les aortiques ;
sur cinq aortiques, nous n'en comptons qu'un, un aviateur,
dont le cœur n'a point fléchi. Quant aux mitraux, ils ont continué la plupart ; l'insuffisance mitrale maintes fois semble
plus une lésion qu'une maladie, les sujets n'en sont nullement
incommodés. Le rétrécissement mitral, c'est autre chose ; la
lésion entraîne souvent de la dyspnée, mais la digitaline à

faibles doses (1/10 de milligramme 3 ou 4 fois par semaine) pare aisément à l'essoufflement.

Dans les *affections valvulaires associées*, si l'union du rétrécissement et de l'insuffisance mitrale accroît la dyspnée d'effort, le pronostic toutefois n'en est guère aggravé. Le sujet prendra de la digitaline comme il vient d'être dit, et continuera de vaquer à ses occupations. L'association de l'*insuffisance aortique et mitrale* augmente la fatigue du cœur. Un jeune homme de 20 ans, atteint de cette double affection, a voulu faire son service militaire malgré tout. Au bout de deux mois, son cœur fléchissait et il fut réformé.

L'association du *rétrécissement mitral et de l'insuffisance aortique* est assez bien tolérée ; de la digitaline à faibles doses sera prescrite en cas de dyspnée.

Quand le cœur a fléchi, la même différence continue de particulariser les mitraux et les aortiques. Asystolique, un mitral peut se remettre pour de très longues années ; l'aortique, lui, est exposé à des rechutes bien plus fréquentes. La digitaline à faibles doses subcontinues, qui permet de maintenir le mitral, ne délivre jamais aussi complètement l'aortique. Chaque contraction cardiaque est pour l'aortique l'occasion d'une fatigue ; son cœur doit battre plus fort pour compenser le reflux de l'ondée rétrograde. C'est pourquoi, au contraire de ce qu'enseignent les classiques, de tous les asystoliques l'aortique est celui qui peut le moins se passer de digitale. Aux doses de 1/10 de milligramme de digitaline, rien n'est à craindre ; des périodes de dix jours sont séparées par des intervalles de deux jours de repos. Les praticiens qui veulent bien nous suivre ne constatent jamais d'accidents. Quant à ceux qui refusent de voir clair, nous laissons au temps le soin d'amortir les révoltes de leur amour-propre et d'étouffer leurs préventions.

Le *pronostic des péricardites* est une question d'âge et de nature. Dans le jeune âge et avant la douzième année, la symphyse cardiaque est fréquente. C'est une grosse complication et qui mène rapidement à des asystolies difficilement réductibles. Quant à la nature de la maladie, elle demeure bénigne, en général, s'il s'agit d'un *rhumatisme* ; le pronostic s'aggrave dans les péricardites *gonococcique* et *pneumococcique*, où la purulence de l'épanchement nécessite souvent une intervention qui, d'ailleurs, ne réussit que rarement. La *péricardite tuberculeuse* se complique d'un foie énorme, de tachycardie, de cyanose (cirrhose cardio-tuberculeuse), et la chose est d'un pronostic fatal, bien que pouvant être reculé pendant de longues années. L'adjonction d'un très gros foie cardiaque retarde, comme nous l'avons dit jadis, l'échéance fatale. Dans la *péricardite brightique*, qui survient à la fin des lésions rénales, le pronostic est très grave et la mort survient habituellement dans la huitaine ; mais il existe, ce semble, une autre forme de péricardite brightique que l'on pourrait appeler précoce et où la guérison est possible, au moins passagèrement. Un médecin des hôpitaux de Paris fait une péricardite en février 1906 ; depuis deux ans, il a un bruit de galop, de l'albumine, de la dyspnée d'effort ; nous croyons à une issue fatale prochaine, néanmoins sa péricardite guérit et il succombe en août, soit au bout de sept mois.

Dans les *myocardites*, certaines formes extrêmes se distinguent : les unes par leur allure longtemps bénigne, les autres par une gravité immédiate.

La myocardite dite *sénile*, indépendante de toute lésion rénale et vraisemblablement liée à une auto-intoxication par insuffisance des organes glandulaires chargés de détruire les déchets de la fatigue, cette myocardite, comme nous l'avons vu, peut s'éterniser pendant des années, sous l'effet du traitement digitalique. Dans le même domaine de bénignité, signalons les *myocardites atténuées et curables* dont nous avons déjà parlé, et *le cœur des obèses*, ces deux dernières formes pouvant guérir complètement. Ajoutons encore l'arythmie auriculaire (*arythmie complète*) qui avec son rythme coupé de ralentissements, d'accélérations, d'extrasystoles, se rencontre à tout âge, se prolonge sans troubles, grâce à de faibles doses de digitaline prises préventivement (5 gouttes, 2 à 3 fois par semaine), et ne donne de dyspnée vraie que du jour où les ventricules fléchissent.

Par contre, les *myocardites du cœur rénal*, celles qui s'accompagnent d'une forte hypertension artérielle, épuisent bientôt la patience du malade et mettent à rude épreuve la puissance d'affirmation du médecin. En pareil cas, le cœur est hypertrophié et cette hypertrophie s'opérant à un âge avancé (50 ans en moyenne), la qualité du tissu musculaire ainsi produit laisse à désirer : il se laisse distendre avec une facilité déplorable et la digitaline à doses très faibles et subcontinues, si elle retarde les récidives, ne les empêche qu'imparfaitement.

La difficulté augmente avec la *myocardite syphilitique* (rythme d'arythmie complète, pouls alternant, pouls lent) ; souvent il y a hypertension artérielle et le cœur, en plus, baigne dans des humeurs viciées. Il faut combattre l'asystolie, et celle-ci réduite, si le Wassermann est nettement positif, tenter le traitement mercuriel. Des injections de benzoate de Hg à 2 centigrammes (tous les 2 jours) sont d'ordinaire bien tolérées ; mais le cœur ne montre jamais la résistance qui le caractérise dans la myocardite sénile.

Le pouls lent qui est une des formes de la myocardite syphilitique, malgré les exemples qui signalent sa guérison, répond souvent à des lésions trop accentuées pour que le mercure ait chance d'apporter quelque soulagement. Le remède qui réussit le mieux dans l'espèce est la théobromine ; les malades, la période de début étant passée où la syncope est le plus à redouter, finissent par s'accommoder à la lenteur de leurs battements ; ils peuvent vivre de longues années.

Ce serait toutefois une erreur de croire que tout pouls lent permanent dépend d'une lésion cardiaque, celle-ci localisée comme on sait au faisceau de His. M. Rénon a fait justice de cette manière trop simpliste d'interpréter la pathologie. Il existe des pouls lents d'origine nerveuse où le faisceau de His est respecté, où la syphilis n'a jamais existé. Vouloir les traiter comme nous l'avons vu par le mercure ou l'arsénobenzol est s'obstiner à guérir une maladie qui n'existe pas ; le malade va plus mal et son pronostic s'assombrit. En tout état de cause, les accidents sont les mêmes dans ce pouls lent d'origine nerveuse que dans le pouls lent de nature myocardique et des risques plus rapides encore sont à redouter.

L'*angine de poitrine* ou névralgie cardiaque est en quelque sorte le mal de tête du cœur et comme le mal de tête, fait suite à des troubles sans gravité (excitations nerveuses, intoxications par le tabac, troubles dyspeptiques) ou à des lésions organiques (cœur gras, myocardites, aortites, cœurs rénaux, péri-aortites, coronarites) ; le médecin devra avant tout écarter la coronarite syphilitique et en cas de doute organiser tout de suite le traitement mercuriel. Il se méfiera des douleurs angineuses chez les sujets ayant un souffle aortique systolique très prononcé ; c'est dans cette dernière forme que la mort subite semble la plus fréquente. Quant à l'angine de poitrine tabagique, une de celles qui semblent le plus souvent liées à des crises subintrantes, il rassurera le malade. Nous avons démontré (*Acad. de Médec.*, avril 1913), qu'un certain nombre de tabagiques étaient des syphilitiques méconnus. La gravité de l'angine de poitrine tabagique, jadis admise, semble tenir à cette confusion. Toutefois le tabac peut aggraver une angine de poitrine, chez des sujets âgés, et dans ce dernier cas le danger reparaît. Les artères n'étant plus saines, une mort subite peut s'ensuivre.

L'angine de poitrine des *hypertendus* peut quelquefois rétrocéder après une rupture valvulaire comme nous l'avons vu précédemment ; l'angine de poitrine des *myocardites* à leur début se voit amendée par la prescription de la digitaline, celle des *obèses* cède avec l'amaigrissement du sujet ; celle qui accompagne l'*insuffisance aortique* est soulagée plus spécialement par les iodures ; presque toutes ces formes imposent quelque réserve dans le pronostic.

Quant aux angines de poitrine nettement *névrosiques*, rien à craindre ; la guérison est constante.

Une maladie où le pronostic demeure parfois incertain est la *tachycardie paroxystique* : dans cette maladie, comme on sait, l'intervalle de 15/100 de seconde qui sépare la contraction de l'oreillette de celle du ventricule, cet intervalle n'existe plus. Les deux contractions sont simultanées, la contraction auriculaire chasse le sang dans un ventricule qui lui-même est contracté ; d'où fatigue immédiate du cœur et asystolie rapide.

Les crises, sans doute sont maintes fois passagères, ne se prolongeant guère que quelques heures ; aucun danger en pareil cas ; c'est le cas de maintes tachycardies paroxystiques, liées à l'insuffisance aortique, au rétrécissement mitral, ou encore à des causes nerveuses infectieuses ou toxiques ; quand la crise dépasse vingt-quatre à quarante-huit heures, le danger commence. Les tachycardies reconnaissent les mêmes causes et pourtant elles ne cèdent pas. Il convient de ne jamais désespérer. Avec le Dr Pescher (de Paris), nous avons vu se remettre sur pied une agonisante, grâce à quelques inspirations profondes, avec le procédé de la bouteille (spiroscope du Dr Pescher). C'était la tachycardie d'un rétrécissement mitral. Les simples troubles nerveux peuvent produire des crises aussi violentes ; contre tout espoir le malade peut se remettre. Avec le Dr Cornélius (de Paris), nous avons vu guérir, il y a quelques années, une femme de 40 ans, en pleine asphyxie asystolique.

Parfois, la maladie survient pour ainsi dire, à l'insu du médecin ; c'est l'histoire d'un grand philosophe contemporain, chez lequel, au sixième jour d'un état infectieux pleuro-pulmonaire mal déterminé, nous dûmes porter le diagnostic de tachycardie paroxystique fort grave, puisque le galop cardiaque existait dès notre arrivée, et que le malade avait déjà pris des doses assez élevées de digitaline. La mort survint au bout de quatre jours. En général et toutes précautions étant prises dès le début, la maladie aboutit à la guérison, de très légères doses de digitaline (1/10 de milligramme, 2 à 3 jours par semaine) s'opposant dans les lésions organiques au danger des récidives.

3° L'AGE DU SUJET ET DE LA MALADIE. — Les détails où nous venons d'entrer nous permettent d'être bref. Nous avons vu les péricardites plus graves dans le jeune âge, du fait de la symphyse cardiaque consécutive et les myocardites séniles peu sérieuses, peut-être en raison de la toxicité moindre — toxicité liée au défaut d'action des organes glandulaires internes — qui a déterminé l'altération anatomique.

L'âge de la maladie exerce également son influence. Informons-nous si c'est la première crise, si d'autres ont précédé, quelle a été leur durée, quel est l'intervalle de santé qui les a séparées, si le sujet a fait des crises d'asystolie et s'il s'est soumis au régime de réduction, quand s'est opérée la débâcle urinaire, le deuxième jour au plus tard ? Si cette débâcle a été retardée de trois à six jours, il est fort à craindre que la crise présente aura de la gravité.

D'autre part les rechutes, comme nous l'avons vu, sont plus graves chez les aortiques que chez les mitraux. Avec ces derniers, quel qu'ait été le nombre des crises, il faut lutter jusqu'au bout. Des résurrections s'opèrent absolument invraisemblables. Les cœurs rénaux rentrent dans la même formule que les aortiques. Une série de rechutes antérieures doivent nous inciter à la prudence dans le pronostic. De l'espoir toujours et sans doute, mais enveloppé dans des conditions favorables qui se reproduiront malaisément. Le public entend les formules d'espoir sans discerner la valeur des motifs cliniques qui auraient chance de les justifier.

4° LES DOSES MÉDICAMENTEUSES ANTÉRIEUREMENT PRESCRITES. — La thérapeutique cardiaque a passé par trois phases : 1° l'ignorance totale de la digitale ; 2° les doses excessives de digitale ; 3° les doses très faibles et curatives de digitale.

Il n'y a guère qu'une quinzaine d'années que le monde médical s'est engagé dans cette dernière voie que nous avons ouverte avec notre regretté maître Huchard. On peut dire que le cœur vis-à-vis de tous les remèdes réagit avec une sensibilité ombrageuse ; celle-ci se cabre au moindre abus médicamenteux

De telle sorte que non pas seulement le pronostic est aggravé pour tout sujet asystolique qui a abusé de la digitale (plus de X gouttes de digitaline par jour, solution cristallisée à $1^o/_{oo}$), mais qui pour d'autres symptômes tels que l'insomnie, a consommé des hynotiques sans discrétion.

Si des maîtres autorisés continuent à s'obstiner aux hautes doses, nous ne pouvons que prendre acte de cette habitude qui s'exerce au détriment des malades. Jadis Després, le chirurgien de la Charité, se vantait du pansement sale qu'il infligeait à ses opérés. L'amour-propre fait ce qu'il peut ; et c'est parfois une gloire pour lui de s'enfermer dans des formules surannées qui dispensent de tenir compte des progrès vérifiés par l'expérience.

Les abus de la digitale intéressent avant tout les doses massives ; on ne frappe point impunément un organe qui fléchit et c'est agir avec une brutalité de maquignon que d'assommer un cœur asystolique avec des doses de XX à L gouttes de digitaline, qu'elles soient ou non poursuivies plusieurs jours.

Sans doute, sur le moment, l'organe se relève, mais c'est pour retomber très vite et refuser toute action aux cardiotoniques, quels qu'ils soient.

Tout autant que la digitaline, la caféine réclame de la prudence dans son administration. Requise dans deux conditions essentielles, quand une dilatation trop prononcée du cœur s'oppose à l'action passagère de la digitale ou encore lors des dyppnées chez les aortiques, ses effets durables ne sont assurés qu'à la condition pour le médecin de mesurer les doses et de ne point dépasser celles de dix centigrammes par dose et de 25 centigrammes par jour. Pour les autres cardio-toniques, comme le strophantus, même prudence ; que d'accédents par la strophantine ou l'ouabaïne quand les doses de 1 à 3/10 de milligrammes sont dépassées !

Ce qu'il faut faire, du reste, comment il faut s'y prendre, nous l'avons maintes fois écrit. Nos lecteurs ont bien voulu s'inspirer de nos méthodes ; nous les remercions de cet appui. Les succès qu'ils recueillent dans leur clientèle sont la meilleure réponse à opposer à ceux qui s'entêtent dans des errements regrettables.

Même note pour les hypnotiques. Tout au plus, et toutes les médications anti-asystoliques épuisées. des doses minimes : 2 à 3 milligrammes de morphine, deux à cinq fois dans les vingt-quatre heures. L'insomnie chez le cardiaque est une réaction de défense. Il ne dort point parce que son cœur n'a point la force de battre pendant la nuit. S'obstiner à le faire dormir est le condamner à brève échéance. Le malade dormira peut-être, mais il risque de ne plus uriner et de succomber en deux ou trois jours, parfois plus tôt. De pareilles fautes continuent d'être commises. Les praticiens n'ont malheureusement pas devant eux le bouclier des titres officiels pour échapper aux attaques que leur vaudrait l'audace des intoxications thérapeutiques.

II

Complications des maladies de cœur.

Les complications tantôt aggravent, tantôt n'aggravent pas.

I. — COMPLICATIONS QUI AGGRAVENT

Elles aggravent par le retentissement qu'elles exercent sur le cœur ou bientôt par elles-mêmes et indépendamment de l'état cardiaque.

Une complication rénale, cérébrale, hépatique, pulmonaire aggrave le pronostic, mais cette affirmation ne subsiste pas sans recevoir le démenti de nombreux faits particuliers.

Un infarctus rénal peut guérir, une embolie ou une hémorragie cérébrale peut guérir, une cirrhose du foie, un infarctus pulmonaire peuvent guérir. C'est là le premier point dont doive être informé le praticien. Il ne dira jamais que la situation est perdue ; contre toute prévision, des formes qui semblaient désespérées se terminent par le retour à l'état normal.

1° *Complications rénales.* — L'*albuminurie cardiaque* par elle-même n'est point une complication ; étant fonction de la congestion passive du rein, elle disparaît quand cette congestion s'est dissipée avec la réapparition de contractions systoliques normales.

Cette albuminurie peut-elle être suivie de véritables néphrites ? certes, mais surtout quand une autre cause d'ordre toxi-infectieuse se met de la partie ; en général, dans le cas où le rein était touché, son atteinte préexistait à la lésion cardiaque ; le rein avait commencé et le cœur suivi. Le rythme inverse, avec début par le cœur et néphrite vraie consécutive, rentre beaucoup moins dans la pratique courante.

L'*infarctus* du rein avec urines sanglantes est une complication grave ; elle dénote un cœur dilaté, et par elle-même contribue à augmenter l'anurie que la défaillance du myocarde préparait depuis quelque temps. Des guérisons néanmoins peuvent se produire.

2° *Complications cérébrales.* — Il s'agit d'infiltrations œdémateuses, d'embolies, de thromboses, d'hémorragies cérébrales.

L'*infiltration œdémateuse* peut produire de la *respiration de Cheyne-Stokes* chez les sujets âgés, ou des *paralysies transitoires*. La respiration de Cheyne-Stokes chez les cardio-rénaux n'implique pas le pronostic grave que disent les classiques ; le régime de réduction lacto-hydrique aidé de la théobromine et de la digitaline peut le faire disparaître et rétablir la vie pendant de longues années. Les *paralysies transitoires* (oculaire, faciale, aphasie) cèdent tout de suite, comme leur nom l'indique ; elles peuvent se produire par un processus différent, à la suite de la disparition trop rapide des hydropisies (Hirtz et Lemaire) ; cette dernière éventualité peut, ce semble, avec quelques précautions (régime lacto-hydrique de réduction, digitaline à faibles doses) être aisément évitée, puisque sur des centaines d'asystoliques nous ne l'avons jamais observée une fois.

L'*embolie cérébrale*, telle qu'elle se produit dans le rétrécissement mitral, guérit souvent peu à peu ; des troubles aphasiques et de l'hémiplégie constatée le premier jour, il faut se garder de conclure à l'incurabilité. Nombre de mitraux jeunes se promènent sans apparence de gêne, alors que dans les premières semaines de la complication la paralysie semblait à peu près complète.

Avec la *thrombose* qui accompagne si aisément les myocardites des sujets âgés, le cœur le plus souvent va mieux, sans doute par suite du repos absolu qui est imposé au malade, mais le ramollissement peut poursuivre son œuvre et le cardiaque succomber à ses progrès.

De même l'*hémorragie cérébrale* ; elle entraîne parfois la mort en quelques heures, chez les sujets dont l'hypertension est très élevée ; le médecin aura soin de prendre avec précautions la tension artérielle des malades à la pression artérielle énergique ; nous avons, il y a quelques années, été appelé auprès d'un cardio-rénal de 47 ans atteint, disait sa femme, d'une tension de 28 à 30. Un quart d'heure après être sorti de chez le médecin, qui lui avait appliqué le double brassard du bras et de l'avant-bras, il était pris d'une hémorragie cérébrale foudroyante et succombait deux heures plus tard.

3° *Complications hépatiques.* — Comme pour le rein, il existe une congestion hépatique (avec ou sans ascite) qui disparaît avec la suppression de l'asystolie causale ; mais au contraire du rein, où l'albuminurie n'est jamais favorable, il peut se faire, comme nous l'avons démontré en 1903, qu'une forte hypertrophie du foie d'origine cardiaque exerce une sorte d'appel sur le sang veineux et débarrasse, par sa fonction de soupape de sûreté, les cavités droites d'une partie du sang qui les encombrait et les dilatait.

Dans les asystolies chroniques, les cirrhoses cardio-tuberculeuses particulièrement, nous avons noté des survies beaucoup plus longues chez les sujets dont le foie était énorme que chez ceux dont il ne dépassait pas le rebord costal de plus de un à deux travers de doigt.

— La *cirrhose cardiaque hypertrophique* peut être en relation avec l'alcoolisme ou encore la syphilis du sujet, aidés parfois dans leur action par la défaillance des cavités droites. Le pronostic plutôt sombre est retardé pour plusieurs années, et parfois peut être corrigé complètement ; nous avons soigné une femme atteinte de double lésion valvulaire : insuffisance mitrale et aortique. Le foie était énorme, le ventre météorisé ; il y avait un ictère foncé et des hémorragies nasales graves qui firent mander d'urgence un interne de la Maternité Baudelocque vis-à-vis de laquelle elle demeurait. Aucune maladie infectieuse, aucune intoxication antérieure Au bout d'un an de traitement avec repos au lit, régime hydro-lacté de réduction, digitaline à faibles doses, trois à quatre prises de 0 gr. 02 de calomel par semaine, le foie avait diminué, l'ictère s'était dissipé, les occupations habituelles étaient reprises. La patience dans les complications hépatiques, si elle se double d'un repos complet au lit pendant de long mois et d'une réduction alimentaire féroce peut, en dépit de tous les nuages, conduire vers des horizons étonnamment clairs.

Quant à la *cirrhose cardiaque atrophique* d'origine cardiaque, beaucoup plus rare, les classiques la décrivent ; nous ne l'avons jamais observée. Si nous la croisions un jour, nous aurions tendance à la rattacher à une cause infectieuse ou toxique bien plutôt qu'à la maladie cardiaque.

4° Complications pulmonaires. — La *complication pulmonaire*, la plus répandue, celle qui n'aggrave pas plus que l'albuminurie par stase ou la congestion du foie, est la congestion *pulmonaire passive*. Siégeant à la base, dans les parties postérieures des deux poumons, on ne saurait la considérer comme un élément de pronostic, puisqu'à l'origine elle cède avec le retour de l'impulsion cardiaque. Par moment, en cas de doute, elle peut aider au diagnostic ; de la tachycardie chez un sujet âgé avec œdème des bases, cela sent un début de défaillance myocardique. A une condition pourtant, que le sujet ne soit pas un vieux bronchitique antérieur. Il y a là un travail d'interprétation à opérer dont l'oubli exposerait à une erreur de prévision assez sérieuse.

Tout autre est la *congestion pulmonaire aiguë* (œdème aigu) qui débute par un accès de dyspnée formidable accompagné d'une inondation œdémateuse des deux poumons. Une défaillance myocardique aigue du ventricule gauche est la condition de cette complication foudroyante qui se rencontre surtout chez les cardiaques et les aortiques dont le rein brusquement est bloqué. Une saignée vient d'ordinaire à bout de la crise, mais le cœur demeure plus faible qu'avant et l'éveil est ouvert, à la moindre infraction de régime, au moindre coup de froid, sur la possibilité du retour d'une nouvelle crise ; si les soins ne sont pas donnés tout de suite, le risque d'une mort rapide est à redouter. Donc attention et faisons peur au malade. Il n'y a point à redouter de parler ferme, quand la conséquence de la franchise est le salut du malade. La dissimulation et les paroles enveloppées ne sont utiles que lorsque tout espoir est perdu et ce n'est point le cas dans cette complication qui peut être évitée aisément. Ajoutons que le pronostic lointain est noir. Une mort subite se produit souvent plusieurs mois après et quand le malade va mieux.

L'infarctus du poumon, avec son point de côté et son expectoration sanglante, est une complication sérieuse dont la gravité est surtout attachée à la nature de la maladie cardiaque qui la provoque. Une broncho-pneumonie se déclare à la suite, le malade aura-t-il un cœur assez résistant pour la supporter? Nous avons vu guérir la complication dans des cas de *rétrécissement mitral*, alors que des malades avaient 40° de température et que l'une d'elles, une femme de 50 ans, eut jusqu'à 41°. Chez les vieux *asystoliques valvulaires*, chez les *cardio-rénaux*, où le cœur est fortement touché, l'infarctus du poumon apparaît comme une complication de gravité. Luttons néanmoins ; des résurrections inopinées peuvent se produire.

Nous en dirons autant de la *broncho-pneumonie* directement infectieuse et de la *pneumonie*. Le pronostic dépend de l'état du cœur. Contre toute attente, parfois la guérison peut se produire. Les praticiens qui ont un peu d'expérience, ne s'avisent guère de formuler un pronostic pour la pneumonie. Ils savent que le pouls fréquent n'a point de valeur par lui-même ; que s'il est associé à une température qui ne fléchit pas, aux environs de 40°, la maladie peut parfaitement guérir ; que les hautes gravités appartiennent surtout à des pouls fréquents qui accompagnent des températures modérées ; ils savent que la langue sèche et les urines rares annoncent une issue souvent fatale, que la pneumonie succédant à des crises d'urémie chez un vieillard ne laisse guère prise à l'espoir : tout cela l'expérience le leur a appris et néanmoins en dépit de la pratique acquise, ils feront bien de ne point se prononcer d'une manière formelle. Des inconnues subsistent ; délibérément considérons-les comme favorables. Nous avons cité des faits où tout espoir semblait perdu. Les malades ont parfaitement guéri.

La pleurésie chez les cardiaques. — La pleurésie avec épanchement se rencontre surtout du côté droit ; souvent, comme l'a établi M. L. Rénon, l'épanchement, collecté entre la base du poumon droit et le diaphragme est plus abondant qu'on ne s'imagine. Le médecin croit avoir affaire à un foie cardiaque : en réalité le foie est abaissé par l'épanchement pleural susjacent. Rien de grave d'habitude dans cette complication qui résulte fréquemment d'une congestion des bases. Lorsqu'un infarctus est en jeu ou une broncho-pneumonie, la gravité devient naturellement plus grande. Une ponction avec évacuation du liquide soulage d'ordinaire ; les systoles cardiaques reprennent leur amplitude, la diurèse reparaît. La gravité de la pleurésie est subordonnée à celle de l'état cardiaque causal.

L'*hydrothorax* des asystoliques est le plus souvent bilatéral, ce qui le distingue de la pleurésie ; plus prononcé à droite parce que les cardiaques se couchent plus aisément du côté droit que du côté gauche. Si le régime de réduction avec digitaline et théobromine ne réussit pas à provoquer la diurèse, mieux vaut, vers le troisième ou quatrième jour, pratiquer une ponction du côté le plus malade. Rien à craindre : les syncopes, avec la précaution préliminaire d'une injection d'huile camphrée, ne se produisent pas et le sujet urine, une fois l'épanchement évacué.

II. — Complications qui n'aggravent pas

Ces complications appartiennent surtout à l'état gastrique et au système nerveux.

1° *Complications gastriques.* — Les divers types de dyspepsie qui se pressent autour des affections cardiaques, s'ils donnent un retentissement plus marqué aux troubles fonctionnels (palpitations, dyspnée), s'ils provoquent des douleurs comme chez nombre d'angineux, par eux-mêmes ne provoquent guère une aggravation dans le pronostic.

Cette dyspepsie reconnaît les causes les plus diverses (excitation du plexus solaire au début de l'insuffisance aortique et du rétrécissement mitral, stase sanguine dans les parois de l'estomac, dépression nerveuse, gastrite médicamenteuse, toxémie rénale, déchloruration alimentaire). On traite la cause, et la dyspepsie disparaît. Il n'est guère qu'une circonstance où la dyspepsie résiste : quand un cancer est surajouté ; mais on ne saurait guère considérer un cancer de l'estomac *comme complication* d'une cardiopathie.

Que maintenant des troubles dyspeptiques, suivant la conception de Potain, puissent donner lieu à des réflexes sur les vaisseaux pulmonaires et à leur constriction qui déterminerait une fatigue consécutive du cœur droit, ce sont là vues théoriques contre lesquelles nous nous sommes élevé précédemment. Déjà Huchard avait protesté, et avec raison. Jamais un trouble dyspeptique ne dilate un cœur droit. Il attire l'attention sur des troubles cardiaques latents, c'est là son rôle unique.

2° *Complications nerveuses.* — Les malades présentent des troubles nerveux avec *excitation, anxiété ambulatoire* (Merklen), à tel point, comme chez certains cardio-rénaux, que le diagnostic causal peut être égaré derrière les troubles nerveux concomitants. La lésion cardio-rénale demeure méconnue.

D'autres fois, ils se transforment en véritables obsédés, à l'affût de la moindre accélération des battements, du premier faux pas, de la moindre sensation douloureuse, collection de cardiophobes, d'anginophobes, ayant bien quelque chose de cardiaque, mais apportant une caisse de renforcement effroyable à l'expression de leurs troubles. D'autres fois encore, de véritables crises de mélancolie se déclarent, plus fréquentes, ce semble, chez les mitraux.

Ce sont là des signatures différentes d'un état nerveux exagéré dans ses tares par les troubles cardiaques, n'aggravant nullement ceux-ci et simplement pénible, parfois même torturant.

L'*épilepsie cardiaque* était rejetée par Huchard du groupe des complications ; quand l'épilepsie existe, disait-il, il s'agit d'une simple association morbide, non d'une relation de cause à effet. En général, la formule est vraie ; néanmoins chez trois femmes atteintes de rétrécissement mitral, les premières crises épileptiques ont apparu de 28 à 37 ans. C'est un peu tard pour l'épilepsie vraie ; d'autre part, le traitement digitalique a amené chez les trois malades une amélioration que le bromure seul n'arrivait pas à réaliser. Il semble que l'élément cardiaque puisse déclancher, à un moment, la prédisposition à l'épilepsie. Le double traitement digitalique et bromuré trouve son indication et les crises s'espacent plus aisément que dans l'épilepsie vraie.

Entre les complications nerveuses, il en est une qui tient le premier rang par les souffrances d'angoisse qu'elle entretient : l'*insomnie des asystoliques*. Il faut entendre se plaindre les malheureux, gémir, réclamer la prescription d'un hypnotique.

L'insomnie se calme longtemps avec le traitement usuel : régime hydrique, hydrolacté, lacté, digitaline. théobromine. Par elle-même, elle n'offre aucun danger. Le sujet ne dort point parce que son cœur n'a pas la force de battre pendant le sommeil. L'insomnie, comme nous l'avons dit, est une réaction de défense. On ne pourra l'atténuer que moyennant des doses médicamenteuses minimes (injection de 2 à 3 milligrammes de morphine dans la soirée). Toute dose élevée abat le cœur, le réveil est terrible des malheureux assommés par des doses médicamenteuses trop hautes ; une dyspnée de plus en plus forte s'installe ; parfois même, l'anurie survient et la mort est rapide. Les désastres ne se comptent plus. Nous sommes heureux de constater que, depuis longtemps mis en garde, nombre de praticiens ne s'égarent plus dans de pareilles fantaisies thérapeutiques et que leur médication se double d'une efficacité très appréciée de leurs malades.

III

Le pronostic des tachycardies.

Dans les tachycardies habituelles la nature du mal et dans certaines formes sérieuses, l'organisation du traitement règlent l'évolution du trouble. Il se manifeste, en effet, dans les conditions les plus diverses et bien souvent égare le diagnostic.

On se croit en présence d'une myocardite et il s'agit d'une cirrhose hépatique dans ses dernières semaines. Le médecin diagnostique un état nerveux et il s'agit de tuberculose pulmonaire. Un rétrécissement mitral a pu être pris pour une péritonite tuberculeuse. Une maladie de Basedow est méconnue. Que de causes d'erreur encore !

Nous nous arrêterons à ces sources de confusion en séparant : 1° les tachycardies d'origine cardiaque ; 2° les tachycardies émotionnelles ou toxiques ; 3° les tachycardies d'origine rénale, hépatique ou pulmonaire ; 4° les tachycardies par compression nerveuse ; 5° les tachycardies fébriles, anémiques et du shok.

I. — Pronostic suivant la nature du mal

1° *Tachycardies d'origine cardiaque.* — Toutes les affections cardiaques à la période d'hyposystolie peuvent se manifester par de la tachycardie. L'arythmie l'accompagne pour l'ordinaire, mais non d'une façon constante. Le pronostic dans l'espèce est subordonné à la nature de l'affection cardiaque, à l'ancienneté de celle-ci, au nombre de défaillances qui ont déjà signalé son évolution. Plus grave chez les cardio-rénaux avec hypertension, même dans ce dernier cas des survies de longues années peuvent se produire. Elles sont enregistrées d'une façon constante dans les lésions valvulaires. La soi-disant péritonite tuberculeuse dont nous avons parlé plus haut et qui était la conséquence d'un gros foie cardiaque chez une rétrécie mitrale guérit complètement et vingt ans plus tard la malade continuait à se bien porter.

Nombre de médecins attendent l'arythmie pour déclarer un cœur qui fléchit. Cette expectative n'est point sans périls. La tachycardie seule associée au gros foie, aux râles humides des bases, à l'œdème prétibial, annonce maintes fois l'insuffisance des cavités droites. Il importe d'y parer au plus tôt, la gravité augmentant avec la durée. Plus vite se réduira un ventricule dilaté, plus grandes apparaîtront les chances de guérison prolongée.

Les vrais pouls lents par dissociation peuvent être traversés de crises tachycardiques. De 36 à 40, le pouls, par exemple, montera à 100 ou 120 battements, parfois au-dessus. Le malade angoissé dans son lit attend la fin de la crise qui se produit d'ordinaire au bout de dix à vingt-quatre heures. Il aura suffi du régime lacto-hydrique de réduction, aidé du repos au lit et de la digitaline à faibles doses (V gouttes de la solution alcoolique à 1°/$_{oo}$) pour produire cet heureux résultat.

Souvent un cardiaque valvulaire a de la tachycardie et cependant son cœur ne fléchit pas. Dans l'espèce, la tachycardie n'est point pure. Elle est coupée de faux pas. Il peut s'agir d'une insuffisance aortique ou d'un rétrécissement mitral. Dans ces deux maladies les répercussions gastriques sont fréquentes. On traitera l'estomac par des poudres bismuthées.

Le malade se remet très vite.

2° *Tachycardies émotionnelles ou toxiques.* — Le pouls médical, tous les praticiens le connaissent.

La tachycardie émotionnelle se calme au bout de quelques minutes. Néanmoins elle peut durer. L'expérience de la guerre en a noté maints exemples. Le pouls se maintient entre 90 à 120 battements et s'accélère par les mouvements et la marche. Il faut bien examiner son malade, interroger sa tension artérielle, son mécanisme digestif, les signes de Basedowisme fruste pour, toutes causes autres écartées, se rattacher à l'idée de tachycardie émotionnelle qui, elle, guérira peu à peu.

La tachycardie toxique trouve en effet son type dans le Basedowisme. Le pouls oscille entre 120 et 140 battements. Il existe du tremblement. Le malade maigrit, sa thyroïde est gonflée. D'ordinaire, le traitement causal amène la guérison. Dans notre longue pratique, nous n'avons enregistré qu'un seul cas d'insuffisance ventriculaire droite. Comme seul traitement, la malade allait à Divonne. Nous l'avons trouvée asphyxiante et les jambes enflées, deux heures avant la fin.

Les états *névropathiques* croisent fréquemment des crises tachycardiques. Dans l'*épilepsie* elles s'observent ; le pronostic dépend de la cause.

3° *Tachycardies d'origine rénale, hépatique ou pulmonaire.*
— Huchard disait avec raison qu'il faut se méfier des tachycardies de la cinquantaine. Elles accompagnent souvent une
hypertension artérielle méconnue et une néphrite interstitielle
à son début ; il importe d'instituer une médication appropriée pour empêcher la production du *galop cardiaque* qui ne
tarderait pas. Si le teint est bronzé, on songera à une *tachycardie addisonienne.* Du coup, la gravité s'accroît. Néanmoins,
il suffit parfois du repos et de l'administration d'extrait sur-
rénal pour voir en quelques jours le pouls redevenir normal.

Nous avons vu la difficulté pour les *cirrhoses.* Le pouls
s'accélère. S'agit-il d'une myocardite avec gros foie ou d'une
cirrhose du foie entrée dans les dernières semaines ? Le pronostic est singulièrement plus grave pour les cirrhoses. L'interrogatoire, l'histoire du mal, la succession des accidents et
aussi l'état du foie plus bosselé dans les cirrhoses permettent
de se prononcer.

On sait la valeur pronostique de la tachycardie dans la
tuberculose pulmonaire. Un tuberculeux sans fièvre, dont le
pouls est rapide, mérite toute l'attention. Sa maladie risque
d'évoluer rapidement vers une issue fatale. Si la tachycardie
accompagne un état fébrile, rien n'est directement redoutable.

4° *Tachycardies par compressions nerveuses.* — Des compressions du pneumogastrique par des ganglions hypertrophiés
sont souvent en jeu. Dans les suites de rougeole, pareil accident se retrouve. Il est fort sérieux. Des tumeurs du médiastin, des anévrysmes de l'aorte, sont dépistés. Forcément le
pronostic est commandé par la nature de la maladie initiale.

5° *Tachycardies fébriles, anémiques et du shok.* — Les
tachycardies des *maladies infectieuses* et de la *convalescence*
sont connues. En dehors des femmes et des enfants, la fréquence d'un pouls qui dépasse 120, indique une infection forte.
On sait combien la signification de cette accélération prend

une valeur plus sombre quand la température ne s'élève point
en même temps. Une fièvre à 38° et un pouls à 120, surtout
chez un vieillard, cela devient d'un pronostic fort alarmant.
L'évolution de la *pneumonie* éclaire ces données de confirma-
tions journalières.

Dans les *convalescences*, le pouls se maintient souvent
entre 90 et 100 battements. Rien de grave. A moins d'extrasystoles surajoutées. En pareil cas, il convient de songer à
une atteinte myocardique du fait de l'infection.

Il ne vaudrait point la peine de parler de la tachycardie
chez les *anémiques* si celle-ci n'était parfois l'occasion d'erreurs de diagnostic. Un vieillard est dyspnéique. L'appétit est
perdu. Son pouls s'accélère. Les urines renferment des traces
d'albumine. On croit à un cardio-rénal. En fait, la tension
artérielle est basse, les paupières sont décolorées. Il existe
une forte anémie sanguine. Et le malade est atteint d'anémie
pernicieuse ou d'un cancer latent des voies digestives. On
songera à la cause de confusion possible. Les tachycardies *par
shok traumatique* s'accompagnent d'une accélération du pouls
qui monte à 160 battements avec refroidissement des extrémités. Nous en avons vu dernièrement un cas qui rappelle
celui que M. Guéniot a soumis à l'Académie de Médecine. Le
Dr Thoyer-Rozat vint nous chercher à neuf heures du soir
pour une femme qu'il venait d'accoucher. Accouchement normal. Pas de pertes. Mais une heure après l'accouchement,
accélération du pouls qui atteint à 160. Collapsus. Respiration
courte et rapide. Pas de fièvre, pas d'hémorragies. L'orage se
calma avec des piqûres d'huile camphrée et de caféine à 0 gr. 10
et le lendemain la malade était guérie.

II. — Pronostic suivant le traitement

La plupart des tachycardies ne sont pas attaquables directement. Il faut extirper la cause morbide. Tout au plus peut-
on dire que *l'adrénaline* (solution à 1°/₀₀, XX gouttes par
jour) réussit dans les tachycardies des maladies infectieuses,

que l'*arsenic* et le *fer* conviennent aux tachycardies anémiques (par voie hypodermique si les sujets digèrent mal). La tachycardie basedowienne guérit par la *faradisation* quotidienne de la thyroïde. Les tachycardies nerveuses, émotionnelles se trouveront bien de la *spartéine* (2 centigrammes avant les repas), de la *valériane*, du *crataegus*. Des toniques et le repos combattront les tachycardies de la convalescence.

Ce qui importe, c'est de ne point laisser sans traitement la tachycardie des *rénaux*. Ceux-ci ont besoin de repos au lit, de digitaline (V gouttes de la solution cristallisée alcoolique à 1°/₀₀), de trois à dix jours de suite. Interrompre deux jours. Reprendre dix jours: Ainsi de suite. Théobromine (deux cachets de 50 centigrammes par jour, un mois) et régime lacté pour peu qu'il y ait tendance à de l'insuffisance rénale.

Même traitement chez les cardiaques hyposystoliques. Seulement rechercher avec soin les signes de l'hyposystolie pour éviter toute confusion. Les valvulaires sont souvent des nerveux qui digèrent mal. La tachycardie chez eux est d'origine gastrique. Il faut traiter non le cœur, mais l'estomac.

IV

Le pronostic de la tachycardie paroxystique.

Un pouls bat de 160 à 220 fois par minute. Le malade est à peine dyspnéique dans les premières heures. Va-t-il guérir ou non?

Le pronostic dépend de plusieurs facteurs :

1° Tout d'abord, l'*âge du malade*. A partir de 70 ans, la gravité est accrue. Une fois troublé, le mécanisme de la contraction cardiaque revient moins aisément à son rythme normal.

2° *La durée des accès.* — Une crise de quelques heures (moins de 24 heures) est d'ordinaire sans gravité. Une fois le traitement institué, elle peut même se prolonger cinq à six jours avant que fléchissent les cavités droites. Même celles-ci, si le fléchissement avec cyanose, œdème des bases, gros foie, jambes enflées, ne se poursuit pas au delà de quarante-huit heures, une guérison complète peut s'ensuivre. Telle une malade que nous avons vue il y a dix ans avec le D⁺ Pescher (de Paris).

3° *Le retour des accès.* — Des accès qui se répètent fréquemment ne sont pas graves à condition que la durée en soit courte. Si ce retour se reproduit avec des crises dont chacune se prolonge 8 à 15 jours, le cœur se dilate et, avant qu'il soit remis, une crise nouvelle éclate qui exagère la dilatation antérieure. Les dilatations du cœur droit les plus fortes que nous ayons vues ont atteint un malade de cet ordre. Nous l'avons soigné jadis avec le regretté D⁺ Merklen. C'est ce même sujet qui, au début, arrêtait ses crises en courant après une auto.

4° *L'existence d'une maladie valvulaire antérieure.* — Les sujets atteints de tachycardie paroxystique ne sont point forcément touchés par une affection valvulaire. Beaucoup en sont exempts. Quand la lésion valvulaire existe, il s'agit, pour l'ordinaire, d'une insuffisance aortique ou d'un rétrécissement mitral. La dilatation des cavités droites, quand elle se produit, récidive plus aisément chez les malades qui présentent une insuffisance aortique.

5° *L'état de santé antérieur.* — Survenant en pleine santé, les crises guérissent mieux qu'à la suite d'une maladie fébrile antérieure. L'influence de cette dernière semble, en partie, fixée par sa durée. Une maladie telle que la septicémie puerpérale, si elle se dissipe en quarante-huit heures, peut être suivie de crises qui guérissent vite. Nous en avons cité un exemple. Quand la maladie traîne, telles que certaines formes de grippe, la tachycardie paroxystique est susceptible de se prolonger cinq à six jours. Avec le Dr Demay (de Paris), nous avons suivi un de ces derniers malades qui a guéri.

A l'influence de la durée s'ajoute celle de la virulence. La tachycardie paroxystique s'ouvre sur un horizon plus sombre au cours des infections épidémiques. Les préoccupations deviennent plus noires quand ces infections ont été combattues par les antithermiques à haute dose. Cette considération nous conduit au pronostic d'après le traitement.

6° *Le traitement antérieur.* — Une tachycardie paroxystique faisant suite à une affection aiguë doit être considérée comme sérieuse, si les antithermiques ont été dirigés à doses massives contre l'infection première. Une seule exception en faveur de la fièvre palustre. Ici, la quinine à haute dose agit sur l'élément causal. Par ailleurs, ainsi que l'aspirine, le pyramidon et l'antipyrine, elle ne s'en prend qu'aux effets. Il est toujours dangereux d'attaquer brutalement un effet dont la cause échappe à l'action médicamenteuse. A côté des antipyrétiques, un autre danger résulte de l'emploi antérieur de la digitaline à haute dose. Il est des médecins qui ordonnent la digitaline dans les maladies aiguës : XX gouttes par jour. Survienne une tachycardie paroxystique, le remède n'agit plus.

7° *Le traitement institué.* — Nous avons insisté, comme moyen curatif, sur l'efficacité de l'*effort respiratoire* (inspirations profondes suivies d'expirations prolongées). L'emploi de la bouteille de Pescher est susceptible, dans l'espèce, de rendre de grands services. L'effort respiratoire est plus actif que l'effort de déglutition recommandé par quelques-uns et moins dangereux que l'effort de vomissement prôné par d'autres. L'essentiel est d'organiser cet effort dès le début, car le malade s'affaiblit et bien vite n'a plus la force de respirer profondément, surtout à la suite d'une maladie infectieuse. En outre, application d'une *vessie de glace* sur le cœur; *digitaline* à doses faibles (V gouttes de la solution à 1°/$_{oo}$), régime *lacto-hydrique de réduction*, 500 à 600 grammes de lait mêlé d'eau

par moitié. Le malade, naturellement, garde le lit. Sous ces
conditions, les plus grandes chances de guérison sont assurées,
et celle-ci, comme on le sait, survient brusquement, annoncée
par quelques faux pas du cœur. En sorte que le pronostic de
la tachycardie paroxystique, comme pour les autres maladies,
ne saurait être fixé par l'évaluation d'un symptôme, mais seulement par la signification qu'il revêt du fait de comparaison
avec les autres signes.

V

Le pronostic de l'asystolie auriculaire.

L'asystolie auriculaire et surtout de l'oreillette droite se
traduit par une arythmie d'ordre spécial : des alternatives
d'accélération et de ralentissements du cœur coupées de faux
pas. Nous ne parlons pas des modifications des tracés mécaniques et électriques, les praticiens devant être à même de
traiter un malade sans s'encombrer de tout cet attirail d'ap-
pareils dispendieux dont l'utilité ne s'impose nullement. Ils
ne confondront toutefois pas l'asystolie auriculaire avec l'arythmie extra-systolique. Dans celle-ci, les faux pas du cœur
s'inscrivent entre une série de battements réguliers dont la
rapidité normale n'est point troublée.

Rien de fréquent comme cette arythmie auriculaire. Elle a
été dénommée arythmie perpétuelle jusqu'au jour où il a été
démontré qu'elle pouvait disparaître tout à fait. Aujourd'hui
les cardiologues l'appellent arythmie complète. Pourquoi point
ce terme plus net d'arythmie auriculaire qui spécifie nettement
sa cause ? Car cette arythmie dénonce un fonctionnement dé-
fectueux de l'oreillette, lequel peut coexister avec une activité
ventriculaire normale. Les malades, en effet, ne ressentent
parfois aucune gêne et le médecin est surpris. Un rythme cardiaque aussi irrégulier ne s'accompagne d'aucune dyspnée.
Aussi bien souvent le nom de l'arythmie nerveuse est-il pro-

noncé. Cela peut durer très longtemps ainsi et nombre de malades sont atteints de ce trouble depuis une quinzaine d'années et davantage, sans en souffrir autrement. Un jour cependant, le ventricule droit défaille et, de ce jour, les accidents habituels apparaissent, familiers aux insuffisances cardiaques.

Cette échéance est reculée : 1° suivant la maladie ; 2° suivant le traitement.

1° Pronostic suivant la maladie. — Il existe des crises passagères et bénignes. Plusieurs fois nous avons vu des sujets ayant dépassé la soixantaine présenter des crises d'arythmie auriculaire pendant quelques jours. Le repos au lit, la digitaline, la restriction de boissons guérissent le rythme anormal et en quelques jours la santé est reconquise. Un de nos malades, âgé de 71 ans, fait une pareille crise de trois à quatre jours tous les huit ou dix mois. Dans l'intervalle, il va bien et le cœur est régulier, avec une tension artérielle normale. Aucune cause apparente à ces troubles qui débutent chaque fois d'une façon soudaine.

D'autre fois, la crise dure plus longtemps. Un confrère âgé de 60 ans a gardé son arythmie quinze mois. Il se croyait incurable. Un jour elle a disparu brusquement. Quelques années plus tard nous avons soigné ce confrère pour une crise de tachycardie paroxystique qui se prolongea cinq jours. Une grande émotion avait entraîné les premiers accidents.

Nous noterons donc des asystolies auriculaires passagères ou plus ou moins durables. Elles peuvent guérir complètement. Plus fréquents sont les faits d'arythmie auriculaire survenant chez les *vieillards*. Ils disparaissent plus malaisément mais s'installent pour des années, sans entraîner aucun trouble. C'est par hasard qu'à l'auscultation le médecin découvre ce rythme dont le malade ne se plaint pas.

Les *alcooliques* également font entendre une arythmie de cet ordre. C'est plus sérieux que chez les vieillards, la gravité tenant avant tout à l'intensité de l'intoxication. Dans l'*obésité*

un rythme de même nature peut être observé. Il s'accompagne
ou non d'une insuffisance ventriculaire droite. Les malades
se remettent pour l'ordinaire avec les régimes d'amaigrissement et les cardio-toniques associés. Néanmoins, une fois guéris, ils doivent éviter efforts et fatigues. Nous avons noté plusieurs fois des morts subites chez des sujets de cet ordre et
qui semblaient entièrement hors de cause. Des *myocardites
infectieuses* peuvent s'installer sous le tableau de l'asystolie
auriculaire ; des insuffisances ventriculaires s'associent au
tableau morbide sans que forcément le pronostic soit sombre.
Avec Huchard en 1908, nous avons décrit les *myocardites atténuées et curables* faisant suite au rhumatisme articulaire
ou à la grippe. En dépit de l'asystolie coexistante des cavités
droites, des malades se sont remis complètement. En 1911,
nous avons incriminé la *syphilis* dans la production de ce syndrome ; grâce au traitement mercuriel, une grosse améliora-
ration peut être obtenue. Les observations ultérieures ont confirmé nos premières constatations.

Chez l'enfant atteint de cette forme d'arythmie, il convient
de penser à la *symphyse cardiaque*. C'est fort grave. La cardiopathie artérielle à forme arythmique de Huchard n'est autre
que l'asystolie auriculaire survenant chez les *hypertendus rénaux*. Ces malades sont toujours en imminence de dilatation,
disait notre regretté maître. Rien de plus exact.

Si les hypertendus rénaux sont exposés à la distension cardiaque, les sujets atteints *de rétrécissement mitral* demeurent
toujours menacés d'embolies. Or, l'asystolie auriculaire est extrêmement fréquente chez les rétrécis mitraux ; l'on pourrait
dire que chez la plupart des femmes adultes atteintes soi-disant
de myocardites, il s'agit d'un rétrécissement mitral méconnu.
Le roulement présystolique disparaît en effet maintes fois en
pareil cas ou bien il n'est perçu que difficilement au cours des
pauses relatives du cœur. L'asystolie auriculaire chez les mitraux prédispose à l'embolie. Nous verrons que la meilleure
manière d'éviter cette complication est la prescription systématique de la digitaline à titre préventif.

2° Pronostic suivant le traitement. — Le grand risque de l'asystolie auriculaire est en général l'asystolie ventriculaire qui fait suite. Cette dernière se produit d'autant plus aisément que la fibre cardiaque est moins résistante et doit satisfaire aux fatigues de l'hypertension artérielle. D'autre part, dans le rétrécissement mitral, les embolies sont toujours à craindre. La digitaline est encore ici le meilleur moyen de conjurer le péril.

En règle générale, la *digitaline*, tant que le ventricule n'a point fléchi sera ordonnée aux doses de V gouttes de la solution à 1/1000 (1/10 de milligr.) : trois jours de suite par semaine. Interrompre quatre jours et reprendre. Les insuffisances auriculaires des *vieillards*, des *alcooliques*, des *obèses* se trouveront très bien de cette médication. Elle évite l'insuffisance ventriculaire, permet au malade de vivre des années sans troubles apparents. En cas de *crises paroxystiques* le malade gardera en plus le lit et se soumettra au régime hydro-lacté de réduction (500 c. c. lait et 500 c. c. d'eau) trois jours de suite. Si le ventricule a fléchi avec son cortège de dyspnée, d'œdèmes, de gros foie, d'albuminurie, cette durée digitalique sera portée à dix jours au lieu de trois : soit V gouttes dix jours. Interrompre deux jours. Reprendre dix jours ; ainsi de suite. Régime de réduction. Repos au lit et théobromine les premiers jours. Le *sulfate de quinidine* (0,60 à 1,20) a pouvoir souvent le 3ᵉ jour de l'administration, de réduire l'arythmie, mais non d'une façon constante. Et puis, il faut compter avec les troubles dyspeptiques que produit le remède et les syncopes possibles.

S'agit-il d'un *cardio-rénal* ? La *théobromine* (0,50 midi et dîner) sera ordonnée dans les quatre jours où n'est point prise la digitaline. Des laxatifs fréquents, un régime lacto-végétarien avec tolérance de viandes deux fois par semaine à midi seront ordonnés concurremment.

Dans le *rétrécissement mitral*, la digitaline sera également prescrite à titre systématique : V gouttes trois jours de suite par semaine. C'est la meilleure manière d'éviter la production

des embolies. Il importe à cet égard de ne point confondre
une arythmie de rétrécissement mitral avec une arythmie nerveuse. Pour cette dernière, de nature extrasystolique, la digitaline est inutile. Elle est indispensable pour les premières.
Une de nos mitrales ayant suspendu la digitaline de son chef
pendant quatre mois. fit une embolie cérébrale, bientôt
suivie d'une seconde qui l'emporta en quarante-huit heures.
Ni la spartéine, ni le strophantus ne sont capables de suppléer
la digitaline en pareil cas. Tout au plus peuvent-ils être conseillés dans les intervalles digitaliques à titre de cardio-toniques de seconde main.

L'arythmie des *syphilitiques* recevra le même traitement
digitalique; on y adjoindra un traitement mercuriel (injection
intra-musculaire de benzoate à 2 centigrammes dix à douze
jours par mois). C'est là une médication de tout repos qui
n'expose à aucun risque. Les arséno-benzols sont recommandés également. En commençant par 0,10 de novarsénobenzol,
les doses montent peu à peu jusqu'à 0,50 et 0,60. Depuis
qu'il y a une douzaine d'années, nous avons eu à déplorer
une mort par l'hectine, avec le Dr Lagorse (de Brive), nous
n'usons guère des arsenicaux.

Ils sont susceptibles, comme chez notre malade, de produire
des crises d'œdème aigu du poumon, ce qui n'advient jamais
avec le mercure.

VI

Le pronostic de l'asystolie ventriculaire droite.

L'asystolie ventriculaire droite est l'insuffisance banale, journalière, connue de tous, baptisée jadis du nom d'asystolie. Elle
se traduit par le syndrome familier : dyspnée, cyanose, œdème
des jambes, congestion du foie, des reins, des bases du poumon.
Et ces signes sont de signification variable. Celle-ci dépend :

1° de la nature de la maladie ; 2° du traitement ; 3° de la durée des symptômes.

1° Pronostic suivant la nature de la maladie. — Règle générale, on peut dire que les insuffisances ventriculaires droites sont moins graves chez les *mitraux* que chez les *aortiques* et les *cardio-rénaux*. Une insuffisance mitrale est même moins sérieuse qu'un rétrécissement du même orifice, ee dernier exposant davantage aux embolies dont les plus répandues sont celles du poumon et du cerveaü. Néanmoins, un traitement efficace étant institué à temps, beaucoup de périls s'évanouissent, qui étaient attachés au rétrécissement. L'âge du sujet, également, fournit un élément d'appréciation. Les dilatations ventriculaires droites sont d'ordinaire moins graves chez les jeunes gens, la fibre musculaire plus jeune recouvrant plus aisément une puissance de contractilité passagèrement abolie. Un mitral dont le ventricule fléchit peut vivre de longues années et les confrères qui veulent bien user de nos méthodes de traitement ne sont plus à compter les asystoliques mitraux qui, déclarés perdus il y a quinze ans et davantage, ont repris toutes leurs occupations et continuent de se bien porter.

Chez les *aortiques* et les *cardio-rénaux,* le pronostic est plus sombre. Chaque contraction du cœur est l'occasion d'une fatigue pour les premiers, et le myocarde est d'une qualité plus douteuse chez les seconds. Il est difficile de fournir des chiffres précis. Toutefois quand la tension artérielle est peu élevée, on peut voir des aortiques et des cardio-rénaux se remettre pour de longues années, mais non aussi bien que les mitraux. Les premiers sont plus que les seconds exposés aux défaillances myocardiques et la puissance de la médication s'épuise plus vite. Celle-ci même, peut ne se traduire que par des effets passagers. Eventualité fâcheuse qui se produit chez des syphilitiques. Baignant dans des humeurs viciées, le myocarde réagit plus mal à la digitaline. Il faut épurer les humeurs par le traitement mercuriel. A ce prix, la digitaline recouvre peu à peu une puissance d'action qui lui était refusée à l'origine. En dépit de ces précautions, le pronostic demeure plus noir. Si un mitral vit au delà de quinze ans avec sa dilatation ancienne, on peut réduire ce chiffre à moitié environ quand il s'agit d'aortiques ou de cardio-rénaux.

Une réserve toutefois au sujet de certaines myocardites : les unes *atténuées* et *curables*, faisant suite à des maladies infectieuses, se remettent complètement ainsi que nous l'avons dit il y a longtemps (*Clin. Thérap. Pratic.* 1908 et *Acad. Méd.* 1911) ; en dépit de l'asystolie complète, la guérison est parfaite. D'autres fois il s'agit de *myocardites séniles* avec arythmie perpétuelle et insuffisance ventriculaire ; pour ces dernières, l'amélioration se poursuit de très longues années. Il semble que l'altération myocardique produite par la sénilité soit moins profonde que celle qui est provoquée par les infections et les auto-intoxications bien caractérisées. Les *myocardites syphilitiques*, également, sont susceptibles de rétrocéder sous l'effet du traitement spécifique et alors que le cœur avait fléchi. De même les *insuffisances ventriculaires des obèses*. Tout cela est de pronostic favorable ; il faut faire maigrir le malade. Le traitement cardio-tonique à côté du régime d'amaigrissement produit des résurrections étonnantes. Dans les insuffisances des *myocardites aiguës*, le pronostic est variable. Les myocardites *typhoïdiques* et *pneumoniques* guérissent souvent. De même la myocardite *diphtérique* contre laquelle seront instituées les injections de sérum. Dans toutes ces variétés l'insuffisance ventriculaire est en général peu marquée, le malade ne se levant pas. Il n'existe guère que de l'arythmie avec tachycardie et de l'œdème des bases.

Dans les *péricardites*, une grande différence s'inscrit suivant la nature même de la maladie. Est-elle suppurée ou non ? Les péricardites suppurées entraînent la mort habituelle, quel que soit le traitement employé ; une insuffisance progressive des cavités droites s'installe contre laquelle échouent les traitements coutumiers. Dans les péricardites séro-fibrineuses, la mort peut également survenir ; elle est plus rare, et la plus commune, la péricardite rhumatismale, guérit sans distension des cavités droites. Deux autres types se signalent par leur gravité constante : l'une immédiate, la péricardite *brightique*, où la mort, quand la complication est tardive, survient d'ordinaire dans la huitaine, trop tôt pour que les signes d'insuffisance ventriculaire droite soient très prononcés. Au contraire, dans la *péricardite tuberculeuse*, qui conduit à la symphyse du péricarde, la maladie évolue fort lentement et tous les signes de l'insuffisance cardiaque apparaissent. La durée de la maladie varie suivant l'importance d'un facteur que nous avons mis en évidence, il y a environ vingt ans (1902). Le gros foie, celui qui dépasse le rebord costal de plus de quatre à cinq travers de doigt, assure une survie plus longue que le foie peu hypertrophié. Une congestion hépatique forte crée une sorte de soupape de sûreté vis-à-vis la dilatation des cavités droites qui se trouve réduite d'autant.

Les *endocardites rhumatismales* n'entraînent, d'ordinaire, pas d'insuffisance des cavités droites ; celles-ci se produisent surtout dans les *endocardites infectieuses malignes*. L'arythmie, le gros foie, joints à la dyspnée, accusent des insuffisances cardiaques progressives contre lesquelles les cardio-toniques ne peuvent rien et où la vaccination causale demeure impuissante. Quand la maladie guérit, c'est dans les premières semaines, avant que les cavités droites aient fléchi. En présence d'une endocardite infectieuse, il ne convient pas, en effet, dès le premier jour de perdre confiance. Cela peut guérir dans les premières semaines. Sur cette issue favorable, la thérapeutique est sans action. Au bout de trois semaines de fièvre, le pronostic s'assombrit singulièrement. D'autres fois, la fièvre manque ou à peu près. Une endocardite infectante se greffe sur une ancienne lésion mitrale ou aortique. Les embolies, embolies cérébrales, rénales, de la rate, sont parfois les premiers signes avertisseurs de cette complication, très obscure en signes cliniques à son origine. Cela dure plusieurs mois. Le foie grossit, des râles encombrent les bases, le cœur s'accélère, devient arythmique, les jambes sont peu enflées parce que le malade ne se lève pas. Toutes les médications avouent, humblement, leur inefficacité.

Après les insuffisances du cœur droit par maladies cardiaques, il nous reste à parler de ces mêmes insuffisances qui suivent les *émotions*, les *intoxications*, l'époque de la *ménopause*. En général, elles sont curables, surtout les dernières, quand elles sont à l'état de pureté et non liées à un syndrome d'hypertension artérielle. Nous avons cité un fait de survie de vingt-sept ans : une cardiopathie de la ménopause avec distension des cavités droites et déclarée perdue par Potain en 1889, — et encore la malade n'est-elle pas morte par le cœur. Elle a succombé à un cancer utérin en 1916. Dans le *goître exophtalmique*, également, l'emploi combiné de la faradisation et de la digitaline assure habituellement la guérison.

Les *insuffisances cardiaques par obstacles périphériques* se corrigent en levant l'obstacle : œdème dur des membres inférieurs, présence de liquide dans les cavités séreuses (plèvre, péritoine), cœur gras. Des mouchetures, la thoracentèse, la paracentèse, le régime d'amaigrissement constituent dans l'espèce des traitements d'urgence. Après quoi les cardiaques vont mieux.

Pas toujours et pas très longtemps toutefois quand il s'agit d'un obstacle irréductible, tel qu'il advient chez les *scléreux pulmonaires*, dans les *tuberculoses fibreuses*, chez les *bossus*. Chez les scléreux pulmonaires et les tuberculeux, l'état général est précaire, et c'est une cause d'aggravation. Les bossus se portent mieux, mais leur situation est tout aussi sérieuse. Une saignée, la digitaline soulagent, mais le champ respiratoire est restreint du fait de la bosse et les accidents se reproduisent. Le pronostic est grave des dilatations ventriculaires droites par obstacle irréductible.

2° Pronostic suivant le traitement. — Avec Huchard, nous avions démontré que la thérapeutique des insuffisances du ventricule droit réclame le concours d'une triple médication : 1° le *régime de réduction de liquides* avec repos au lit ; 2° l'emploi immédiat de *la théobromine* ; 3° la prescription de *la digitaline*. Grâce aux deux précautions premières, celle-ci

n'a point besoin d'être prescrite à hautes doses. La dose de
X gouttes de la solution alcoolique de digitaline cristallisée est un
maxima. La plupart des crises asystoliques se dénouent même
sans qu'il soit nécessaire d'y recourir. La dose de V gouttes
infiniment prolongée avec des arrêts de deux à trois jours, tous
les dix jours suffit. Elle est tout d'abord en rapport avec l'action
pharmaco-dynamique du remède (Pouchet) et ensuite M. Manquat (de Nice) et avec lui des centaines de praticiens se louent
trop de la méthode pour qu'il soit nécessaire d'insister. Les
protestations ne viennent pas de ceux qui suivent leurs malades
pendant de longs mois. Quelques cardiologues ne voyant les
cardiaques qu'à l'hôpital ou en consultation s'obstinent seuls
dans les vieux errements. Ils ordonnent les hautes doses digi-
talines parce qu'ils oublient d'adjoindre à la médication à faibles
doses le régime de réduction avec repos au lit et la théobromine. Ou bien ils inscrivent à l'actif de faibles doses des échecs
qui n'en sont pas, parce que ces faibles doses sont inférieures
à celles que nous spécifions (V gouttes) ou n'ont pas été poursuivies comme il fallait. En pareille condition, la comparaison
des méthodes devient épineuse. A nos lecteurs exempts de préventions, de juger, d'après les résultats de leur pratique personnelle.

Les avantages des petites doses digitaliques se manifesten
non sur le pronostic immédiat, les hautes doses pouvant agi
d'une façon immédiate aussi favorable. Mais le pronostic lointain est totalement corrigé. De nombreux sujets asystolique
survivent de longues années. Les mitraux, comme nous l'avon
dit, arrivent même à se remettre complètement. Comme Man
quat, jadis, nous employions les hautes doses, comme lui, nou
y avons renoncé en raison des accidents que nous avions observés et aussi du peu de durée qui signalait les amélioration
obtenues. Bien qu'il soit difficile de spécifier la durée de vi
assignée aux malades des deux méthodes, nous croyons
d'après un certain nombre d'exemples, que l'emploi des petite
doses assure une vie deux ou trois fois plus longue. Les mitraux asystoliques qui usent de hautes doses digitaliques, à

partir de la trentaine, vivent en moyenne de cinq à dix ans ; ceux qui emploient les petites doses, peuvent aller deux et trois fois plus longtemps et même, ce semble, se remettre tout à fait.

Dans l'intervalle digitalique, les *strophantiques* et l'*ouabaïne* ont une action excellente : tonicardiaque comme on sait, et ensuite de ce fait capable de réveiller les effets consécutifs de la digitale si ceux-ci tendaient à s'épuiser. Les doses de 1/10 à 2/10 de milligramme de strophantine, de 1/4 de milligramme d'ouabaïne en injection intra-veineuse sont bien supportées et ne produisent pas d'accidents.

Au point de vue de l'hygiène générale la malade gardera le repos au lit environ huit à dix jours, et autant dans la chambre. Au bout de huit à dix jours, l'alimentation solide sera reprise peu à peu, lacto-végétarienne avec quelques œufs et du poisson à midi. Peu boire, ne guère dépasser 1.000 à 1.200 grammes de liquide. Ce n'est que lorsque l'alimentation aura été supportée que la marche sera permise. C'est trop de fatigue pour un cœur que d'autoriser la nourriture et la marche en même temps.

3° La durée des symptômes. — Il est certain que des cavités droites distendues pendant des semaines, ont plus de tendance, une fois remises, à se laisser distendre à nouveau. De même la répétition des fléchissements myocardiques est une nouvelle cause de gravité. Si toutefois le malade précédemment n'a point usé de hautes doses digitaliques, il est admirable de voir les choses s'arranger le mieux du monde. La diurèse libératrice obtenue par la réduction des liquides, plus tôt elle s'opérera, plus l'avenir semble assuré. Si elle tarde jusqu'au quatrième ou cinquième jour, il est à craindre qu'une rechute se produise bientôt. D'autre part rien de grave comme les fléchissements du ventricule droit, chez les anciens asystoliques qui, guéris à l'aide des doses très continues de digitaline, cessent leur médication de leur chef et sans consulter le médecin. Une dilatation irréductible survient au bout de quelques semaines ou quelques mois, et les efforts du médecin ne peuvent plus grand'chose. Il est probable que ce fait se produit souvent à l'hôpital. Les malades avaient pris de petites doses digitaliques. Ils allaient bien et ont cessé. C'est leur imprudence qui leur vaut ces rechutes graves et non les faibles doses digitaliques auxquelles ils s'étaient soumis.

Les différentes formes sous lesquelles se rangent les grandes variétés de l'insuffisance des cavités droites : forme pulmonaire, hépatique, rénale, tirent quelques lumières de leurs particularités spéciales.

La *forme pulmonaire* peut affecter une allure rapide, comme il advient dans les accidents dits *gravido-cardiaques*, chez certains *mitraux*, même chez les *scléreux pulmonaires*. Une saignée immédiate suivie d'un régime hydrique de réduction avec digitaline et théobromine a pouvoir de ramener les choses à l'état normal. Pour les accidents gravido-cardiaques, il faudra parfois songer à l'interruption de la grossesse; mais la fatigue de la femme fait en sorte qu'elle ne tire pas toujours bénéfice de l'intervention. Combien il est plus prudent d'éviter les accidents par la prescription préventive de la digitaline aux cardiaques enceintes ; V gouttes, trois à quatre jours de suite par semaine, continuées pendant toute la durée de la grossesse. Peu de boissons et pas de fatigues. Grâce à ces précautions, bien des heures tragiques sont évitées.

Dans les formes plus lentes, la congestion des bases n'a de signification qu'autant qu'elle se complique *d'infarctus* avec expectoration sanglante. Cette fois, c'est plus alarmant. Mais la gravité de l'infarctus tient surtout à la nature de la maladie causale. Les mitraux guérissent mieux que les aortiques ou les cardio-rénaux. Des *pleurésies récidivantes* peuvent également ment se montrer ; mais l'épanchement cède d'ordinaire avec l'injection d'air stérilisé injecté après la ponction (3 à 4 coups de pompe avec l'appareil de Potain). Cette petite quantité d'air (150 à 200 c. c.) peut suffire à empêcher une nouvelle formation du liquide.

Dans la *forme hépatique*, nous avons dit plus haut le pronostic plus favorable des très gros foies cardiaques. Quand l'ascite s'en mêle, c'est plus sérieux. Néanmoins un régime de réduction très poussé (pas plus de 800 c. c. de liquide, 400 c. c. de lait et 400 c. c. d'eau les premiers jours) et poursuivi pendant douze à quinze jours (lait pur au bout de 6 à 8 jours) peut amener la résorption d'épanchements abondants qui semblaient ne pouvoir se dissiper qu'à la faveur d'une ponction. La digitaline et la théobromine sont naturellement prescrites en même temps.

On conçoit que les cardio-rénaux soient surtout atteints de la *forme rénale* puisque c'est par le rein que la maladie a commencé chez eux. Le pronostic est plus noir chez eux que pour les albuminuriques par simple congestion passive du rein. Chez les premiers le Cheyne Stokes se produit plus aisément ; les seconds au contraire guérissent de leur albuminurie avec le retour sur elles-mêmes des cavités droites. Pas toujours cependant. Il persiste parfois de légères traces d'albumine, mais qui n'entravent en rien la dépuration urinaire. Lorsque celle-ci s'altère, une néphrite de nature infectieuse ou toxique est venue pour l'ordinaire se superposer aux troubles congestifs d'origine cardiaque.

VII

Le pronostic de l'asystolie du ventricule gauche.

Si l'asystolie du ventricule droit se traduit par le tableau classique des troubles dyspnéiques avec jambes enflées, gros foie, œdème des bases du poumon, etc., l'asystolie du ventricule gauche offre un tableau plus obscur à son début et coupé d'épisodes plus bruyants dans leur soudaineté. En général, mais non toujours, il s'agit d'un hypertendu. Le pouls est fréquent, oscille entre 80 et 90 battements, il existe un bruit de galop, une dyspnée d'effort, angoissante et douloureuse et cela se prolonge ainsi pendant des mois. Un jour, des faux pas se montrent, la douleur de la dyspnée augmente, de vraies crises angineuses apparaissent, des crises d'asthme nocturne au moment du coucher ou dans la nuit, l'œdème aigu du poumon éclate, qu'il ait été ou non précédé de crises d'asthme et dans le tragique de l'inondation pulmonaire.

Le pronostic varie suivant le malade, la médication, au gré des symptômes. A la date reculée d'un chiffre d'années qui varie de cinq à dix, plus rarement au delà, l'issue fatale est à redouter. Tel malade qui s'observe portera son galop et sa tachycardie sans s'en trouver incommodé. La dyspnée d'effort cédera ; pendant des mois, une santé apparente sera reconquise.

I. — Pronostic suivant le malade

S'il s'agit d'un hypertendu, le degré de son hypertension donne les premières indications. A 25 Mx, 12 Mn, la situation est plus alarmante qu'à 20 Mx, 10 Mn. D'autre part, l'hypertension fait parfois défaut. Il s'agit non d'un aortique ou d'un rénal, mais d'une insuffisance aortique d'origine endocardique. Si le sujet est jeune, cela se remet parfois pour longtemps.

Dans la *symphyse cardiaque* (Hutinel) l'insuffisance ventriculaire gauche ajoute un élément de plus à la gravité du tableau. Il ne la constitue pas.

Quant aux *efforts physiques*, au *surmenage*, aux *infections*, il s'agit là dans l'espèce de causes occasionnelles et non permanentes.

L'insuffisance ventriculaire qui y fait suite peut fort bien être conjurée et pour toujours.

II. — Pronostic suivant la médication

La médication qui permet d'éloigner le péril est connue. Repos au lit et dans la chambre une quinzaine de jours. Pas de fatigues, régime lacto-végétarien, hypochloruré pendant un

mois; plus tard, viandes grillées ou poisson frais, ou œufs à
midi, deux fois par semaine ; pas plus de 1.000 à 1.300 grammes de liquide par jour. Comme médicaments : *digitaline* cristallisée (V gouttes de la solution à 1°/₀₀, 6 à 10 jours). Interrompre 3 jours. *Strophantine* cristallisée (2/10 de milligr.)
ou *ouabaïne* (1/4 de milligr. dans les 3 jours d'intervalle). La
théobromine (50 centigr., deux fois par jour) peut être ordonnée en même temps que l'un ou l'autre de ces remèdes et par
séries de 10 jours séparées par un intervalle égal.

Au moment des crises angineuses, *nitrites* et injection de
morphine (3 milligrammes toutes les 3 heures si la crise se
prolonge). Contre l'asthme : *morphine* aux mêmes doses associées aux piqûres d'huile camphrée. Le repos au lit et le
régime hydrique (800 grammes), hydrolacté (400 grammes de
lait et d'eau deux à trois jours, puis lacté (1000 à 1.500 grammes de lait) seront concurremment institués une quinzaine de
jours. A ce prix les malades vont mieux et se remettent pour
des mois, voire des années.

III. — Pronostic suivant les symptomes

1° *L'hypertension artérielle* — Il existe des insuffisances
du ventricule gauche sans hypertension ; des sujets surmenés
ou qui sortent d'une infection peuvent présenter ce syndrome ;
il est moins grave chez eux que chez les hypertendus ; pour
ces derniers l'élévation de l'hypertension permanente, les crises
hypertensives surajoutées constituent autant de menaces sérieuses (et pour éviter ces crises hypertensives, que la veille d'un
voyage, on recommande au malade le repos dans la chambre
et le régime lacté (1 litre de lait avec un ou deux potages au
lait sucrés).

2° *Tachycardie.* — La tachycardie est le signe annoncia-
teur habituel. Si elle n'est pas de nature névrosique, ce qu'il
conviendra de vérifier, elle laisse prévoir une gravité lointaine,
mais ne la constitue pas.

3° *Galop cardiaque*. — A l'origine, il peut simuler un dédoublement du premier bruit. Au praticien de voir s'il existe de l'hypertension concomitante de manière à ne pas faire de ce dédoublement un simple trouble nerveux. Plus tard le galop devient diastolique et à ce moment le pronostic s'annonce plus réservé, comme depuis longtemps l'avait dit Huchard, bien qu'à maintes reprises, sous l'influence de la médication, le galop arrive à se dissiper.

4° *L'arythmie extrasytolique* n'est pas d'une signification plus grave que le galop. Chez les cardio-rénaux, des influences digestives la provoquent au même titre que la fatigue commençante du ventricule. Il est parfois difficile de faire la part des désordres nerveux et des troubles organiques, les premiers pouvant simuler les seconds. Si les digestions ne font bien et que malgré le repos au lit avec digitaline, l'arythmie extrasystolique ne cède pas, il convient de se méfier. Mais souvent de longues années se passent avant que la gravité se déclare. Il n'en est pas de même de la *bradycardie post-angineuse*. Les deux bruits du cœur espacés à égale distance donnent l'impression d'un ralentissement et cela est fort grave. La crise angineuse a cédé, mais le malade succombe souvent quelques jours plus tard.

5° *Le pouls alternant* est de signification aussi sérieuse. Il suit les accès angineux. Un battement de cœur fort alterne avec un battement faible. La simple inspection du pouls permet de déceler cette alternance régulière de deux pulsations inégales.

Les antécédents du malade depuis longtemps gravement atteint ne permettent guère d'hésitation ; dans le pouls bigéminé par extrasystoles régulières qui ressemble un peu au pouls alternant, la pulsation faible est du reste plus rapprochée de la systole précédente que de la suivante. Il n'y a guère moyen de se tromper. Chez quatre malades que nous avons vu atteints de pouls alternants après un œdème aigu

du poumon, la vie ne s'est pas prolongée au-delà de trois à
six mois.

6° *Les crises angineuses* doivent également être différen-
ciées de celles qui surviennent chez les aérophages. Auprès
des nerveux, mêmes âgés, la confusion est possible. Chez ces
derniers, la crise se montre tout aussi bien à l'occasion de la
marche que dans la nuit. Ne croyons point pour une crise
nocturne, à un fléchissement forcé du ventricule gauche. Commençons par traiter l'estomac avec le bismuth à hautes doses,
ordonnons le repos au lit et le système des petits repas. Nous
verrons ensuite.

Bien des pronostics erronés ont été portés au sujet de ces
crises nocturnes. Chez plusieurs sujets âgés, il nous a suffi
de traiter l'estomac pour les voir disparaître ensuite.

Si elles persistent, c'est autre chose. Il sera toujours temps
à ce moment, en termes enveloppés, d'aviser l'entourage d'un
danger possible. Seulement, même en cas de crises liées à la
distension ventriculaire, les risques peuvent être conjurés et
à la longue, les accès s'espacent. Il peut même advenir qu'ils
ne se reproduisent pas. Mais, se croyant guéri, le malade, un
beau jour, est capable de prendre une syncope sans douleur
et de mourir sur le coup.

7° *L'asthme cardiaque* se fait jour dans toutes les insuffisances du cœur, qu'elles appartiennent au cœur gauche ou au
cœur droit. La crise est plus soudaine que celle de l'asthme
ordinaire ; la tachycardie est marquée, l'expulsion de crachats perlés ne se produit pas. A peine quelques râles fins aux
bases.

Vers le matin, la crise se calme et se reproduit la nuit suivante. Ici encore ne nous pressons pas de conclure à la gravité. En dépit des apparences, cet asthme peut reconnaître
une autre cause. Un malade de 63 ans, atteint d'hypertension
artérielle (22-11) d'albuminurie légère, d'arythmie extrasystolique a fait des crises d'asthme cardiaque toutes les nuits pen-

dant quatre mois. Il a vu tous les cardiologues de la capitale. Le traitement, un séjour dans le Midi n'améliorent pas. Le régime hydrolacté avec repos au lit, la digitaline, la théobromine n'empêchent pas le retour des crises. Découragé, le malade va trouver un rhinologiste. Ce dernier trouvant la muqueuse nasale tuméfiée y pratique quelques cautérisations instantanément les crises cessent et le malade dort. Tous les signes en faveur d'un asthme cardiaque avaient détourné de la vraie voie. L'origine nasale était manifeste. A moins que, même en cas d'asthme cardiaque, la cautérisation de la muqueuse nasale ait pouvoir de suspendre les crises, ce qui ne semble pas toujours invraisemblable. En tout cas, depuis six mois, ce malade s'est vu débarrassé de ses crises.

8° *L'œdème aigu du poumon* entraîne parfois une mort immédiate. Une femme de 39 ans, avec galop et hypertension permanente de 24-12 (au Pachon) se sent bien, abandonne son régime et consomme, avec son mari, au restaurant, du homard à l'américaine. Elle rentre à 10 h. 1/2 du soir, non incommodée ; une demi-heure plus tard, au moment où elle se couche, violent accès d'oppression et mort en trois minutes, avant que le mari ait eu le temps de nous téléphoner. Un autre malade âgé de 51 ans, hypertendu également avec galop cardiaque, assiste à un enterrement, à l'église. A la sortie il entre dans un restaurant et commande des tripes à la mode de Caen. Il rentre à pied à 2 heures, est pris d'un accès d'oppression et meurt en cinq minutes. Le plus souvent la crise se termine par la guérison ; une émission sanguine, le traitement approprié et les choses se remettent d'aplomb. Pendant des années les malades peuvent survivre en menant une vie surveillée et réduite. L'hypertension absente ou modérée, l'absence de dypsnée d'effort et de douleurs sont de bons signes. Malgré tout, la veille de longs voyages, le malade fera bien de se souvenir de sa ou de ses crises antérieures et observera fidèlement le repos et la diète ordonnés. Et puis les morts subites ne sont pas rares quelques mois plus tard.

9° *Le souffle fonctionnel mitral* fait suite à l'œdème aigu du poumon. Il ne dure que quelques heures ou bien il se prolonge et dans ce cas souvent amène une amélioration générale, comme jadis Huchard l'avait montré. Les phénomènes douloureux cèdent, la pression artérielle diminue, la respiration devient plus facile. Un confrère de 56 ans, cardio-rénal hypertendu, alla beaucoup mieux du jour où il présenta son souffle systolique mitral qui avait suivi les crises d'œdème aigu du poumon. Il se croyait guéri quand il succomba brusquement quelques mois plus tard. Dans l'espèce, le souffle fonctionnel mitral doit être distingué de l'insuffisance *mitrale par déchirure de l'appareil valvulaire;* un effort chez un hypertendu produit cet accident qui se traduit par un souffle vibrant, en jet de vapeur, survenu brusquement; comme avec l'apparition du souffle fonctionnel, les accidents s'amendent alors et un de nos malades a repris ses occupations pendant dix ans.

VIII

Le pronostic des vrais pouls lents.

Les bradycardies vraies sont divisées en bradycardies par dissociation et en bradycardies totales. Dans les premières, le ventricule bat lentement alors que les oreillettes continuent leur rythme normal. Dans les secondes, le ralentissement atteint à la fois l'oreillette et le ventricule.

Le pronostic des premières est plus sévère d'ordinaire, mais le praticien ne peut s'appuyer sur le mécanisme physiologique de la bradycardie pour asseoir son jugement. Les tracés mécaniques ne sont pas son affaire. Ils lui permettraient de s'exprimer en connaissance plus complète. Dans la pratique quotidienne il s'en passe. C'est sur d'autres renseignements qu'il fonde son opinion et ceux-ci sont de divers ordres.

La cause et la nature des pouls lents ouvrent souvent de larges lumières. Pas toujours cependant. A origine en appa-

rence identique, des pouls lents inscrivent parfois des formes
de gravité très différente. C'est ainsi que la bradycardie congénitale peut tantôt se terminer par une mort subite et tantôt n'offre aucune importance. Dans le premier cas, il s'agit
d'une bradycardie par dissociation. Dans le second cas, il
existe une bradycardie totale. Comment se prononcera le
praticien? Les tracés graphiques ne sont pas à sa portée et
pourtant avant tout, il doit émettre son avis. Le tour de son
jugement lui sera inspiré par l'existence d'une hérédité syphilitique antérieure. La bradycardie congénitale, totale, se réclame
d'ascendants sains. La bradycardie par dissociation est d'ordinaire, sinon toujours, d'origine syphilitique. En l'absence de
syphilis, le médecin pourra presque toujours dire : « Cela
n'entraînera pas d'accidents. » Formule optimiste, dont il ne
devra pas se départir complètement même dans les variétés
graves. Sans doute la mort par syncope est à redouter dans
la maladie de Stokes Adams. Il vaut mieux ne pas affirmer cette fin d'une façon absolue. Bien des pouls lents permanents, de l'espèce la plus grave, vivent de longues années
et le médecin qui prédisait l'issue fatale se trouve de ce fait
remercié par les familles qui n'entendent point perdre tout
espoir avant l'heure.

En dehors du pouls lent congénital, l'âge du sujet autorise
toutefois certaines conjectures. Les pouls lents chez les sujets
jeunes suivent fréquemment des maladies infectieuses ; dans
l'espèce, il ne s'agit guère que de bradycardies par ralentissement expiratoire ; c'est de signification bénigne et cela guérit. A peine quelques réserves pour les bradycardies qui suivent les formes graves de diphtérie ou de rhumatisme. Cette
fois, une dissociation peut être en jeu et des cas de mort ont
été signalés. Mais combien exceptionnelles !

En général le pronostic du pouls lent, réserve faite pour
certaines difficultés comme celles que nous venons de signaler, est éclairé : 1° par la nature des symptômes ; 2° la cause
du mal ; 3° le traitement.

1º **Nature des symptômes.** — Les pouls lents passagers tirent leur signification de la cause du mal. Nous y reviendrons. Le *pouls lent* permanent peut être sérieux alors même qu'il ne tombe pas au-dessous de 40 battements. Chez un sujet de 54 ans, atteint de pouls lent vraisemblablement par intoxication gazeuse et dont par ailleurs la tension artérielle était normale, la mort se produisit à la suite d'un écart digestif. Ayant fait un repas trop copieux, le malade s'introduisit les doigts dans la bouche pour vomir. A la seconde sensation nauséeuse, il s'éteignit brusquement. La lecture du tracé avait montré une dissociation partielle, c'est-à-dire n'affectant pas la totalité des battements. De temps à autre la contraction de l'oreillette ne se transmettait pas au ventricule. La fréquence moyenne du pouls se fixait autour de 44 battements.

Il est habituel que le danger n'apparaisse qu'aux environs de 25 à 30 battements. Un malade âgé de 68 ans que nous avions jadis traité avec le professeur Gilbert Ballet avait un pouls de 18 à 12 à la minute. Le malade entre deux pulsations se tâtait anxieusement le pouls pour savoir si la suivante se produirait encore. Il mourut d'une syncope quelques mois plus tard, en rentrant d'une promenade en voiture et alors que le pouls était remonté à 36.

Certains pouls lents permanents sont coupés au bout de quelques semaines par une reprise normale des battements, ceux-ci redevenant lents après un temps plus ou moins long. Il s'agit dans l'espèce de sujets habituellement syphilitiques. Un traitement spécifique institué à temps peut amener une guérison complète.

Une tension artérielle élevée, au-dessus de 22 ou 23 maxima, 11 à 12 minima est d'augure plus sérieux, puisqu'elle indique la participation d'un élément rénal qui pour le moins exagère le travail du cœur. D'autre part, bien que permanent, le pouls lent perd de sa gravité avec la durée. Dans les premiers mois surtout, les dangers de syncope sont à craindre. Plus tard l'accoutumance s'opère; avec un pouls de 22 à 28 battements, le malade vaque à ses occupations et ne ressent pas de troubles pendant un temps qui peut se prolonger de longues années. Deux de nos malades ont fait une maladie de Parkinson dans les deuxième et troisième années de leur pouls lent.

A l'auscultation d'un pouls lent permanent, on entend parfois entre deux battements un petit bruit sourd, lointain, étouffé. C'est ce que Huchard appelait les systoles en écho. De fait ces systoles en écho sont parfois des extrasystoles ténues qui ont alors une valeur pronostique. Un traitement digitalique prudemment institué peut les transformer en systoles complètes et de ce fait le pouls remonte. C'est ainsi que de 18 battements, le pouls en regagne 36. La maladie reste grave, mais elle est moins pénible.

Si un pouls n'est lent que par suppression de battements de cœur trop faibles, l'auscultation aura vite fait de dépister la chose et de conclure à une arythmie extrasystolique, à un faux pouls lent, celle-ci jugée par la nature de la cause productrice. En général la gravité de ces faux pouls lents extrasystoliques est bien moins accusée et des ressources précieuses permettent souvent d'en venir à bout. Nous leur consacrerons un chapitre spécial.

2° Les *troubles nerveux* s'observent dans tous les types de pouls lent, quelle qu'en soit la cause. Ils dépendent simplement d'une ischémie des centres nerveux. Des *vertiges* saisissent le malade ; il s'appuie pour ne pas tomber. C'est d'ordinaire passager, se répète, mais n'entraîne pas la mort à condition de demeurer à l'état de vertige. La *syncope* est plus sérieuse ; bien des malades succombent brusquement ; d'autres fois ils sont emportés par une *secousse convulsive*. Le malade dont nous parlons plus haut et que nous traitions avec le professeur Gilbert Ballet, chaque fois que son pouls tombait à 12, avait une secousse convulsive et une perte de connaissance entre deux battements.

Il peut arriver que les accidents syncopaux et épileptiformes précèdent ce pouls lent. Celui-ci tombe à 30 et 20 battements vingt-quatre à quarante-huit heures après les crises. Ces pouls lents sont d'origine bulbaire probable, le pronostic est très grave et à bref délai.

3° Les *troubles digestifs* sont d'ordinaire peu marqués dans les pouls lents permanents. Ils s'observent surtout dans les faux pouls·lents extra-systoliques. Néanmoins, dans les périodes d'amélioration de pouls lent permanent, s'ils se produisent, ils sont capables d'entraîner des syncopes graves. Un de nos malades qui guérit par le traitement mercuriel et dont le pouls battait à 40 voyait son pouls baisser à 28 et était pris d'une syncope après un léger écart de régime (glace, bière, repas plus copieux).

2° **La cause du mal.** — Nous avons en débutant parlé du *pouls lent congénital* et des deux variétés qu'il comprend, de même de la double cause que le pouls lent reconnaît dans les *maladies infectieuses*. En général pour celles-ci, et en dehors de la syphilis, le pronostic est favorable. La convalescence de la *scarlatine* est assez souvent traversée par un ralentissement du pouls. Dans l'*appendicite*, on a voulu voir un signe de gravité dans l'apparition de la bradycardie. Ce n'est point exact. Toutes ces bradycardies cèdent d'ordinaire à une piqûre de *caféine* à 5 centigrammes ou bien à une injection d'*atropine* (1/4 de milligr.), les doses plus élevées risquant d'intoxiquer un organisme déjà affaibli du fait de l'infection dont il vient de faire les frais.

En matière *toxique*, la bradycardie se révèle comme un symptôme fréquent. Il peut y avoir dissociation transitoire ou non. La *digitaline* provoque souvent une dissociation passagère; depuis que l'emploi des faibles doses se généralise, en dépit des efforts contraires de quelques cardiologues, cet accident ne se produit plus. Il était noté également à la suite de l'usage du strophantus avec les doses trop élevées du début. Notons encore l'*adrénaline*, le *chloroforme*, les *gaz asphyxiants* comme susceptibles de produire une bradycardie sérieuse. Une modération dans l'emploi de ces substances suffit pour se mettre à l'abri. Et les gaz asphyxiants ont cessé d'exister.

Les bradycardies de nature autotoxique sont connues, elles s'observent dans les *ictères* et souvent dans les formes graves. Elles cèdent avec la guérison. Dans les *urémies* alarmantes, le pouls peut tomber à 50 battements et au-dessous. Le régime hydrique avec émission sanguine en vient d'ordinaire à bout.

Les bradycardies par *troubles nerveux* se dessinent passagèrement à la suite de la compression des globes auculaires. Les lésions du système nerveux central : *hémorragie cérébrale, méningite, tumeurs, fractures* du crâne et de la colonne vertébrale s'accompagnent journellement de ce symptôme. Parfois, des troubles vertigineux et syncopaux précèdent un pouls lent ; celui-ci n'est pas cause, mais effet. Des lésions d'artérite bulbaire semblent commander ces troubles particulièrement graves et qui entraînent, ce semble, la mort dans l'intervalle de quelques semaines.

La bradycardie par lésion des *nerfs périphériques* est d'ordinaire transitoire et ne peut être considérée comme sérieuse. Des cas de compression du pneumogastrique ont été signalés où des ralentissements du cœur se manifestent par crises paroxystiques traversées de syncopes. Le pouls tombe à 40, puis au bout de quelques minutes reprend sa fréquence habituelle.

Dans les lésions organiques du cœur, on a noté la possibilité de bradycardies par dissociation. La chose est rare et le plus souvent, il ne s'agit que de bradycardies extrasystoliques, c'est-à-dire d'un faux pouls lent.

3° **Le traitement.** — On sait que les bradycardies par dissociation ne sont pas modifiées par l'injection d'atropine et l'épreuve du nitrite d'amyle. Au contraire les bradycardies qui ne reconnaissent pas cette cause sont maintes fois corrigées. Pas toujours cependant et nous avons vu des bradycardies d'origine bulbaire n'éprouver aucun changement. On conseille d'injecter 1 à 2 milligrammes d'atropine ; la dose est trop

élevée et susceptible d'entraîner des accidents toxiques. C'est
pourquoi l'épreuve du nitrite d'amyle imaginée par Josué vaut
mieux. Elle est inoffensive et l'accélération est immédiate.

En général, la suppression de la cause permet au pronostic
de s'éclairer tout de suite. Les infections, les empoisonnements cèdent et le pouls remonte. Dans les troubles nerveux,
c'est la maladie initiale qui imprime la marque du danger possible. La *syphilis* doit être dépistée au moindre doute. Le
pouls lent permanent n'affecte pas d'ordinaire une lenteur continue à l'origine ; les périodes de ralentissement sont coupées
de retours à l'état normal. C'est à cette période que le traitement spécifique agit le mieux. Nous nous tenons pour l'ordinaire à la médication mercurielle efficace et exempte d'inconvénients. Plusieurs séries mensuelles de 10 à 12 piqûres de
de benzoate de Hg à 2 centigrammes ont pouvoir d'écarter
définitivement les périodes de ralentissement. Elles seront
poursuivies plusieurs années de suite, à raison de trois à quatre
séries annuelles, crainte de récidives. La réaction de Wassermann ne se comporte pas toujours en guide fidèle. Elle peut
manquer. Néanmoins une artérite syphilitique est en jeu qui
touche l'irrigation du faisceau de His. La continuation de la
médication peut amener la guérison complète.

Celle-ci ne se produit pas constamment, alors même que
la médication est instituée à temps. Un de nos malades a
même fait du pouls lent en pleine médication mercurielle et
en dépit de traitements intensifs ultérieurs, n'a jamais vu
s'accélérer ses battements.

En dehors de la digitaline, qui a pouvoir, comme nous
l'avons vu, de transformer les bruits en écho de Huchard en
systoles complètes, tous les cardio-toniques demeurent sans
action (strophantus, spartéine, adonis). Parfois même, ils peuvent faire du mal comme la caféine ou l'adrénaline.

IX

Le pronostic des faux pouls lents.

Les faux pouls lents sont ceux où la lenteur provient non d'une lenteur réelle, mais d'une lenteur apparente. Des contractions intempestives, plus ou moins avortées, succèdent à des contractions régulières et complètes. Et ces contractions plus faibles peuvent ne point parvenir au pouls qui de ce fait paraît ralenti. C'est dire que les faux pouls lents appartiennent d'ordinaire à une arythmie extra-systolique et qu'ils représentent de la sorte un pouls bigéminé dont la contraction supplémentaire ne parvient pas à la radiale.

Souvent des pouls lents vrais peuvent s'accompagner d'un faux pouls lent qui en exagère la lenteur. C'est l'histoire de certaines maladies de Stokes Adams où à la dissociation auriculo-ventriculaire s'ajoute un état extra-systolique plus ou moins accusé (bruits en écho de Huchard). De ces formes, nous avons parlé précédemment.

Le faux pouls lent extrasystolique est parfois si prononcé qu'il simule un pouls lent vrai. Des phénomènes vertigineux se produisent. On croit à une maladie de Stokes Adams et en dépit du Wassermann négatif et de l'absence affirmée et vraisemblable de toute syphilis, des malades ont été soumis au traitement mercuriel. Il suffisait de soigner leur estomac pour les remettre rapidement d'aplomb.

Ce qui permet de dépister le faux pouls lent est avant tout l'inégalité qui sépare les révolutions cardiaques. Les tracés graphiques sans doute ouvrent des lumières décisives. Mais le praticien doit pouvoir se tirer d'affaire sans l'appoint de ces investigations difficiles. Trois, quatre battements, davantage souvent, se présentent dans la régularité normale, puis des espaces plus larges les séparent entre eux que comblent par moment les extra-systoles timides. Et tout cela est

variable et peut même disparaître sous l'influence des mouvements. L'auscultation seule permet de s'y reconnaître. Elle
notera particulièrement le rythme à trois ou quatre temps et
l'éclat du bruit systolique qui succède à la pause anormale.
Par exception seule, une hésitation plane que la suite du
mal et les effets du traitement ont bientôt fait de réduire.

Le pronostic en effet tire ses indications de plusieurs éléments : 1° l'âge du malade ; 2° la nature de la maladie ; 3° les
effets du traitement.

1° *L'âge du malade.* — Huchard disait avec raison qu'il convient de se méfier des arythmies de la cinquantaine. Quand
elles surviennent à cet âge, elles indiquent souvent un trouble
lésionnel. Les malades sont hypertendus et leur ventricule
gauche proteste contre le travail qui lui est assigné. Cette règle toutefois n'est pas absolue et nombre de faux pas de la cinquantaine continuent de reconnaître, comme avant, une origine
stomacale.

Dans le jeune âge, il est exceptionnel que la gravité soit en
jeu. Des troubles digestifs provoquent les faux pas, la lenteur
apparente guérit avec un traitement diététique. Un effort règne parfois à l'origine. L'arythmie se produit pour quelques
heures ainsi qu'une violente douleur angineuse. Le ventricule
gauche avait fléchi passagèrement. Nous venons de constater
ce tableau morbide chez un jeune homme de 25 ans, qui la
veille avait conduit un auto sur un parcours de 400 kilomètres.
Il était préalablement atteint d'une légère lésion mitrale.

2° *La nature de la maladie.* — Toutes les affections du
cœur peuvent se compliquer de faux pouls lents. Le pronostic
varie suivant la nature et l'ancienneté du mal. Les lésions aortiques, cardio-rénales, sont en général plus sérieuses que les
lésions mitrales.

La fréquence des défaillances antérieures augmente la gravité. Elle est en général moindre chez la femme à l'époque de
la ménopause où le tapage des troubles s'accroît de la nervosité

du sujet et de la rupture passagère de l'équilibre circulatoire. Seulement la cardiopathie ne veut pas dire forcément tendance au fléchissement myocardique ; ni le cœur droit, ni le cœur gauche ne présentent des signes de défaillance. Le tube digestif est seul responsable. C'est ce qui arrive fréquemment au cours de certaines insuffisances aortiques.

Traitons l'estomac, tout se remettra. En cas de doute faisons revenir le malade et recommandons-lui de prendre sa température le soir. S'il y a de la fièvre, méfions-nous. Une endocardite infectante à marche lente peut se greffer insidieusement sur la lésion aortique ancienne.

Les intoxications — le salicylate de soude, la digitale produisent souvent un faux pouls lent (pouls couplé digitalique). Il suffit de diminuer les doses médicamenteuses pour voir le trouble cesser.

Une émotion est parfois la seule cause ; mais celle-ci agit d'ordinaire par l'intermédiaire du tube digestif. Une distension gazeuse de l'estomac, de l'atonie intestinale, de la constipation sont accusées par le malade. Les poudres bismuthées, la belladone, les laxatifs ont vite fait d'amener la guérison. Les troubles dyspeptiques s'inscrivent en effet, habituellement à l'origine. Avant de conclure à une affection cardiaque, vérifions de près. D'autant que le diagnostic offre une grande importance pour ces malades toujours anxieux. Ils sont impressionnés désagréablement par leur rythme cardiaque et parfois, comme il arrive chez les obsédés, s'en affolent et courent vite se rassurer auprès de leur médecin. Consolation qui n'est que momentanée. Au premier battement irrégulier, ils se précipitent à nouveau dans leur angoisse.

3° *Les effets du traitement.* — On sait que l'atropine est capable de supprimer le faux pouls lent. Surtout quand l'origine digestive est en cause, très vite la guérison se produit. On prescrit soit 2/10 de milligr. de sulfate d'atropine avant le repas du midi et du soir, soit la belladone sous forme d'extrait : un centigramme avant les repas. Le sous-nitrate de bismuth à hautes doses (10 gr. à jeun, Codex 1884, 15 matins de suite) rend également de grands services. Plus d'une fois il a suffi pour guérir un faux pouls lent dont la nature laissait prise au doute.

Une difficulté est la coexistence possible de troubles dyspeptiques et d'une affection cardiaque. A laquelle des deux causes se rattache le faux pouls lent ? Commençons par traiter l'estomac. Au bout de dix à douze jours, le faux pouls lent doit avoir disparu. S'il persiste, ordonnons en plus le traitement digitalique : V gouttes de la solution alcoolique de digitaline crist. à 1/1000, dix jours de suite et observons de près le malade.

Il ne s'agit en effet point de prendre un faux pouls lent de nature organique pour un faux pouls lent d'origine réflexe. Nous avons vu l'erreur commise pour une femme atteinte à la fois de lithiase biliaire et d'hypertension artérielle. On considéra que ses troubles cardiaques étaient de nature réflexe. Elle succomba à une syncope, au cours d'une insuffisance ventriculaire gauche, laquelle avait été précédé d'un œdème aigu du poumon et de l'apparition d'un souffle mitral.

X

Le pronostic des angines de poitrine.

Il y a bien longtemps que nos lecteurs connaissent la dissociation des angines de poitrine. Il est curieux de voir des livres nouveaux annoncer comme une découverte une série de notions qui traînent dans des monographies déjà anciennes. Notre communication à l'Académie de Médecine (octobre 1912) nous a permis d'établir d'après la clinique, les grands cadres dont les limites n'ont point été élargies depuis lors. Nous reprendrons aujourd'hui la question au point de vue du pronostic. Celui-ci dépend naturellement de la cause. Les angines de poitrine organiques sont plus sévères que celles d'origine ner-

veuse. Seulement il n'est pas commode de les distinguer toujours. D'autant que des angines de poitrine organiques
s'accompagnent maintes fois d'un élément nerveux et que les
angines de poitrine nerveuses se compliquent à l'occasion d'un
élément organique.

L'âge du sujet autorise sans doute de fortes présomptions.
Au-dessous de quarante ans, des chances s'ouvrent pour les
angines de poitrine nerveuses ; au-dessus de cet âge, l'élément
organique prend le dessus. En général, oui. Mais que d'exceptions apportent leur démenti ! Un des gros ennuis qu'eut
un jour le regretté Mercklen fut une erreur qu'il commit en
semblables conditions. Un jeune homme qu'il considérait
comme atteint d'angine de poitrine nerveuse mourut subitement. Le médecin avait rassuré la famille. Il s'agissait probablement d'une coronarite syphilitique méconnue. C'est le
diagnotic auquel se rattacha M. Mercklen quand il nous conta
la chose.

Un jeune homme peut avoir eu la *syphilis*. Vite le traitement spécifique avant de conclure à des douleurs d'origine
nerveuse. Et puis il peut être atteint d'une lésion *aortique*
ou *mitrale*. Nous venons il y a quelques mois de traiter un
jeune homme de 24 ans, qui présentait un souffle mitral. A
la suite d'un long voyage en auto où il conduisit lui-même la
voiture, il fut pris d'une violente douleur angineuse qui se
prolongea toute une nuit et sur le moment autorisa toutes les
craintes. Parfois un cœur forcé sans lésions valvulaires produit
les mêmes accidents.

Les sujets âgés d'autre part peuvent faire des angines de
poitrine névrosiques ou toxiques. Celles-ci demeureraient toujours bénignes si le cœur ou les vaisseaux étaient sains. Avantage qui n'existe pas toujours. Si bien qu'une certaine réserve
atténuera l'affirmation d'un verdict, celui-ci ne devant trop
pencher ni dans le sens pessimiste, ni dans l'autre. Il convient
de se montrer circonspect. Rassurer toujours le malade, lui
fournir un traitement nettement circonstancié, rassurer encore
la famille, car le danger peut être reculé à de longues années.

Mais déclarer « cela n'est rien » qu'après examen minutieux, interrogatoire des antécédents et certitude absolue qu'aucun élément organique n'entre en jeu.

Cherchons donc à dépister la cause de la douleur, et celle-ci mise à jour, vérifions s'il ne s'en superpose pas une autre. Un médecin des hôpitaux de Paris avait, il y a quinze ans, une angine de poitrine. Il était aérophage et se traita comme tel. Il alla mieux. Mais en plus il avait une syphilis ancienne dont il ne s'occupait plus. Il mourut subitement, faute d'avoir accepté le traitement spécifique. Tâchons d'éviter de pareilles erreurs sur nos malades. Dans le domaine des angines de poitrine organiques, comme dans celui des angines de poitrine névrosiques, un certain nombre de distinctions permettent de s'orienter avec moins d'hésitation.

I. — *Angines de poitrine organiques.* — Il y en a deux grandes formes : 1° celles d'origine myocardique ; 2° celles d'origine aortique.

Les angines de poitrine d'origine myocardique sont dues à une insuffisante du ventricule gauche. Parmi celles-ci, il en est de bien moins graves, ce sont celles qui atteignent les *obèses* ou encore les *valvulaires* jeunes ou ceux qui ont un *cœur forcé.* Il en est d'autres autrement sérieuses, celles qui accusent une insuffisance du ventricule gauche, que celle-ci fasse suite à une *hypertension artérielle* d'origine rénale, ou encore à une *coronarite* d'origine spécifique.

On comprend que l'insuffisance du ventricule gauche se montre moins alarmante chez un obèse. On le fait maigrir. Il va mieux. Les souffrances ont disparu. Ne crions toutefois point victoire trop tôt. Deux de nos angineux obèses guéris depuis plusieurs années sont morts subitement alors que leurs souffrances ne reparaissaient plus à la marche. Pour les valvulaires jeunes et les jeunes sujets qui ont eu un cœur forcé, il semble qu'une guérison complète et définitive puisse s'installer plus nettement.

Pour les crises liées à la *coronarite syphilitique*, le traitement spécifique est vraiment merveilleux. Les douleurs cèdent tout de suite. Une douzaine de piqûres de *benzoate de Hg* à 2 centigrammes et le malade déclare qu'il n'a plus de mal. Il faut continuer néanmoins et la médication sera poursuivie plusieurs années de suite, à raison de douze piqûres les premiers mois et ensuite de douze tous les deux mois. Faute de cette précaution, des morts subites surviennent par syncope et, alors comme chez les angineux obèses, que le sujet avait perdu depuis de longs mois le souvenir de son mal.

Les insuffisances du ventricule gauche chez les malades dont la tension artérielle est normale soulèvent bien des difficultés. On hésite à dire : le ventricule est insuffisant. Et cependant il existe de la tachycardie, de la dyspnée d'effort, des faux pas qui ne se produisaient pas auparavant. Le sujet digère bien. Il a souvent des douleurs nocturnes et de celles-ci il convient de se méfier, quand elles surviennent à un certain âge, chez un malade qui n'est point aérophage et ne souffre pas de troubles dyspeptiques. Une douleur nocturne ne suffit pas à poser le diagnostic. Il lui faut un accompagnement d'autres signes. Et puis la douleur à la marche se produit également. Le plus souvent elle coexiste avec la douleur nocturne. Le traitement cardio-tonique est le grand remède. Faibles doses subcontinues de *digitaline*, celle-ci associée à la *théobromine*.

Quand les douleurs sont la signature myocardique de l'hypertension, le traitement sera poursuivi avec une rigueur égale. Des émissions sanguines, une surveillance plus active encore de la diététique, chez tous la restriction des boissons seront d'un grand secours. Quelques signes permettent de prévoir la syncope terminale : les extrasystoles qui se répètent en dépit du traitement cardio-tonique. Et surtout la production d'une crise d'œdème aigu du poumon. A quelques mois d'intervalle, celle-ci est fréquemment suivie d'une mort subite et alors que le malade semblait se remettre. Un état nauséeux à la suite de la déglutition d'une gorgée de lait, une émotion et le malade s'affaisse foudroyé. Il y a quelques mois, un violent coup de tonnerre ébranla le Paris nocturne. Une angineuse qui avait fait une crise d'œdème aigu du poumon deux mois auparavant s'éveille et s'écrie : « Qu'est-ce que c'est ? » Elle était morte. D'autres fois la fin éclate quand le sujet est à table, qu'il converse avec un ami ou même en plein sommeil. Le matin le pauvre est trouvé inanimé dans son lit et nul n'avait rien entendu. Le *pouls alternant* qui suit l'œdème aigu du poumon est également d'un fâcheux augure. Plus sans doute que le *souffle fonctionnel mitral*. Ce dernier, quand il s'installe, accompagne souvent un amendement des douleurs angineuses et le malade peut se prolonger plusieurs années.

La crise angineuse qui complique *l'aortite* évolue de même. Sauf en cas de spécificité où douleur et dyspnée d'effort cèdent et assurent au pronostic des clartés rassurantes pous un grand nombre d'années. Des crises subintrantes angineuses peuvent se produire ; si la douleur se prolonge au delà de vingt-quatre à quarante-huit heures, le danger se produit par parésie irrémédiable du myocarde. De petites doses de *morphine* (3 milligr. en piqûres toutes les 2 ou 3 heures), la *trinitrine* : IV gouttes de la solution à 1°/₀ deux à trois fois par jour, la *glace* sur le cœur, le régime *lacto-hydrique* de réduction avec repos absolu au lit font beaucoup pour conjurer le péril de ces crises où le malade se débat et hurle de douleur.

Et puis n'oublions pas la *digitaline*. Elle est indispensable (V gouttes de la solution alcool, à 1°/₀₀) tous les jours. Avec une douleur angineuse, il faut toujours redouter les faux pas du cœur et l'épuisement rapide de la contractilité myocardique.

Il arrive que la crise angineuse ne représente qu'un paroxysme dans les souffrances. Le sujet se plaint tout le temps.

Aucun intervalle de calme entre les tortures qu'il subit. Dans l'espèce, il s'agit le plus souvent de vieillards. Ils ont une aorte athéromateuse avec souffle systolique. Une *péri-aortite* semble en pareil cas superposée à la lésion de l'aorte. La même médication réussit mieux qu'auparavant. Nous y ajoutons l'emploi de révulsifs. Un vésicatoire volant a parfois suffi. Nous appliquons le plus souvent surl e bras gauche un *cautère* à la Pâte de Vienne. Cette vieille médication a plus d'une fois amené un soulagement inattendu.

II. — *Angines de poitrine névrosiques.* — Elles surviennent spontanément ou après un repas, ou après la marche, ou dans la nuit. Elles sont fréquentes chez les *dyspeptiques* avec *aéro-phagie*. Mais quand le sujet est âgé, il faut toujours se demander si l'aérophagie ne se surajoute pas à une insuffisance ventriculaire gauche. La médication lèvera les doutes : le *bismuth* à hautes doses d'abord (sous-nitrate, Codex 1884 : 10 gr. le matin), uni à la *belladone* (poudre : 1 centigr.) et l'emploi des petits repas guériront les aérophages. Si la douleur persiste, vérifier la possibilité d'une syphilis ancienne ou d'une faiblesse ventriculaire gauche. La radioscopie ne fournit pas à cet égard des résultats concluants, tout sujet qui a atteint la soixantaine présentant une aorte dilatée du fait de l'âge et un ventricule gauche souvent un peu gros.

Signalons les crises *douloureuses* des névropathes et celles qui sont dues à des *névralgies intercostales*. Rien de grave. Une *pleurésie* s'annonce parfois par une violente crise angineuse. La douleur cède et ne se renouvelle pas. Mais chez les sujets âgés, il peut se produire des crises liées à de toutes autres causes. Dans notre livre sur le traitement des maladies de cœur, nous en avons noté plusieurs (3ᵉ édit., 1920, p. 252). Chez un médecin âgé de 75 ans, les crises angineuses furent le premier signe d'une tumeur de l'*intestin*. Chez un autre, un *cancer du pylore* était en jeu. Un troisième malade montrait un cancer de la *petite courbure* de l'estomac. Un autre avait de la rétention urinaire avec *distension vésicale*. Tous ces malades nous furent adressés comme artério-scléreux et atteints d'angine de poitrine organique. La gravité est naturellement subordonnée à l'élément causal.

Les angines de poitrine névrosiques comprennent encore les crises de nature toxique et parmi celles-ci nous pouvons comprendre celle des *Basedowiens*. Mais combien exceptionnelle cette cause en regard de celle que réclame l'*empoisonnement tabagique !* Certes, cette forme est peu grave. Rien qui guérisse aussi aisément. Mais quand les gros livres modernes assurent que cette forme d'angine est toujours bénigne, ils accusent simplement, de la part de leurs auteurs, une faculté d'observation insuffisante. L'angine de poitrine tabagique ne tue point par elle-même. Mais si le malade est syphilitique ou porteur d'altérations athéromateuses de l'aorte ou des coronaires, une mort subite éclate parfois à l'improviste. Le tabac n'aurait pas tué par lui-même, les lésions athéromateuses pas davantage. L'ensemble des deux a produit l'issue fatale.

Dans une communication à l'*Académie de Médecine* (avril 1913), nous avons cité un certain nombre de ces faits. Avec le professeur Vincent (du Val-de-Grâce), nous avons soigné un de ces malades. Mais aucun n'égale en puissance dramatique l'histoire d'un pharmacien fort connu de Paris. Angine de poitrine tabagique dans le jeune âge. Il cesse de fumer et guérit. En 1915, âgé de 70 ans, il allume une cigarette. Il ne fumait pas depuis de longues années. Une crise légère se produit. Le malade nous appelle. Nous lui disons: « C'est votre cigarette. » Il sourit et pour confondre notre diagnostic, fume dix jours plus tard un londrès. Crise épouvantable. Nous voyons le pauvre homme quarante-huit heures après alors qu'il était agonisant : « Je meurs, dit-il, parce que j'ai voulu vous donner tort. » Et sa tête s'affaissa entre les bras de son fils, pharmacien également de haute valeur.

Méfions-nous donc du tabac à partir de 60 ans. Nous ne savons jamais au juste l'état de nos artères coronaires. Et les morts subites par l'usage du tabac chez les vieillards sont bien plus fréquentes que ne le pensent les auteurs.

XI

Le pronostic des néphrites aiguës.

I. — **Les néphrites du type scarlatineux**. — La néphrite aiguë dont le type est la néphrite dite *a frigore* ou encore scarlatineuse ou infectieuse quelconque, guérit le plus souvent. Il est toutefois des épidémies de néphrite aiguë, telles que celles dont jadis nous avons donné la relation (*Gaz. médic. de Paris*, 1891, p. 497). La gravité y apparaît plus grande. Sur 49 malades, nous avons compté huit morts. Trois succombèrent à la période aiguë, une femme enceinte mourut à la suite de crises éclamptiques subintrantes. Chez quatre, la maladie tourna à l'état chronique.

Cette mortalité assez considérable ne sera sans doute plus atteinte, car on traite mieux la néphrite aiguë qu'il y a trente ans. A cette époque, l'on saignait et c'était fort bien. Mais sous prétexte de laver le rein, on donnait des quantités formidables de boissons et c'était une erreur. Les maîtres la propageaient et le praticien se trouvait trop heureux quand aux trois litres de lait réglementaires, ils ne lui enjoignaient point d'adjoindre l'injection sous-cutanée d'eau salée en quantités presque aussi abondantes. Pauvres malades ! Combien souvent ils ont payé les frais de ces idées théoriques démontrées fausses par une expérience qui vient trop tard !

Aujourd'hui les régimes hydrique et hydrolacté de réduction ont constitué un grand progrès et les émissions sanguines, sous l'effet de cette diminution de liquides, opèrent mieux qu'autrefois. Les néphrites aiguës du type scarlatineux n'épuisent point le chapitre. Il reste encore les néphrites aiguës syphilitiques et tuberculeuses dont le pronostic sera envisagé à leur tour.

Dans la néphrite aiguë scarlatineuse, l'avenir du patient, comme pour les autres maladies, s'établit à la fois par les symptômes et le traitement. A cette différence près que, en général, les symptômes, quel que soit leur degré de gravité apparente, peuvent tous rétrocéder si la maladie n'est pas trop ancienne, c'est-à-dire n'a point excédé une durée de quatre à six semaines. Ce retard dans le traitement est assez rare, la déformation de la figure par la bouffissure attirant en général l'attention immédiate.

Si la guérison est la règle, une exception toutefois est à établir pour les néphrites aiguës non plus infectieuses, mais toxiques. Ici la gravité dépend de la quantité de poison absorbée (sublimé, phosphore, cantharide) et la mort survient par anurie et coma, sans autres signes, sans œdème, sans accidents convulsifs, au bout de cinq à dix jours. Non pas toujours ; ces formes suraiguës sont encore curables. Mais au contraire des néphrites infectieuses où l'amendement est habituel, dans les néphrites toxiques suraiguës, tout est à craindre.

A. — PRONOSTIC D'APRÈS LES SYMPTÔMES, — La plupart des symptômes chez l'adulte, s'ils sont récents et ne remontent pas au delà de quatre à six semaines peuvent rétrocéder : albuminurie, hématurie, bouffissure des téguments, crises épileptiformes, crises dyspnéiques. Une émission sanguine de de 300 à 500 grammes, le repos au lit et le régime hydrique (600 cc. d'eau à un enfant, 1 litre à un adulte) et tout rentre dans l'ordre. L'anurie est d'ordre plus immédiatement inquiétant ; si elle persiste au delà de quarante-huit heures la situation est compromise. Non désespérée pourtant. Il faut toujours garder quelque espoir.

Si, l'albuminurie continue ou bout d'un mois avec anasarque, la gravité augmente, car il faut craindre le passage à l'état chronique.

Chez l'enfant, la durée des symptômes n'implique pas une gravité aussi vive. La forme hématurique est fréquente chez les petits. Cela se remet mais il faut réserver l'avenir. Le saignement peut se prolonger pendant des mois, ainsi que l'albuminurie ; néanmoins, en dépit de la longueur, le retour à l'état normal peut s'opérer (Nobécourt) [1]

Le malade semblant guéri, les fonctions rénales ne sont pas de ce fait complètement rétablies. En pratique, étudier immédiatement le malade au point de vue de la perméabilité rénale, de la rétention chlorurée et azotée, cela crée bien des complications. Le plus simple et une fois que l'albuminurie a cédé, est de surveiller le malade quelques mois. Il reprendra une alimentation végétarienne et carnée et fera examiner ses urines toutes les semaines. Tous les trois mois pendant, un an, il ira revoir le médecin. Car la transformation de la néphrite aiguë en néphrite chronique n'est point exceptionnelle (environ 10 %) et il n'est point de praticien qui ne voie de temps à autre une néphrite chronique dont l'origine a été une néphrite scarlatineuse.

B. — Pronostic d'après le traitement. — Jadis l'on traitait fort mal la néphrite aiguë. Le raisonnement logique tenait lieu d'observation. Pour faire uriner, disait-on, il faut boire et beaucoup. Et les pauvres malades étaient tenus d'ingurgiter des litres. Sous cette épreuve, les reins se congestionnaient davantage et l'aggravation se serait produite immanquablement si une saignée libératrice n'était venue corriger les périls de la thérapeutique. Les médecins ont a se méfier des formules. Les mots n'ont jamais tenu lieu de vérités.

La néphrite aiguë guérit à peu près constamment aujourd'hui sous cette condition : le régime hydrique tout d'abord — soit 1 litre d'eau vingt quatre à quarante-huit heures, 600 à 800 c. c. aux enfants, les quarante-huit heures suivantes 1 2 litre d'eau et 1/2 litre de lait mêlés.

Et ensuite peu à peu la quantité de liquides montant à 1000 et 1500 c. c. = soit 1 litre de lait et 500 c. c. d'eau, puis 1 litre 1/2, 2 litres de lait.

---

1. Nobécourt. — Les néphrites hématuriques des enfants. *Journal des Praticiens*, 6 juin 1921.

Réduire ensuite le lait à 1 litre — ajouter deux potages au lait sucrés — des pommes de terre bouillies, du riz au lait, des plats sucrés, des fruits cuits. Les œdèmes ayant disparu, le sel pourra être adjoint en faibles quantités d'abord : 5 grammes par vingt-quatre heures. Le malade gardera le repos absolu au lit. Des ventouses scarifiées à deux reprises (3 et 4) appliquées sur la région lombaire décongestionneront les reins. Un laxatif quotidien maintiendra la liberté du ventre.

Au bout de trois à quatre jours : 2 cachets de théobromine de 50 centigrammes par jour favoriseront l'élimination des liquides chlorurés dont la rétention constitue les œdèmes.

Du jour où sera reprise l'alimentation carnée ou par le poisson ou par les œufs, il sera prudent de ne tolérer d'abord que ces aliments à midi et tous les deux jours. L'examen des urines dans le jour intercalaire apprendra si sous l'influence de l'irritation produite par les composés albuminoïdes, l'albumine ne s'est pas reproduite. Le froid sera évité, surtout le froid aux genoux et aux pieds qui provoque des congestions rénales, si rapides.

II. — La néphrite aiguë syphilitique. — *Chez le nourrisson,* une néphrite syphilitique aiguë peut se produire avec albuminurie et œdème. C'est rare et le diagnostic bien difficile. Le plus souvent la maladie attend la dixième ou quinzième année et apparaît sous la forme chronique. Les stigmates d'hérédo-syphilis, la réaction de Wassermann ouvrent la voie vers la connaissance du mal.

La syphilis d'ordinaire ne crée point directement la néphrite. Celle-ci n'apparaît qu'à l'occasion d'une infection intercurrente — adénoïdite, amygdalite, infection cutanée. — Cela guérit d'ordinaire, mais grâce au traitement.

Chez l'adulte, il en va de même avec les néphrites aiguës de la période secondaire. Elles guérissent plus rarement toutefois que dans la néphrite scarlatineuse ; la quantité d'albuminurie, qui dans cette forme de néphrite, atteint 20 grammes et au-dessus diminue de quantité ; mais quelle prudence indispensable dans le traitement ! D'autant que les œdèmes sont souvent irréductibles en dépit de la médication (Pasteur Vallery-Radot).

La manière dont est institué celle-ci peut assurer, il est vrai, la guérison. Non point toutefois dans toutes les formes. Il existe des *néphrites syphilitiques aiguës* où la mort survient en quelques semaines. Les urines se suppriment et des phénomènes d'urémie gastro-intestinale clôturent le tableau morbide. Le régime hydrique, les ventouses scarifiée avec repos au lit, voilà la seule médication à l'origine. Plus tard régime lacté. Le mercure et les arsenicaux ne feraient que précipiter les accidents. Dans l'espèce, nombre d'auteurs préfèrent les arsenicaux qui seraient moins nocifs pour le rein. M. Pasteur Vallery-Radot [1] estime que l'on doit s'en tenir exclusivement à ceux-là.

En général le traitement spécifique est surtout indiqué dans les formes moyennes. Mais toujours à l'origine, émissions sanguines et régime hydrique. Plus tard régime lacté et traitement mercuriel, ce dernier au bout de quinze à vings jours. M. Loeper conseille dans l'espèce *soufre colloïdnl* asssocié au mercure (1/5 de milligramme de soufre colloïdal et 4/5 de milligramme de cyanure de mercure) en injection intra-musculaire : une tous les deux jonrs.

Si cette médication ne réussit pas, on emploiera soit le *novarsénobenzol*, soit le *sulfarsénol*. Le premier par voie intra-veineuse ou intra-musculaire en solution glycosée (5 centigrammes de novarsénobenzol) dix jours de suite, puis 10 centigrammes quatre jours, puis 15 centigrammes, pendant trois semaines tous les deux jours. Cette méthode a valu à M. Vallery-Radot de très beau succès. Les médecins préfèrent aujourd'hui les injections sous-cutanées de *sulfarsénol* (0,06 par centim. cube), celles-ci pourraient être essayées tous les deux ou trois jours. Monter peu à peu à 0-12, 0-18, 0, 24 ainsi de

---

1. Pasteur Vallery-Radot. — Néphrites syphilitiques aiguës. *Journal des Praticiens*, 29 janvier 1921.

suite dix semaines environ. Interrompre un mois et reprendre si nécessaire. Les arsenicaux peuvent guérir des sujets qui ne sont pas améliorés par le mercure et le mercure guérit des malades qui tolèrent mal les arsenicaux. Les deux éventualités se produisent. Quant à l'*iodure de potassium*, il est bien inefficace et au surplus. chez les rénaux, souvent plus mal toléré que les arsenicaux et les sels de mercure.

Cette dernière médication nécessite naturellement une grande surveillance de la part du médecin. Si la dyspnée se produit, si les œdèmes et l'albuminurie augmentent, aucun doute. Il convient d'interrompre et de revenir aux émissions sanguines avec régime hydrique et hydro-lacté.

La terminaison par l'état chronique est beaucoup plus fréquente que dans la néphrite scarlatineuse. On connaît l'attrait du tréponème pour le rein. Il a beau abandonner la lutte dans la période aiguë, il revient à la charge insidieusement et une longue observation est nécessaire des malades qui semblent guéris d'une néphrite syphilitique aiguë.

III. — La néphrite aiguë tuberculeuse. — Cette forme de la néphrite tuberculeuse passe aisément à côté de son interprétation juste (Lavenant, Léon Bernard). On constate une allure grippale, de la congestion des bases, de l'albuminurie. Les urines sont sanglantes et l'hématurie se prolonge. Les malades urinent beaucoup et cette polyurie créerait la distinction d'avec la néphrite aiguë simple. L'anarsaque est aussi prononcé que dans les autres types aigus. Parfois la polyurie fait défaut. Il s'agit alors d'une variété plus grave encore.

Si une néphrite aiguë sans cause apparente se complique d'une hématurie qui ne cède pas, le praticien se méfiera. Cela peut guérir encore, mais les œdèmes viscéraux et pulmonaires sont bien à redouter et aussi combien est aisée la transformation en néphrite chronique ! Le malade peut même évoluer vers la tuberculose chirurgicale.

Le traitement est celui des néphrites aiguës ordinaires : régime hydrique, lacto-hydrique suivi du régime lacto-végé-

tarien. M. Lavenant cite des cas où une intervention chirurgicale a été pratiquée contre l'hématurie (décapsulation, né-
phrotomie). Des saignements abondants ont cessé à la suite
C'est possible, mais le praticien ne laissera point opérer se
malades sans une grande hésitation de sa part. Dans les affec
tions aignës, une intervention chirurgicale ne peut jamai
être considérée comme inoffensive.

XII

Le pronostic des néphrites chroniques

Tout d'abord les néphrites chroniques non tuberculeuses e
non syphilitiques. Ces deux dernières variétés détiendront u
chapitre à part. Sur les premières, bien du doute règne encore
Quand une néphrite succède à la période aiguë, à quelle épo
que devient-elle chronique? A partir du deuxième mois? Soit
Acceptons ce chiffre. Il n'implique nullement la permanence
de la chronicité. Cela peut guérir et très bien. D'autre part
un malade qui a dépassé 70 ans présente de l'hypertensior
artérielle. Traces d'albumine, mais non constantes. S'agit-i
d'une néphrite hypertensive? Rien de moins sûr. Ce qui caractérise une maladie, c'est son évolution. Or ces hypertensions
des vieillards demeurent souvent stationnaires. Elles sont
liées à une sclérose des petits vaisseux sans lésions viscérales.
Les reins sont en hypofonction, comme tous les organes
des vieillards. Il semble abusif de prononcer dans l'espèce l
nom de néphrite hypertensive. Celle-ci pourtant existe. Et
nous verrons sa signification. Elle la présentera toutefois
entière surtout chez des sujets plus jeunes. L'âge étant moins
avancé, la valeur de l'hypertension est exclusivement commandée par le facteur rénal. L'état scléreux des vaisseaux
n'ajoute point son poids dans la balance.
Deux grandes classes de néphrite chronique se partagent
les divisions classiques: 1° la *néphrite chronique hydropi-*

gène ; 2° la *néphrite chronique hypertensive*, cette dernière à un moment donné, devenant urémigène. Nous leur consacrons à chacune un paragraphe, réservant le suivant aux *complications* et le dernier à l'*urémie*. M. Castaigne a décrit sous le nom de néphrite albumineuse simple une forme où la maladie, sans autres symptômes, n'est caractérisée que par de l'albuminurie simple. Cette variété ne semble point constituer un type spécial ; ou lentement elle évolue vers le type de la néphrite hypertensive ou bien elle reste stationnaire, ressemblant plutôt aux albuminuries par auto-intoxication (albuminurie goutteuse).

I.— Pronostic de la néphrite chronique hydropigène. — Ici encore le pronostic est moins figuré par la nature des symptômes que par leur durée. La quantité d'albumine, la présence des cylindres granuleux dans les urines, l'œdème généralisé, la rétention des chlorures, tout cela ne vaut que par sa résistance au traitement.

Il faut faire coucher les malades. Six semaines à trois mois de repos au lit sont indispensables. La quantité de liquide sera réduite. Des néphrites hydropigènes qui demeurent stationnaires ou s'aggravent avec une quantité de deux à trois litres de lait par jour s'améliorent aussitôt que l'abondance de la boisson est diminuée. Avec 400 gr. de lait et 400 gr. d'eau mêlés on obtient souvent un retour de la diurèse et la diminution des œdèmes. Ce régime sera continué de 6 à 10 jours, après quoi l'on augmentera le lait de 200 à 300 gr. et l'on ajoutera à l'alimentation au bout de 12 jours, quelques pommes de terre bouillies sans sel, du riz au lait, des fruits cuits, du pain déchloruré.

De la théobromine sera adjointe aux doses de 50 centigr. deux à trois fois dans le jour. Au bout de 15 jours, suspendre la théobromine. Si le malade urine aussi bien qu'avant, la situation offre chance de s'éclaircir.

Elle est noire si la théobromine demeure indispensable. Noire, mais à un avenir parfois bien reculé. Une manière simple de vérifier la tolérance du rein pour les chlorures est d'employer le procédé conseillé par le Pr Widal. On autorise deux grammes de sel par jour; le malade n'augmente pas de poids ou très peu, un kilogramme au maximum. On monte à 2, 6, 8 , 10 gr. et la pesée est renouvelée chaque jour. Si le malade tolère 15 gr. sans augmenter de poids, sa néphrite ne compromet plus sa vie. Il reste de l'albuminurie, mais celle-ci n'est plus inquiétante. On peut dire que si 4 à 6 gr. de sel sont supportés sans augmentation de poids, la partie est gagnée pour un certain nombre d'années.

De temps en temps l'urée sanguine sera analysée : car le syndrome azotémique peut se superposer au syndrome chlorurémique. De ce fait le pronostic devient plus sombre, comme nous l'allons voir.

II. — Pronostic de la néphrite chronique hypertensive. — Dans la néphrite chronique, l'hypertension artérielle est une réaction de défense. Elle permet une filtration favorable alors que le rein est déjà compromis. Les constances d'Ambard normales sont constatées au début de l'hypertension artérielle, comme nous l'avons observé avec M. Noël Fiessinger, en 1913 (*Acad. Méd.*, 6 janv. 1914 et *Société Biologie*, 1914). Plus tard, la lésion rénale poursuit son œuvre; l'hypertension artérielle n'est plus capable d'en réduire les méfaits. C'est pourquoi essayer de réduire une hypertension qui, au début écarte les accidents, est une de ces tentatives qui répondent à ce qu'on pourrait appeler l'esprit boche. Il aperçoit un détail et sa vue ne s'étend point sur les ensembles. Ce détail, il l'érige à l'honneur d'un symptôme capital, en quoi il accomplit une action fâcheuse à l'égard du malade tout en étalant aux yeux du public une fâcheuse tournure d'esprit vis-à-vis de lui-même. Le médecin ne doit pas s'évertuer à lutter directement contre une hypertension. Il supprimera les crises hypertensives superposées (état nerveux, écart de régime) et s'attaquera à la cause quand il peut (obésité).

Favorable au point de vue rénal, cette hypertension s'inccrit au contraire comme un péril pour le travail du cœur. Ce dernier s'hypertrophie et les fibres musculaires de l'âge habituel et tardif où se produit l'hypertension sont de qualité douteuse. Elles ont de l'âge — l'âge avancé du sujet, et baignent parfois dans des humeurs viciées. La syphilis est alors en cause et c'est un péril de plus. Les cavités cardiaques ne résistent pas : elles se laissent distendre. Le traitement de la néphrite devient un traitement cardiaque et c'est en relevant le cœur que le praticien maintient pour un certain temps la filtration rénale.

En dépit de la médication cardiaque, la néphrite évolue pour son propre compte, l'urée sanguine augmente. Le cœur bat bien, mais des crises urémiques se déclarent. Des émissions sanguines, le régime hydrique s'imposent. Le malade va mieux, mais pour retomber bientôt. Cela peut se prolonger ainsi des années, mais quelle désespérante agonie !

Comment retarder l'apparition des accidents comment éclairer le tableau du pronostic ? C'est ce que nous allons voir.

1° PRONOSTIC D'APRÈS LES SYMPTÔMES. — Il importe de porter un diagnostic précoce ; sous cette condition la maladie bien souvent s'arrête en chemin. L'hypertension artérielle chez un homme de 40 à 50 ans est souvent le signe unique. Les urines ne renferment point d'albumine et le sujet présente toutes les apparences de la santé. C'est par hasard seulement que la pression sanguine est prise et révèle le mal..

En période de guerre, les accidents vont plus vite. Les premières phases de la néphrite passent inaperçues et nous avons vu des jeunes confrères montrer 2 à 3 gr. d'urée sanguine lors de la première analyse. Ils étaient entrés dans la période urémigène presque sans s'en apercevoir.

A. — *L'hypertension artérielle.* — Nous avons dit que l'hypertension artérielle, par elle-même ne constituait qu'un danger relatif. Les reins s'en trouvent bien, le cœur mal. Et puis il faut aussi craindre les hémorragies cérébrales, ce dernier accident toutefois surtout à redouter chez ceux qui ont greffé leur néphrite sur une syphilis ancienne. En général ce n'est guère qu'au-dessus de 24 mx 11 Mn au Pachon, que le danger se découvre; la tension minima moins influencée par les émotions et la fatigue que la maxima est néanmoins sujette à bien des fluctuations. Quand elle baisse en même temps que la maxima c'est un bon signe. Quand elle demeure stationnaire, la tension maxima baissant, le cœur défaille et il faut se méfier. Le pronostic vital n'est point directement influé par la tension minima; nous avons vu une rénale vivre sept ans avec une tension minima de 15 et 16. Néanmoins une tension minima élevée laisse toujours redouter des accidents urémiques. Il faut un régime bien sévère aux sujets qui dépassent 12 de tension minima.

B. — *L'urée sanguine.* — C'est à M. le professeur Widal et à ses élèves que l'on doit les grandes lois du pronostic d'après les chiffres de l'urée sanguine. Elles sont exactes, à condition de s'assujettir à certaines conditions de technique. Comme nous l'avons démontré le premier en 1913 et 1914, chez les rénaux devenus cardiaques, ces lois sont en défaut. Des chiffres d'urée sanguine fort élevée, des constantes d'Ambard incroyables retombent à des chiffres normaux pour peu qu'on remette le cœur d'aplomb. Il convient donc de ne s'aventurer qu'avec prudence. Avant de procéder à un dosage de l'urée sanguine, il faut soigner le cœur, si ce dernier est touché et combattre les causes de congestion rénale que fausse la signification du résultat. Donc repos au lit et régime hydrique, hydrolacté, ou si le cœur n'est point en jeu, régime des jours précédents, mais sans écarts et sans fatigue. Attendre ainsi une quinzaine. Si les chiffres de l'urée sanguine atteignent ensuite de 1 à 1 gr. 50, imposer une alimentation lacto-végétarienne pendant quinze jours et renouveler l'expérience. Le plus souvent le chiffre aura baissé. Nous avons des malades qui, il y a dix à douze ans, présentaient des chiffres d'urée sanguine, et sauf l'hypertension concomitante, et parfois du galop cardiaque, continuent de se porter assez bien. Au-dessus de 2 grammes d'urée sanguine, la gravité augmente; à 3 et 4 grammes, si quelques jours plus tard le chiffre n'a point baissé, il convient de redouter des mots rapides. Chez plusieurs confrères de 35 à 40 ans, tombés malades pendant la guerre, dans leur vie de tranchées, nous avons constaté des marches presque foudroyantes.

Il arrive même, avec les gros chiffres d'urée sanguine, que le diagnostic soit complètement erroné. En 1916, nous avons été mandé auprès d'un malade âgé de 68 ans et soi-disant atteint de ramollissement cérébral depuis quelques semaines. En fait sa torpeur était extrême. Il disait quelques mots quand on le réveillait, puis retombait dans son assoupissement. La tension artérielle était élevée T. 26-13. Le premier chiffre d'urée sanguine était à 3 gr. 80. Huit jours après 4 gr. 20. Six jours plus tard 4 gr. 80. Mort peu après. Les émissions sanguines, le régime hydrique étaient demeurés sans effet. En dépit de la médication, les accidents se précipitaient.

La constante d'Ambard, nous n'en parlons point.

Elle expose à bien des erreurs. Si la vessie se vide mal et c'est le cas de bien des hypertendus âgés, elle fournit des chiffres d'insuffisance rénale trop élevés. Pour être sûr, il faudrait sonder le malade ; mais le sondage expose à l'infection. Voilà pourquoi le dosage de l'urée sanguine, en pratique, est infiniment plus précieux. Sur ce dernier chapitre, le professeur Widal a parfaitement raison.

C. — *Le galop cardiaque.* — Pendant de longues années, la néphrite hypertensive, si la médication préventive est ordonnée comme il convient, échappe à la production du galop cardiaque. Celui-ci se montre quand le ventricule gauche tend à se fatiguer et cela peut durer dix ans et plus. D'autres fois, au lieu de galop, c'est de l'arythmie extrasystolique qui apparaît et celle-ci à son tour peut se maintenir telle ou être remplacée par le galop.

Du jour où le galop est constaté, bien des années s'écoulent encore. Jadis Huchard insistait sur les avantages du traitement rénal et il avait raison. Mais il faut y joindre le traitement cardio-tonique, comme nous le verrons tout à l'heure. Dans ces conditions, les malades se prolongent fort bien une dizaine d'années.

2° PRONOSTIC D'APRÈS LE TRAITEMENT. — C'est ici que le traitement possède le pouvoir de retarder l'échéance fatale. Au début, laxatifs quotidiens, régime lacto- végétarien. Un litre de liquide (lait, vin mêlé d'eau). Dès que la tachycardie se montre (plus de 80 battements au repos) V gouttes de digitaline, trois jours de suite par semaine. Si la quantité d'urée sanguine dépasse 1 gramme, 8 ventouses scarifiées et repos au lit avec *régime hydro-lacté* (1.200 à 1.500 gr. de liquide) trois à quatre jours de suite. En cas de galop cardiaque, V gouttes de digitaline trois à six jours de suite, interrompre trois jours. Reprendre six jours. Et dans les trois jours d'intervalle : un cachet de *théobromine* de 50 centigrammes, midi et 6 heures ; continuer ainsi de longs mois.

Le cœur se distend-il : cœur gauche avec extra-systoles et douleurs angineuses, asthme nocturne ; cœur droit avec œdèmes viscéraux et des extrémités, la *digitaline* sera donnée dix jours de suite. Interrompre deux jours. Reprise dix jours. Ainsi de suite sans jamais suspendre davantage. Dans les deux jours d'intervalle *théobromine*, deux cachets de 50 centigrammes et deux pilules de *strophantus* (extrait à 1 milligr.) ou deux comprimés d'*ouabaïne* à 1/10 de milligramme.

Le malade en plus gardera le lit dix jours et la chambre dix jours. Avec les huit premiers jours, le régime hydrique ou hydro-lacté (1.000 à 1.200 gr. de liquide) et ensuite le régime lacto-végétarien.

Les efforts, les fatigues demeurent interdits.

Les voyages sont dangereux chez les hypertendus avec galop cardiaque ; au delà de quelques heures de trajet en chemin de fer, des crises d'œdème du poumon peuvent survenir. En cas de voyage indispensable, le malade gardera la chambre la veille du départ et ne consommera pas plus de 1.500 grammes de lait.

III. — Pronostic des complications.

— Nous ne parlerons ni de l'insuffisance cardiaque dont nous venons de donner le traitement, ni de l'urémie qui réclame son chapitre à part.

Les autres complications tenant soit à l'hypertension, soit à l'insuffisánce rénale sont curables parfois quand il s'agit des premières et si les secondes sont en jeu, la complication se montre parfois bien tenace.

a) *Complications de l'hypertension.* — L'hypertension n'a jamais fait de convulsions, comme il a été dit, ni même de céphalée ou de crises gastriques. Tous ces accidents peuvent produire une crise hypertensive ou aggraver une hypertension permanente antérieure. Ils suivent, ne précèdent pas.

Mais l'hypertension peut produire des *hémorragies* : cérébrales, rétiniennes, stomacales, intestinales, pulmonaires, nasales. Le pronostic des hémorragies cérébrales et rétiniennes est subordonné à l'étendue des saignements d'abord et à l'élévation de l'hypertension ensuite. Les hémorragies rétiniennes nécessitent bien de la surveillance. Elles sont souvent le prélude d'une hémorragie cérébrale qui surviendra quelques années plus tard. Les hémorragies intestinales sont assez fréquentes et le malade se remet parfois pour de longues années. Tel malade âgé de 54 ans, fait une hémorragie intestinale abondante. Légère hypertension T. 22-11. Bien portant quant au reste et digestions bonnes. Dix ans après seulement, il fait de l'arythmie extra-systolique et des crises angineuses, signes de fatigue du ventricule gauche. Les hémorragies pulmonaires, plus rares, guérissent également.

L'*épistaxis* peut être fort inquiétant par son abondance ; le tamponnement est souvent nécessaire. La morphine : 5 milligrammes en piqûre est un bon moyen de l'arrêter, ainsi que les hémorragies pulmonaires. Les nitrites jouissent également d'une action d'arrêt favorable.

b) *Complications de l'insuffisance rénale.* — Les *œdèmes* liés à la rétention chlorurée dont seuls nous nous occupons, car l'urémie retiendra les autres accidents, offrent ce caractère d'être beaucoup moins aisément réductibles que ceux liés à l'insuffisance cardiaque. Même au début, ils se prolongent davantage et au bout de quelques semaines, rétrocèdent d'ordinaire incomplètement.

Dans les affections cardiaques, l'œdème des membres inférieurs, les épanchements pleuraux ne récidivent point à l'origine. Des mouchetures, une ponction guérissent et cela ne revient pas. Différence de pronostic qui tient à l'infériorité thérapeutique qui s'adresse aux maladies rénales. Celles-ci n'ont point une digitale et la théobromine assez vite épuise son action. Il est toujours plus agréable pour un médecin d'avoir à traiter des cardiaques asystoliques que des rénaux infiltrés depuis des semaines.

IV. — **Pronostic de l'urémie.** — Nous ne parlons point de ce que Dieulafoy appelait les petits signes de l'urémie (crampes, démangeaisons, secousses électriques, cryesthésie). Tous ces accidents se rencontrent dans les affections les plus diverses, ils ne comptent point comme éléments de diagnostic et leur pronostic est régulièrement favorable.

Même les grandes signatures de l'urémie, si importantes paraissent-elles, arrivent pour l'ordinaire à être réduites aisément. Tout dépend de l'ancienneté de la lésion rénale. L'urémie cérébrale convulsive, délirante, comateuse, les paralysies urémiques, la céphalée, l'urémie dyspnéique, gastro-intestinale, tout cela cède comme par enchantement à la suite d'une large émission sanguine (300 à 500 gr.) et du régime hydrique. Ce dernier sera poursuivi quatre, six, huit jours de suite. Certaines amauroses brightiques, la respiration de Cheyne Stokes réclament souvent huit jours de régime hydrique. En cas de concomitance de l'élément cardiaque, la *digitaline* sera prescrite concurremment (V gouttes par jour de la solution alcool cristallisée à 1 °/₀₀). La *théobromine* (0 gr. 50, deux fois par jour) trouve son emploi, à partir du deuxième jour et aussitôt que la diurèse se rétablit, aussi bien chez les rénaux que chez les cardio-rénaux. La morphine à faibles doses (2 à 3 milligr.), réduit fort le Cheyne Stokes, quand ce dernier résiste aux médications précédentes.

Il arrive même que la crise urémique soit unique et ne se renouvelle pas. En 1895 (*Gaz. Médic.*, Paris) nous avons décrit les urémies foudroyantes par congestion rénale passagère. Les malades se remettent pour de longues années, l'albumine qui était massive disparaît et aucun souvenir ne leur reste du péril ancien. Le plus souvent les crises se répètent et la gravité augmente avec leur nombre, car elles indiquent un état rénal de plus en plus déficient. Les accidents cérébraux d'ordinaire récidivent, dans l'espèce les crises convulsives, et la céphalée bien moins souvent que les crises dyspnéiques ; ces dernières en effet sont en partie sous l'influence de l'élément cardiaque ; les insuffisances du ventricule gauche, en particulier, se mettent de la partie. D'autre part, pour les troubles cérébraux et gastro-intestinaux une réserve doit être faite ; si l'azotémie s'en mêle, atteignant les chiffres de 3 à 4 grammes, le pronostic devient très noir. La torpeur est extrême, l'inappétence absolue et les médications les plus énergiques risquent d'échouer. Quant à la *respiration de Cheyne Stokes*, il y a bien des années que nous avons montré combien le pronostic si immédiatement fatal que lui assignaient les anciens classiques apparaissait trop noir. Chez les rénaux purs, s'il se montre plus sombre que chez les cardio-rénaux, de longues survies peuvent quand même être observées. Quand le cœur est touché, l'horizon s'éclaircit bien davantage. L'adjonction de la digitaline au régime permet aux malades de se remettre pour six ans et davantage.

Il arrive un moment d'accalmie fréquente après les grands troubles. Il semble que le malade s'adapte peu à peu à sa lésion.

Pareille amélioration se comprend aisément. Dans les reins les plus compromis, la moitié des éléments rénaux restent sains. Inhibés tout d'abord par le voisinage des parties malades, ils reprennent peu à peu leurs fonctions. Il n'est point rare de voir des néphritiques chroniques qui semblaient perdus se remettre en apparence pour un certain nombre d'années. Ils suivent leur régime et les crises ne reparaissent plus.

Cette heureuse aubaine ne se prolonge pas indéfiniment. La mort par cachexie, accidents hémorragiques, azotémiques attend tous ces pauvres malades.

Ce que fait le médecin, c'est de retarder de beaucoup le grand départ. Il ne guérit plus, mais fait vivre ; de plus en plus les régimes hydrique et hydro-lacté sont les seuls qui puissent être supportés. Mais les malades chroniques se montrent accommodants ; pourvu qu'ils ne meurent pas, la plupart finissent par accepter les privations et toutes les entraves.

XIII

Le pronostic de la néphrite syphilitique et de la néphrite tuberculeuse chroniques.

I. — Néphrites syphilitiques chroniques. — La néphrite syphilitique chronique affecte toutes les formes de la néphrite chronique habituelle : hydropigène, hypertensive. La dégénérescence amyloïde est fréquente.

Chez l'enfant, la syphilis rénale précoce n'est point rare ; le foie est touché en même temps. Plus tard la néphrite syphilitique tardive englobe nombre d'albuminuries, dites fonctionnelles ou orthostatiques. Le pronostic varie suivant les variétés. On peut dire en général que le maximum de gravité est liée aux formes hypertensives où le traitement spécifique fait peu de chose et risque souvent de nuire. Dans les formes hydropigènes ou albuminuriques simples, la médication est au contraire suivie d'un heureux résultat. Et puis si la séro-réac-

tion est d'un grand secours, disons-nous toutefois qu'elle
n'affirme point la nature syphilitique d'une néphrite. Positive,
elle dit que le sujet est syphilitique ; mais sa néphrite peut
être liée à une cause infectieuse superposée. D'où la nécessité,
comme nous le verrons de commencer toujours la médication
par le repos au lit et le régime lacto-hydrique habituels.

1° *Les syphilis rénales infantiles.* — Ces néphrites sont
d'ordinaire hydropigènes ; mais le rein ne semble point pris
dans sa totalité. La néphrite est parcellaire ; d'où le succès
possible de la médication. Celle-ci ne sera entreprise qu'après
une quinzaine de traitement préalable. Le repos au lit, le régime hydrique, lacto-hydrique, seront institués avec rigueur.
Si ensuite aucune amélioration ne survient, que des signes
d'hérédo-syphilis s'imposent, que la séro-réaction est positive,
on instituera le traitement par des frictions ou des injections
mercurielles de sels solubles ou les arsénobenzènes.

Les *frictions mercurielles* seront employées avant deux ans
chez le nouveau-né tous les jours, quinze à vingt jours de suite,
frictions avec 1 gramme d'*onguent napolitain.*

A trois mois, 3 grammes d'onguent.

Au bout d'une quinzaine, suspension d'une quinzaine et
reprise.

Le *benzoate de mercure* s'injecte chez un nouveau-né de
3 kilogrammes aux doses quotidiennes de 1 milligr. 1/2 soit
3/4 de centimètre cube de la solution :

Benzoate de mercure lavé.	10 centigr.
Eau distillée.	50 gr.

Dix à douze piqûres, une par jour. Interrompre quinze jours
et reprendre.

Ou recourir aux injections de *novarsénobenzol* ; mais celles-
ci provoquent souvent une réaction locale assez vive ; 3 à 6 centigrammes par centimètre cube d'eau distillée : une piqûre tous
les deux ou trois jours. Un mois de suite.

En général les parents préféreront les frictions ; cela ne

fait pas mal, l'enfant ne crie pas et l'efficacité se montre assurée.

Le régime et le traitement seront prolongés jusqu'à abaissement durable du taux de l'albumine. Si celle-ci reste stationnaire, la médication sera suspendue trois à quatre mois, pour être reprise ensuite. Une cure à Saint-Nectaire maintiendra les résultats souvent inespérés obtenus de la sorte.

2° *Les syphilis rénales de l'adulte.* — *a*) La *forme hypertensive* se montre désespérante quant au succès de la médication spécifique. Et celle-ci souvent exagère tous les troubles.

Des accidents d'urémie grave avec œdème pulmonaire peuvent s'ensuivre. Surtout, quand un bruit de galop coexiste, ne nous lançons pas à l'aventure.

Si l'hypertension est modérée (22 mx, 11mn), on peut avec précaution user de sels solubles (*benzoate* de Hg. à 2 centigr.). C'est ainsi que chez un confrère atteint à la fois de néphrite interstitielle et d'endartérite spécifique des vaisseaux cérébraux, nous avons pu, grâce au traitement hydrargyrique arrêter des crises d'épilepsie jacksonienne qui le secouaient journellement.

L'iodure en général est plus mal supporté et occasionne des accès de dyspnée vive.

Le traitement *arsenical* par le *sulfarsenol* (0 gr. 06 par c. c., de 0 gr. 06 à 0 gr. 18) peut être tenté en injections sous-cutanées, tous les deux ou trois jours pendant cinq à six semaines. Au-dessus de ces doses faibles, il est assez mal supporté et augmente souvent les quantités d'albumine.

b) La *forme hydropigène* ou *l'albuminurie* sans hypertension se trouvent beaucoup mieux du traitement spécifique. Avec un gros foie, de l'ascite, de l'ictère, les choses peuvent encore s'arranger. Des injections de sels solubles (*benzoate* de Hg. à 2 centigr.) ont plus d'une fois guéri le malade. Ajoutons les formes *pseudo-chirurgicales* où le rein est augmenté de volume. On croit à un phlegmon ou à une tumeur. Et pourtant cela guérit avec le traitement spécifique. Mais comme nous l'avons dit, n'entreprenons ce dernier qu'au bout de quinze jours à trois semaines du régime diététique habituel.

Le traitement mercuriel n'est pas en effet exempt d'inconvénients. Nous avons soigné deux néphrites mercurielles qui avaient abouti au petit rein scléreux avec hypertension. Les malades, deux femmes, avaient été traitées pour une syphilis qu'elles n'avaient pas.

Moins nocifs pour le rein, les arsenicaux de leur côté entraînent d'autres accidents. Et nous avons vu des crises d'œdème aigu du poumon leur faire suite. Donc prudence également. Et commencer les médications par des doses faibles (0 gr. 06 *sulfarsenol*, 0 gr. 10 *novarsénobenzol*). En tâtonnant avec circonspection, le praticien peut de la sorte s'ouvrir bien des issues heureuses.

II. — **Néphrites tuberculeuses chroniques**. — Les néphrites tuberculeuses chroniques comprennent les *formes médicales* et les *formes chirurgicales*.

a) *Formes médicales*. — Le pronostic de celles-ci est subordonné à la forme qu'elles revêtent. L'*albuminurie banale* n'évolue point ; elle demeure un épiphénomène dans la marche de la tuberculose ; mais il existe aussi des néphrites chroniques urémigènes. En pareil cas, le pronostic est celui des néphrites habituelles, aggravée à la fois par la marche souvent plus rapide et aussi du fait du mauvais état général que peut présenter le sujet. Il semble que les accidents urémiques soient plus rares dans ces formes, condition qui permet après le régime des premiers jours, de mieux nourrir les malades, de leur permettre de la viande à midi, deux ou trois fois par semaine, car on ne saurait impunément soumettre un tuberculeux à la prolongatiou du régime lacté. Mais on a beau nourrir ; en quelques mois les accidents se précipitent et la mort survient avant la phase dite des scléroses secondaires (Léon Bernard, Castaigne). Les néphrites chroniques des jeunes sujets qui entraînent la mort avant l'apparition des troubles cardiaques semblent fréquemment de nature tuberculeuse.

L'*huile de foie de morùe*, quand l'estomac la tolère, est une bonne médication ; dans les formes torpides, le séjour au bord de la mer peut améliorer l'état général. Les eaux de Saint-Nectaire sont très favorables, vu à la fois leur composition légèrement alcaline et l'altitude élevée (750 mètres). On peut dire en général que dans les néphrites chroniques tuberculeuses, le pronostic est plus commandé par l'état du poumon que par celui du rein ; d'où la fréquence d'une marche plus rapide que dans les néphrites habituelles.

b) *Formes chirurgicales.* — Au praticien ici de ne point perdre son temps en des traitements médicaux. Des hématuries et surtout de la cystalgie doivent éveiller l'attention. De plus, les urines renferment du pus. Parfois l'analyse des urines révélera des bacilles de Koch, l'inoculation au cobaye sera positive. Mais les bacilles fissent-ils défaut, l'inoculation demeurât-elle sans résultat, ces résultats négatifs n'écartent pas l'idée de tuberculose rénale (Marion). Nous avons même vu un malade qui urinait des bacilles et dont l'inoculation au cobaye ne donna rien. Ces constatations contradictoires ne doivent pas faire accorder une valeur absolue à ces examens de laboratoire.

Il est certain que le pronostic est subordonné à l'état général et que ce dernier sera remonté par l'alimentation substantielle et les préparations phosphatées ou arsenicales ou toniques usitées en pareil cas. Mais ce n'est là que l'action la plus minime. L'état général est dominé par l'état local du rein et c'est cette épine infectieuse et sourde qu'il convient d'extirper. Les malades hésitent ; ils vont assez bien. Au médecin d'insister. La tuberculose rénale est une maladie trompeuse ; des rémissions de longues années peuvent couper son évolution et ces arrêts heureux sont avec complaisance attribués au traitement. Ne nous laissons pas abuser. Tôt ou tard, la maladie renaît et avec des allures aiguës qui au moins chez un de nos malades avaient fait croire à une fièvre typhoïde.

Dans notre volume sur le *Traitement des maladies des reins*, nous avons cité un exemple de cette sorte où le malade, un homme de 45 ans, avait fait son hématurie vingt ans auparavant. Opéré par le professeur Legueu, il mit deux ans à se remettre. Une intervention précoce lui eût évité des années de faiblesse et aussi les risques d'une opération tardive. Pourquoi attendre si longtemps ? Le diagnostic sans doute n'est pas toujours porté. Mais il y faut songer chez tout sujet qui s'affaiblit et urine du pus. Ne nous contentons pas du diagnostic de cystite chronique posé journellement. L'opération précoce est une condition de succès : la néphrectomie, l'autre rein étant sain, n'est jamais grave. Le sujet guérit définitivement à moins qu'une tuberculose pulmonaire concomitante ne l'ait mis dès l'origine en moindre état de résistance. Le praticien ne se repent jamais d'avoir confié son malade à un spécialiste sur les moindres doutes ; bien des déceptions l'attendent si l'hésitation entrave ses mouvements. Il est vrai que cette hésitation vient d'ordinaire du malade. Un des nôtres ne s'est décidé qu'après cinq ans de tergiversations. Opéré par M. Marion, il a guéri sur le moment, mais deux mois après présentait une orchite tuberculeuse et s'affaiblissait peu à peu. L'opération avait trop tardé par la faute du malade.

III. — Pronostic de la dégénérescence amyloïde. — La dégénérescence amyloïde est une conséquence d'une autre maladie : tuberculose, syphilis, suppurations prolongées ; l'albumine est considérable et les reins filtrent bien. Mais il existe de la diarrhée ; le foie et la rate sont gros. Le pronostic est fort grave. Il faut atteindre la cause première. Cela regarde le chirurgien pour les suppurations. La tuberculose en dépit de toutes les attestations impressionnantes ne dispose d'aucun remède spécifique. La syphilis peut être attaquée avec plus d'efficacité et l'iodure de potassium en pareil cas a valu des succès.

Le malade sera nourri dans la mesure de ses aptitudes digestives, car le rein filtre bien. Les médications symptomatiques, les remèdes antidiarrhéiques n'ont d'autre effet, quand ils restent isolés, qu'à retarder tant soit peu, la descente vers l'issue fatale.

XIV

Le pronostic des Pyélo-néphrites.

Le pronostic des pyélo-néphrites est en général favorable. Le médecin ou le chirurgien interviennent et souvent l'on peut se passer du second. Au médecin de faire son possible pour guérir le malade par les médications usuelles. Si la situation s'aggrave, malgré le désir de soustraire son client aux risques d'une intervention, le praticien n'hésitera pas. Sans tarder, il mandera un spécialiste. Il est du reste une forme ou, dès le premier examen — il devra exposer au malade les périls de l'attente — la pyélo-néphrite tuberculeuse. Ici, l'opération devra être aussi précoce que possible. Les traitements médicaux n'agissent qu'à la façon d'un trompe-l'œil. Ils s'attribuent le mérite d'améliorations qui se rattachent à la marche naturelle de la maladie. Les rémissions y sont fréquentes.

Dans les autres variétés, le pronostic dépendra surtout de la forme qui lui a donné naissance. Ainsi les pyélo-néphrites latentes des maladies infectieuses ou calculeuses, ou gravidiques, ou gonococciques guérissent pour l'ordinaire. La difficulté du rein à se vider du pus qu'il contient aggrave toujours plus ou moins les symptômes; mais dans les pyélo-néphrites calculeuses ou gravidiques il est d'ordinaire possible de venir à bout de l'obstacle qui emprisonne le pus. Cela devient plus difficile dans certains cas de pyélo-néphrites fermées, quelle qu'en soit la cause ou dans les pyélo-néphrites par infection des voies urinaires inférieures ou par rein mobile. A chacune de ces variétés, nous consacrerons un chapitre particulier, réservant pour la fin le cadre des pyélo-néphrites tuberculeuses.

I. — **Pyélo-néphrites médicales.** — Ce sont en général les pyélo-néphrites *latentes*, des *maladies infectieuses, calculeuses, gravidiques, gonococciques.* Bien que chacune de ces formes puisse empiéter sur le cadre suivant et sauf la première qui demeure toujours bénigne, conduise à des accidents graves.

a) Les *pyélo-néphrites latentes* nous ont semblé surtout fréquentes chez les femmes. Elles urinent du pus, il ne s'agit pas de tuberculose rénale, mais des colibacilles sont retrouvés dans les urines. Parfois légères élévations thermiques et fléchissement de l'état général. Cela se prolonge ainsi des années. Cette forme échappe aux spécialistes et ce sont les praticiens qui l'accueillent. Les *diurétiques,* l'*uroformine* (2 cachets de 0 gr.50), les toniques et aussi les pratiques de vaccin anticolibacillaire (500 millions par centimètre cube et auto-vaccin si possible, 2 à 3 piqûres à trois ou quatre jours d'intervalle) amènent des améliorations qui se poursuivent et aussi la guérison au bout de quelques mois. Une saison à Vittel, Contrexéville, Capvern maintient la guérison.

b) Dans les *pyélo-néphrites des maladies infectieuses, calculeuses et gravidiques,* même traitement. Les vaccinations anti-colibacillaires (en général il s'agit de colibacilles ; les autovaccins seront du reste utilisés de préférence) nous ont paru réussir dans la fièvre souvent élevée, alors que la poche pyélorénale n'est point fermée. Pour les formes gravidiques, *l'accouchement prématuré* peut être indiqué ; il se produit spontanément dans un quart des cas. La *distension de la vessie* (Pasteau) provoque un réflexe excitateur sur le rein ; on la pratique moyennant une injection d'eau bouillie par le canal de l'urètre. On ne comptera pas trop sur ce traitement qui, étant inoffensif, sera toujours employé. S'il échoue, vaccination, puis si nécessaire avortement. La guérison est habituelle. Néanmoins dans toutes les variétés la chronicité s'observe, mais bien plus rare, dans les pyélo-néphrites gravidiques. Il est même étonnant de voir des sujets atteints d'une suppuration rénale abondante et, malgré cette infirmité, jouir parfois d'une santé relativement bonne.

c) La *pyélo-néphrite gonococcique* se termine également d'une façon favorable. Sans opération, vu la bilatéralité habituelle. Mais non point sans appel à un spécialiste. Car il faut le *cathétérisme urétéral thérapeutique* avec lavages du bassinet (5 % d'argent colloïdal, 1 %₀ de nitrate d'argent). Deux cathétérismes par semaine. Les médications précédentes pourront être superposées. Le malade avant tout devant être rassuré, vu la guérison très probable.

II. — Pyélo-néphrites chirurgicales. — L'intervention chirurgicale en général n'est indiquée qu'en cas de prolongation de la fièvre (au delà de huit à quinze jours) ou de reproductions fréquentes des crises aiguës. Le traitement médical se montre impuissant et puis les douleurs reviennent. Il faut intervenir. Dans certaines pyélo-néphrites chroniques, l'intervention ne peut être retardée indéfiniment malgré l'apparence de santé favorable. L'aggravation par cachexie menace ; il convient de la prévenir à temps.

Chez les urinaires, le *drainage de la vessie* par une sonde à demeure est un bon moyen ; par ailleurs, le *cathétérisme des uretères*, la *néphrostomie* avec drainage du rein, voire la *néphrectomie* seront pratiqués. Le médecin proposera d'abord les moyens les plus simples. Au chirurgien de décider s'ils peuvent être suivis.

Toutes les formes médicales que nous avons passé en revue peuvent devenir chirurgicales ; il suffit que le rein se ferme et se laisse distendre par le pus. Parfois, il est vrai, cela se vide encore spontanément. Combien rare cette heureuse éventualité ! Et puis elle laisse le malade toujours aux prises avec les risques d'une rechute ; mieux vaut demander l'avis au chirurgien et ne point différer, car la mort peut être rapide.

Deux fois dans notre carrière, nous avons vu des pyélo-néphrites fermées prises pour une fièvre typhoïde. Dans un cas, le cathétérisme des uretères suivi d'une néphrostomie a sauvé la malade ; dans un autre il s'agissait d'une tuberculose rénale. Le diagnostic pourtant n'est point difficile. Il suffit de la chercher, pour trouver la tumeur rénale et son ballottement significatif.

Les pyélo-néphrites des urinaires (prostatiques ou rétrécis urétraux) doivent une partie de leur gravité à l'âge du sujet. Les prostatiques ont d'ordinaire dépassé 60 ans. Les reins sont infectés et fonctionnent mal. L'azotémie est habituelle. Une cystostomie, la sonde à demeure peuvent réussir à condition que le rein ne soit pas fermé. Si une tumeur rénale se forme, aucun doute. Il faut ouvrir.

Chez les urinaires distendus par bilatéralité des lésions rénales, on ne saurait parler de traitement chirurgical. La chose est grave. La sonde à demeure peut seule être appliquée.

Quand le rein se vide bien, parfois à la longue le seul traitement médical peut amener la guérison, sans intervention d'aucune sorte. Nous avons cité une de ces aubaines (*Traitement médical. Maladies reins*, 2ᵉ édit.).

Dans la pyélo-néphrite de l'*hydronéphrose* le traitement chirurgical est la grande sauvegarde. Il suffit d'une néphropexie pour relever l'organe et permettre une évacuation du pus qui est suivie de guérison.

III. — **Pyélo-néphrite tuberculeuse.** — Le tableau est celui d'une *pyélo-néphrite banale* avec fièvre et pyurie. Il existe en plus et souvent des douleurs rénales, et le praticien constate l'augmentation de volume du rein.

Il faut opérer. Sinon les voies urinaires inférieures et le rein de l'autre côté se prennent. Chez l'enfant plus encore que chez l'adulte, l'intervention doit être précoce, car la bilatéralité est plus fréquente.

La néphrectomie est l'opération indiquée si le rein du côté opposé est sain ou suffisant. C'est une des plus belles conquêtes de la chirurgie moderne. Le malade se remet pour tout jours, il semble, et déclare ne s'être jamais aussi bien porté. Sans doute, après la première visite, pendant quelques semaines, devant l'hésitation qui formule les objections, le traitement médical pourra être ordonné avec la banalité de ses toniques non irritants. Trop prolongée, l'abstention est une grosse faute. Le malade la paie par des reprises fébriles et une aggravation parfois rapide. Nous avons ainsi vu un sujet qui se croyait sauvé par les corps immunisants de Spengler. Illusion décevante ! Ayant laissé passer l'heure, le malade avait vu son second rein se prendre et l'opération avait été jugée impossible.

Une décision nécessaire, il ne convient pas de la reculer. Tout de suite et cela pour le mieux, puisque demain peut-être vont surgir des complications qui entraveront tout secours opératoire.

Tellement que pour toutes les variétés de pyélites y compris les tuberculeuses, c'est le caractère du médecin qui décidera du pronostic. Pusillanime, il laissera mourir son malade. Trop audacieux, il l'exposera à des risques opératoires qui ne doivent être admis d'une façon absolue que pour les formes tuberculeuses. Attendre tout d'abord quelques jours, si possible, quelques semaines. Le temps d'asseoir son diagnostic. Puis marcher délibérément et d'un pas ferme vers la solution qui se sera imposée.

CHAPITRE VIII

LES MALADIES SANS PRONOSTIC

La plupart des maladies s'orientent d'elles-mêmes vers la guérison. C'est l'aphorisme d'Hippocrate confirmé par une expérience de plus de deux mille ans. Pas de pronostic pour les amygdalites et les bronchites aiguës en général. Pas de pronostic pour les dyspepsies nerveuses, les entérocolites membraneuses. Pas de pronostic pour certaines fièvres éruptives, telle que la varicelle. Cela guérit, les conditions élémentaires d'hygiène diététique étant observées.

Dans les maladies aiguës à grosse température comme peuvent se montrer les amygdalites, le médecin, tout en rassurant, demandera de revenir. Plusieurs fois nous avons vu une complication d'endocardite apparaître les jours qui suivaient une amygdalite ; pour peu qu'une fièvre dépasse 39 degrés, il convient d'ausculter sérieusement le cœur et aussi d'examiner les urines. Bien que la néphrite fébrile se dissipe pour l'ordinaire après la guérison, n'oublions pas de vérifier et ne laissons pas s'installer une albuminurie qui ne cédera pas. La discrétion professionnelle interdit de multiplier des visites inutiles ; mais elle ne s'inscrit pas contre le devoir de surveillance strictement imposé.

D'autres maladies et chroniques, comme la plupart des dyspepsies ou nombre d'entérites guérissent également d'elles-mêmes. Mais là, les précautions de régime ne suffisent pas. Il faut l'action morale du médecin. Il est considérable, le nombre de maladies qui ne tiennent qu'à la répercussion d'un choc émotif sur les centres neuro-glandulaires. Un trouble fonctionnel est né d'une secousse psychique. C'est le psychisme du malade qui doit être réformé par la volonté du médecin. Et pour que celle-ci opère, que de précautions, de perspicacité nécessaires ! De pareils malades ne guérissent qu'avec un médecin qui leur est sympathique. La sympathie ouvre jour sur la confiance, la confiance sur l'obéissance, l'obéissance sur l'observation stricte des règles prescrites. Or, l'obéissance est un retour à l'équilibre. Un désordre fonctionnel du sympathique ne dure guère dans un organisme qui a reconquis la maîtrise de soi. Le pronostic de toutes ces maladies, ce n'est point le mal lui-même qui en décide, c'est le médecin. Et non point par ses remèdes. Par son autorité.

Au moyen âge un malade n'absorbait guère de remède qu'il ne se fût confessé et n'ait communié auparavant. Manière de mettre en œuvre par l'émotion religieuse, toutes les réactions curatives dont était susceptible un organisme fortement ébranlé dans le domaine moral.

A côté des maladies qui guérissent, celles qui se dirigent vers une issue inéluctablement fatale. Ainsi des tumeurs malignes. Seulement, ici encore le médecin peut intervenir et avec chances. Il suffit qu'il se méfie dès l'origine. L'intervention précoce guérit nombre de cancers de l'intestin, de l'estomac, de l'utérus, du sein. Et les guérisons se poursuivent pendant de très longues années. Sauf les cancers de quelques régions inopérables, telles que le pancréas, le foie, le poumon, on peut dire en général que la mort du sujet est liée à son imprévoyance à lui. Il a trop attendu. Ou à la légèreté dans l'examen du médecin. Il n'a point réuni tous les éléments d'information, ne s'est point douté de la gravité possible. En quoi il peut invoquer mille excuses. Rien de difficile comme le diagnostic d'un cancer à son début.

En cas de doute, il faut prier le malade de revenir, mais sans lui révéler la raison de cette insistance. Sinon, effrayé, le malade ira frapper à une autre porte. Et s'il tombe alors sur un médecin imparfaitement renseigné ou d'un optimisme trop confiant, que de jours amers il se prépare !

Le pronostic dans le cancer est le plus souvent affaire de diagnostic. Aussi le public ne se trompe-t il pas toujours. Il assiège les cabinets des médecins qui lui témoignent de la sympathie, ne se pressent pas. La bonté attire la confiance et la conscience de l'examen procure la sécurité.

Et puis, si le pronostic est désespéré, ne jamais le dire. A quoi bon décourager ? L'espérance est un ferment d'énergie. Le médecin n'a point le droit d'arracher les illusions dernières. Son devoir au contraire est de les faire fleurir jusqu'au bout. Le malade hochera la tête. Il murmurera : « Vous me trompez, docteur ». En dépit de ces dénégations, la parole aura pénétré quand même. Un « peut-être non » s'insinuera dans les craintes du pauvre diable.

Si tout de même, il allait guérir ? Et il mourra avec une pensée douce de guérison miraculeusement possible.

CHAPITRE IX

CONCLUSION

Les pronostics valent par le don de prévision qu'ils témoignent de la part du médecin. Mais s'il remet le malade d'aplomb combien ses louanges sont chantées plus haut !

La réussite thérapeutique.

Guérir un malade c'est, au point de vue pratique, obtenir le consentement du système nerveux. Système nerveux seul désorienté dans nombre de désordres du sympathique neuroglandulaire, système nerveux touché par les réactions d'un organe malade ou par les toxines d'une maladie infectieuse. Le meilleur thérapeute n'est point celui qui ordonnera le plus de remèdes, c'est celui qui saura tirer du système nerveux les procédés défensifs les plus immédiats et les mieux combinés.

I. — Dans les désordres du sympathique neuro-glandulaire — manifestations diffuses comme certains types de neurasthénie, voire comme l'hystérie, ou manifestations localisées comme les gastro et entéro-névroses, dans tous ces désordres, le prestige seul du médecin uni à sa puissance d'affirmation réalise des cures étonnantes. Il s'agit d'émouvoir le malade et, par le fait de l'émotion, de corriger et redresser dans leur rythme normal les fonctions devenues boiteuses. Nul besoin de mise en scène ni de médicaments étranges, exotiques ou jouissant du crédit de la nouveauté. Le ton seul du médecin suffit. Il doit revêtir le timbre d'autorité qui subjugue et incline devant lui le système nerveux qui se livre sans résistance. Sans doute, des conditions adjuvantes renforcent la puissance du mot d'ordre. Conditions attachées tout d'abord à la valeur du médecin, sa notoriété, ses titres, conditions dépendantes de l'attention apportée à l'examen, du temps consacré à l'interrogatoire. Il faut savoir écouter, compatir, comprendre, ne se prononcer ensuite que tout à la fin et en termes décisifs. Le système nerveux du malade sera d'autant plus prêt à recevoir les suggestions curatives qu'il a subi une série d'impressions plus prolongées et plus fortes. Ne pas sembler pressé est essentiel. Devant un médecin qui se hâte, le malade se contracte et ne se livre pas. Pour qu'il guérisse, il a besoin d'être remué dans sa sensibilité. Il demeure froid et en méfiance si le médecin a l'air de compter ses minutes. Certains maîtres s'étonnent de voir la clientèle aller à des confrères moins titrés qu'eux. Ces derniers en effet ne savent peut-être pas tant de choses. Mais ils connaissent la plus importante de toutes : la psychologie du malade.

II. — Dans les maladies des organes, la thérapeutique consiste ou en une réparation complète ou dans l'appel des fonctions de suppléance. Un organe peu touché peut recouvrer la totalité de sa structure normale ; si l'atteinte est profonde, il est illusoire de se bercer d'un pareil espoir. Ce dont il faudra se contenter, c'est le retour de la fonction, grâce à la suppléance des parties restées saines. Or un organe lésé ne se répare point par lui-même. Il a besoin de la collaboration du système nerveux. Ce dernier approuve tout de suite si la médication a chance d'atteindre la cause de la maladie. Allons-y alors hardiment et en avant les hautes doses (mercure contre la syphilis, quinine contre le paludisme, salicylate de soude contre le rhumatisme sérothérapie spécifique). Que si l'élément causal ne peut être arrêté dans ses méfaits, contentons-nous d'une surveillance prudente. Le système nerveux troublé par la lésion morbide se prémunit contre elle par des symptômes. Ceux-ci le plus souvent s'imposent à titre de réactions défensives. L'intoxication digestive se défend par de la diarrhée, l'intoxication bronchitique par de la toux, l'intoxication myocardique par de l'arythmie, de la tachycardie, voire par de la douleur, l'intoxication par troubles nutritifs oppose l'obésité, la goutte, l'eczéma, à titre de combattants qui protègent la place. En présence de semblables manifestations, que va faire le médecin ? Abattre les défenseurs à coups de doses médicamenteuses massives ? Pour périlleuse qu'elle soit, la tactique est communément enseignée. Hippocrate recommandait une prudence plus avisée. Les symptômes, disait-il, au lieu d'être combattus avec brutalité, doivent maintes fois recevoir notre encouragement. S'ils indiquent nettement une défense de l'organisme, la thérapeutique tiendra compte de ce renseignement. Elle poussera dans le sens du symptôme ; ordonnera des laxatifs contre la diarrhée, des expectorants contre la toux et au cœur qui fait de l'arythmie, opposera un remède qui fait de l'arythmie à dose toxique : la digitale. *Similia similibus curantur* : la loi des semblables dont s'est emparée l'homœopathie du fait de l'incompréhension de la thérapeutique officielle. Du moins celle qui a sévi depuis Paracelse. Avant ce dernier, la thérapeutique ne disposait que de simples. Elle était inoffensive. Si elle ne guérissait pas, du moins elle ne tuait jamais. Heureuse époque ! Non sidéré par les attaques des drogues massives, le système nerveux avait le temps de préparer ses batteries : la maladie reculait devant la mise en protection de l'organisme solidement averti.

Surtout quand la thérapeutique ne met en œuvre que des fonctions de suppléance, il convient qu'elle se souvienne de son rôle. Une fibre cardiaque fortement altérée a perdu son pouvoir contractile. Les fibres demeurées saines la remplacent dans sa tâche. Quelle erreur de demander à celles-ci un effort trop considérable ! Une série d'excitations trop fortes risquent à jamais d'annihiler leur vitalité. C'est pourquoi les hautes doses de digitaline, toutes celles supérieures à X gouttes de la solution à 1 °/₀₀, doivent être rigoureusement bannies. A plus hautes doses, soit, un sujet peut se remettre. Pour combien de temps ? La durée de l'amélioration a son importance. Nous attendons des sectateurs impénitents des hautes doses digitaliques, celles de XX à XXX gouttes, la preuve qu'à pareilles débauches médicamenteuses leurs malades ont survécu de longues années. Avec les doses de V gouttes, la question est jugée. Des centaines de praticiens enregistrent des succès comme ils n'en avaient jamais constatés avec l'emploi brutal de la médication jadis classique. Nous sommes très heureux de compter parmi les rangs des thérapeutes qui savent voir clair à distance, des médecins de tout premier ordre. M. Manquat (de Nice), dans plusieurs articles ou communications a bien voulu accorder à ces données l'appui de sa haute expérience.

III. — Quand il s'agit d'une sidération du système nerveux par les toxines d'une maladie infectieuse, la hâte dans la médication s'impose à titre d'urgence. Pas d'hésitation. Il faut des interventions précoces comme en matière chirurgicale. Une angine est suspecte ? Tout de suite et avant l'examen bactériologique, le sérum antidiphtérique à hautes doses (20 à 40 centimètres cubes). Si l'angine n'est pas diphtérique, la médication reste inoffensive. Elle guérit pour peu que l'analyse ultérieure en ait démontré la spécificité. Une hésitation entoure la nature d'une maladie fébrile. Le thermomètre monte à 40°. L'hémoculture et les agglutinations sériques n'apprendront rien avant quelques jours. Tout de suite des bains et tièdes pour commencer. A 35° et toutes les trois heures, tant que la température atteint 39°. Le système nerveux, dès les premières heures, est remonté grâce à l'action de l'eau tiède sur les nerfs cutanés. Et si le séro-diagnostic montre quelques jours plus tard une réaction positive pour l'Eberth ou les bacilles paratyphiques, la température du bain sera abaissée à 30° ou 25°. L'essentiel aura été fait dès le début et sous une forme qui, au lieu d'abattre, remonte le système nerveux.

Au cours des infections, l'adrénaline, l'huile camphrée rendront quelques services. Mais combien il importe, avec les médications du début, d'avoir le moins possible à recourir à ces armes de seconde main. Car si l'adrénaline remonte le pouls, son action anti-infectieuse est moins marquée. A tel effet qu'en général le remède ne s'impose qu'à la façon d'une huile camphrée, un peu supérieure d'action. Agents utiles dont il serait injuste de méconnaître l'efficacité, ils entrent dans la thérapeutique de tous les praticiens et se montrent d'action infiniment moins douteuse que celle d'autres produits. Quoi de plus rationnel, par exemple, que les injections souscutanées d'oxygène dans les états asphyxiques ? Rationnel évidemment. Curatif, c'est autre chose. La thérapeutique abonde en semblables pratiques. Elles procèdent par inductions théoriques, toutes vulnérables de par la même lacune : cet oubli total du système nerveux dont on préjuge du consentement, alors que celui-ci n'a jamais été formulé.

IV. — Dans les conseils thérapeutiques des auteurs, une rubrique commence à s'inscrire : *Ce qu'il ne faut pas faire.* Le *Primum non nocere* des anciens amplifie chaque jour son importance. Les régiments de médicaments chimiques abattus sur le pauvre monde ne sont pas composés de gaillards inoffensifs. Attention à leur concours ! Pas d'antithermiques à hautes doses dans les maladies infectieuses, pas d'hypnotiques chez les fébricitants et les nerveux, pas... mais toute la thérapeutique défilerait avec ce rappel à la circonspection et à la prudence. Les médicaments chimiques sont tous des poisons à haute dose. Ils écrasent le système nerveux. Sous prétexte d'intervention curative, gardons-nous d'envoyer les malades dans l'autre monde comme avec les antithermiques ou de prolonger indéfiniment leurs misères comme avec les hypnotiques.

Au moyen âge, nous le rappelons encore, un malade n'absorbait pas un médicament sans être placé préalablement dans un état émotif qui favorisait l'action médicamenteuse. Le malade se confessait, communiait, et c'est après le secours divin qu'il se mettait en œuvre de suivre l'ordonnance. Pratique infiniment salutaire dont le mécanisme physiologique a trop été perdu de vue. Le système nerveux du malade d'abord et toutes les médications qui tendent à en renforcer les puissances de surveillance et de réparation. Sous cette condition primordiale, les épreuves thérapeutiques courent des risques moindres et la victoire leur est souvent acquise.

TABLE DES MATIÈRES

MAYENNE IMPRIMERIE J. FLOCH

www.ingramcontent.com/pod-product-compliance
Lightning Source LLC
La Vergne TN
LVHW010755060726
842527LV00002B/481